不埋没一本好书，不错过一个爱书人

七楼书店

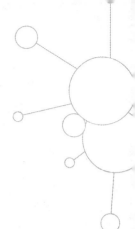

当癌症来敲门

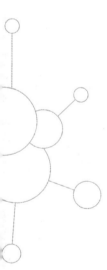

曹朝荣 著

赵可式 审订　谢玉娟 校阅

科学技术文献出版社
SCIENTIFIC AND TECHNICAL DOCUMENTATION PRESS
·北京·

图书在版编目（CIP）数据

当癌症来敲门 / 曹朝荣著 . —北京：科学技术文献出版社，2022.8
ISBN 978-7-5189-9112-9

Ⅰ.①当… Ⅱ.①曹… Ⅲ.①癌—治疗—普及读物 Ⅳ.① R730.5-49

中国版本图书馆 CIP 数据核字（2022）第 064936 号

著作权合同登记号　图字：01-2022-0213

当癌症来敲门

策划编辑：王黛君　责任编辑：王黛君　宋嘉婧　责任校对：张永霞　责任出版：张志平

出 版 者	科学技术文献出版社
地　　址	北京市复兴路 15 号　邮编 100038
编 务 部	（010）58882938，58882087（传真）
发 行 部	（010）58882905，58882868
邮 购 部	（010）58882873
官方网址	www.stdp.com.cn
发 行 者	科学技术文献出版社发行　全国各地新华书店经销
印 刷 者	天津丰富彩艺印刷有限公司
版　　次	2022 年 8 月第 1 版　2022 年 8 月第 1 次印刷
开　　本	710×1000　1/16
字　　数	310 千
印　　张	23.5
书　　号	ISBN 978-7-5189-9112-9
定　　价	59.80 元

我个人期待这本书能是一座桥梁，让读者稍懂正规、实证的癌症医疗，在读后获得一点点科学求证的态度与素养，借由这座桥梁，在往后的生活中更能理解、获取癌症的信息和新知。

——曹朝荣

伴您怀着希望开门迎接癌症这位不速之客

在台湾，不到 5 分钟就有一位民众被新诊断为癌症，每 2~3 位民众之中就有一位终其一生会罹患一种或者一种以上的癌症，这是曹院长在本书第二章中的最新统计。由于癌症是如此猖獗，所以有许多人视癌症为摇钱树，贩售保健的食品、药品、书籍、用具，等等。但到底何者为真，何者为假？等到赔了夫人又折兵，懊悔是要付出生命或健康代价的。

知识就是力量。确实了解癌症的成因、诊断、治疗、复发转移、预防等正确的知识，是每一位癌症患者及其家属必须要做的功课。很多时候癌症是不治疗会死、治疗会好的病，而且是好的可能性很高的病，如果做了不恰当的选择，后果就只能自己承受了。曹院长这本书是用专业科学论文的方式来写给民众的一般读物，所以口语的表达很多，但是引经据典，许许多多实证的资料更具公信力与说服力。

民众需要有健康科学的素养，才能在浩瀚的医疗信息中做出正确的分辨，太多网络的信息未经严谨验证，若就这样相信非常危险！本书提供了完整且经科学验证的有关癌症的医学知识，例如，现在对癌症治疗最热门的议题是免疫治疗，许多人打着免疫治疗的招牌，让患者产生了一线希望，但常常是惨痛的经验，曹院长在本书第四章中详细解说了免疫治疗的状态，读者可获得真正的医学科学新知。本书通过多个真实的癌症案例和深入浅出的说明，使外行人也能心领神会，如曹院长用输血时配对的例子阐释了精准医学的艰深概念，又如曹院长解释了精准医学的精髓就是对的药物、对的剂量、对的时机使用在对的患者身上。简单的四"对"，就将精准医学的科学术语转换成民众能理解的内容。靶向治疗是现代医学非常进步的一种治疗，但是很难懂，一般老百姓就以讹传讹，在第四章中，曹院长也用浅显的文字，将靶向治疗说明得精辟透彻。

患者和家属最关心的可能就是治疗的效果了。在第四章中，曹院长把治疗的效果用表格（表4-8）进行了说明，清清楚楚地评估了各种不同的效果，言简意赅。因为本书用的是最新的资料，所以说服力很强，如曹院长用国际癌症研究中心（IARC）的研究结果，说明生活形态尤其是睡眠对健康的影响，我用这一研究结果说服了一位亲戚，改变了他日夜颠倒的睡眠习惯。所以这本书不仅适用于癌症患者及其家属，对于没有生病的人，为了预防癌症，也是极好的参考资料。

曹院长在本书中所有的专有名词都附上了原文，用功的读者可以自己再寻求更多的资料阅读，以获取更精深的知识。详读此书您就会知道什么叫作科学、什么叫作稗官野史，因为此书中所有的论述都有科学的论证，而非一般坊间属于个人意见的稗官野史。

又如IARC将红肉，如牛肉、羊肉等归类为第2类的致癌物质，加工肉制品是第1类的致癌物质，但是许多癌症患者在做抗癌治疗时，因为白细胞、红细胞降低了，一些医疗人员或营养师甚至会建议患者要多吃红肉。由此可见患者自己和家人获得正确的相关癌症防治的知识是多么重要，因为不是每一个医疗人员的卫生教育观点都是正确的。曹院长说，医学科学常常不是推论说了算，还是要有真实的证据才能告诉我们事实。

曹院长在本书中面面俱到，还提出一个很少有人提及，一般民众也很陌生，医学界也甚少注意到的重要观念，就是"过度诊断"和"过度治疗"，过与不及，同样伤害患者。如何拿捏得恰到好处，就需要一位德术兼备的好医师来为患者量身定做了！而曹医师不但是肿瘤科的权威，也是台湾安宁疗护的主要推动者，就因为他的领导，台湾南部第一个安宁疗护病房得以创立——他在成大医院推展住院与居家安宁疗护，且首创所有的内科住院医师必须有安宁病房的经验。创立之初，曹医师常夙夜匪懈地与医疗团队讨论到半夜。医师毕竟不是神，若用尽医疗科学的武器仍无法挽救患者的生命，曹医师会用缓和医疗的知能，减轻患者痛苦，提升其生活质量，将目标放在患者善生与善终，家属能善别！

从本书中读者可以发现，如果要选择一位可信赖的专业癌症医师，或者癌症护理师，至少要有两个条件：第一要有专业的素养，也就是最先进的癌症医学知识；第二要有经验的累积，本书中有许多真实案例，每一个案例都是活生生的真实案例，只是为了保全患者的隐私，把姓氏换掉了，正是这些患者培养了曹院长这样顶尖的肿瘤专家。一位艺术造诣极高的演艺人员是由观众培养的，一位造诣极高的医护专业人员是由患者培养的，所以如果医疗专业人员讲不出患者的故事，那他就是没有被培养。

一位优秀的癌症专科医师不但可以治病救命，而且是长途旅行中的导航师及陪伴者。人一旦得了癌症，可能就是几年、十几年甚至几十年的艰辛旅程。一连串的检查、治疗、复发转移、再治疗，医师会在整个过程中帮助患者，在患者需要时伸出援手，让患者在这段旅程中得到更适当的照顾，尽可能安全舒适地享有如常的生活。

但是全方位的医疗照顾哪有这么容易，需要专业的知能、爱心、细心等，要有很多的条件。本书第五章"拦截癌症来敲门，从生活细节做起"中有许多健康生活的提醒。所谓健康生活的形态，除了可以预防癌症之外，如果万一得了癌症，也可以过着正常人的生活。立意改变生活习惯是非常重要的保健金科玉律。第六章"健康的癌症体验者"中提到，即使得了癌症也可以是一个健康的人——如果他能够改变生活方式。

医师诊治的是有思想、有感情、有情绪、有历史的"人"，因此曹院长非常重视医患沟通。在本书第六章，他苦口婆心地劝说患者："当医师说明病情的时候，如有不懂一定不能装懂，医师如果误以为你已经懂了，便会继续讲下去，有听没有懂，有沟没有通，反而会让医患间产生鸿沟，所以听不懂一定要打破砂锅问到底，医师才有机会思考更易懂的方式来让你了解。本来告知的目的就是让被告知的人能听到、能听懂而且能理解。此时，如果有家人或亲友陪伴看诊，帮忙与医疗人员沟通，常能缓和患者看诊听取检查结果的紧张和焦虑，还能与医疗人员讨论治疗的计划、工作和生活作息的事宜。"

这段话与许多民众就医的经验是否大相径庭？因为有时在看诊的时候多问一两句，医师就不耐烦地打发你走。曾经有一位患者告诉我说，过了三分钟，他如果再问医师，医师就按桌上的铃，请护士叫下一位患者进来，而打断他的问题。令人惊讶的还有，曹院长会鼓励患者把他们的孩子带来，由曹院长来向孩子们解说父母亲的疾病，并不会吓到孩子，曹院长会在他们充分理解后给他们几个关键字，请他们回去上网搜寻跟父母疾病相关的治疗和可能临床试验的信息；他说年轻人的智慧往往超乎我们的想象。

得了癌症如晴天霹雳，生死攸关，如果能碰到一位耐心的好医师，真是天大的福气。不要以为曹院长的患者很少，所以他很有空来跟每一位患者沟通，其实他每次门诊的患者会有 100 多甚至 200 人以上，患者长途跋涉而来，他不想看那么多，但患者们哀哀恳求，又都是罹患癌症，就心软而答应加号。患者虽多却有质量保证，每一位患者都要求躺上诊疗床，曹医师亲自从头到脚做身体理学检查与评估，仔细地望闻问切，务求不放过每一个细节，也因此拯救了无数的生命。他这样的诊疗方式，在现今的台湾医疗文化中，可谓是凤毛麟角了！就因为每一位患者都很费工夫，因此患者候诊的时间很长，他为了节省时间就不喝水以求少跑厕所，但因与患者交谈舌干唇燥，常咬到舌头，而造成了舌癌！当患者、患者的家属、学生、医疗团队等听到这个消息时，全都哭成一片，之后他看待癌症患者不只是"你们"，而是"我们癌症病友"，共情感自然流露。

曹院长积累了几乎半个世纪诊治癌症患者的经验，在柳营奇美医院开了全台湾第一个也是唯一一个"癌症哲学门诊"。哲学门诊是什么呢？就是即使疾病迫使患者改变了原本的生活，但是也有很多好处，如激励患者重新安排生活的优先级。曹院长说，或许癌症能影响你的健康和生活，但是它不能剥夺你的选择，如果想要改变生活形态，过不一样的生活，现在就可以付诸行动了！为什么叫哲学门诊呢？其实这就是很真实的存在主义，虽然我们没有办法选择得不得癌症或者生命的长短，但是我们可以选择我们要怎样的生活。曹院长常鼓励癌症患者不要被疾病绑架，不管发生什么事，还是可以享受生活。

曹院长不喜欢愚民政策，他希望患者自己做功课，所以如果患者的治疗涉及某一种新药的临床试验，曹院长还会把药名或关键字告知患者，请患者自己回去上网查资料。患者向他分享储存在手机中的美丽景象或者是画作时，曹院长常常拿起自己的手机拍下，留作日后欣赏。患者的生活不只是病痛而已，也有非常美好的一面可与医师分享。

要出版一本民众喜爱的医学专业书籍实在不容易，这本书能成功出版，多亏柳营奇美医院的谢玉娟医务社工师，她为此书做编辑与打字的工作夜以继日地辛劳，只为能利益众生。

曹院长一个门诊 100 多到 200 位患者，住院的也差不多百位患者，他从医近半个世纪，我们可以算一算累积了多少诊治癌症患者的经验。这本《当癌症来敲门》的读者对象群，本人以为有下列 7 类：

1. 癌症患者：癌症患者应该要具备更多、更正确的知识，才能够从容应对。

2. 癌症患者的家属：家属有更多、更正确的知识，才能够帮助患者和整个家庭度过癌症的危机阶段。

3. 癌症已经治疗到一个阶段，或者已经缓解，或已经治愈的癌症患者：因为癌症是会持续恶化扩展的疾病，如果身体还有癌细胞的存在，癌症迟早会再回来，而且癌症也不是得过就会免疫的疾病，不少人会再遇上第二个、第三个癌症来敲门，所以也要有正确的知识，以应万全的准备。

4. 医疗专业人员：现在台湾不到 5 分钟就新诊断一个癌症患者，只要去医院看一看，几乎每一个病房都有癌症患者，不只是内科、外科，甚至包括小儿科、妇产科、耳鼻喉科、骨科这些科别，所以每一位医疗专业人员都应该有对癌症完整并且正确的知识体系。本书是能够提供给你正确并且涵盖面非常完整的一本好书。

5. 各级学校的老师：作为老师，在学生群中或者学生的家属中，常会发现有癌症患者，这个时候学生可能会向老师求助，所以老师们也应该有正确的癌症方面的知识，这样才能够更好地承担为人师表的责任。

6. 医学院校及护理院校的学生：学生更应该有正确的医学科学知识，曹院长的这本书引经据典，是绝对有科学实证的好书。

7. 对癌症有兴趣的一般民众：现在坊间出版了层出不穷的关于癌症的各种书籍，但很多是道听途说。尽信书不如无书，希望任何对癌症有兴趣的民众，不管你之前读了什么书，都来读一读曹院长的这本《当癌症来敲门》，比较一下，可能有一些知识、观念有相当大的出入，这个时候就要靠智慧去分辨了。

本人有什么资格来写序呢？曹朝荣院长在台湾成大医院担任内科及肿瘤科主任的时候，我跟他合作了十多年。他是我在医疗界最钦佩、最敬爱的仁医。虽然我现在已经年老力衰，记忆衰退，但是他如何诊治患者，已经铭刻在我的心上，下面几个小故事，即使我得了失忆症，可能也不会忘记的。

故事1　小伶的故事

小伶是一位气质非凡、极为美丽的女孩，小学时留学加拿大，不幸在19岁那年罹患一种极恶性的癌症，加拿大的医师告知她家人她只有几个月的生命，因此父母带她回台湾，接受曹朝荣医师的诊治。在他精良高明的医术之下，小伶过了近三年快乐的日子，不但延长了生命，还减轻了痛苦。小伶是那么信任他，自行改称呼喊他曹爸爸。曹爸爸每天必定去病房探访她，坐在她的床边，握着她的手，传递爱与支持，节假日也一样。小伶说："每天只要能看到曹爸爸，我就有了力量，就有了平安度过病痛的信心！"小伶看到曹爸爸就有了笑容，曹爸爸离开病房后，她就会很安心地睡着。

故事2　病房中的奇特安静

我带学生在病房实习，学生写报告说：每天的病房都是忙忙碌碌人进人出的，但某一个时候病房会突然一片肃静，然后每一个病房的患者家属都会站在门边倚门而望，患者也不敢睡觉了，都安静地等着。等谁呢？等曹医师来查房。他们怕曹医师来查房的时候，万一睡着了，错过看到曹医师就太可惜了！

曹医师是医学院教授，常带领医学系学生去做暑期医疗服务，上山下海，身先士卒。他每天查房时，身边常跟着一群临床学习的年轻医师。这些医师说："曹医师才真的是我们要效法的模范，不是古人史怀哲医师，他就在我们眼前，我们可以具体地学习！舜何人也？禹何人也？有为者亦若是！"这位曹爸爸培养出许多优秀的下一代良医！

故事3　全牺牲，真爱人，常喜乐

他虽然为了受苦的患者而全牺牲了自己，却时时笑嘻嘻，常常喜乐，有杂志记者问他："您每天接触病苦，会情绪低落吗？"曹医师回答："当然会啊！我是凡人，就会有情绪低落的时候！但每当我情绪不好的时候，我就去看患者，当我为他们服务的时候，我就忘掉了自己，是他们治疗了我！"所以曹医师的"常喜乐"是因为他"真爱人"及"全牺牲"之故！

曹医师行医将近半个世纪，故事说不完。如果您想更多地了解一位良医、仁医，了解这位癌症专科医师是怎样诊治患者的，那您就一定要读这本书，因为曹医师是陪伴病友怀着希望、开门迎接癌症这位不速之客的人间天使、世间菩萨。

曹医师劳心劳力，将患者放在心上，费尽心思谋求患者的最大福祉，创建了成大医院与柳营奇美医院的癌症医疗机构。虽然他的医疗专业造诣已达最高境界，却仍虚怀若谷。他行如山，愿如海，以愿导行，以行满愿，有愿必成！

赵可式

台湾成功大学医学院名誉教授

为何还要再写一本癌症的书

老病、死生是人的宿命，贤人圣哲也好，贩夫走卒也罢，都免不了得走这一回。当癌症来敲门，几乎没有人能笑脸相迎。不少人确诊癌症之后，总会问："为什么会是我？"纵使每天吞云吐雾，超过 30 年烟龄的老烟枪得了癌症，也照样问："为什么会是我？"大哉问脱口而出，显见罹癌后既惶恐又茫然的心情之外，对癌症的认识想必也是一知半解，既熟悉又陌生。自 1982 年以来，癌症一直是台湾死因之首，3~4 位民众中，就有 1 位（2018 年在台湾癌症死亡占所有死亡的 28.2%）是拿着癌症的签证通关上天国的。

美国癌症相关统计资料显示，男性一生罹患癌症的风险为 40.1%，女性为 38.7%；而日本国立癌症研究中心 2019 年公布的资料中，男性一生罹患癌症的风险为 63.3%，女性为 48%。这个数据告诉我们，每 2~3 人中就有 1 人，一生中会罹患一次或一次以上的癌症！癌症就在我们身边，是我们都会遇上的疾病，不是自己得了，就是最亲近的家人得了——罹患癌症，只是早晚的问题，更遑论把致癌危险分子当莫逆之交的人了！

20 世纪末以来，癌症医学突飞猛进，由于癌症治疗的进步以及早期诊断、早期治疗的普及，癌症的控制在点、线、面都有突破性的进展。五年存活是癌症体验者的里程碑,过了五年,通常也预告此后癌症复发的概率将大幅降低。从美国、日本等国家以及中国台湾地区的状况来看,2010—2011年确诊癌症的体验者,其五年存活率,美国为67%,日本为66.4%,中国台湾地区为56.7%,都已有超过半数的体验者能到达五年存活的里程碑。再由美国儿童(0~14岁)癌症及青少年(15~19岁)癌症的统计资料来看,20世纪70年代中期,儿童癌症的五年存活率为58%,2009—2015年确诊的体验者五年存活率已高达84%,青少年也由68%攀升到85%,更明显看出癌症治疗的进步。日本2003—2006年确诊癌症,在全国20家癌症专门医院诊治的体验者,十年存活率已经有57.2%,澳大利亚甚至预估2011—2015年确诊的癌症体验者,将有63%可以存活超过十年,若癌症体验者能存活超过十年,癌症再复发的概率已经相当低。虽然人类尚未完全征服癌症,然而医学日新又新、治疗方法时有突破与进展,癌症已经是可以治愈的疾病,是需要被大家重新认识的癌症常识,而我们也正处在这个时代,见证和体验着癌症医疗的快速发展。

或许还是有很多人有着罹患癌症等于被宣判死刑的观念,或者认为罹患癌症犹如"死亡 ing",生命正向死亡飞速奔去。其实我们身边有太多早在十几二十年前确诊并治疗的癌症体验者,他若不说,我们绝不知他曾身患重病。早年癌症被认为是绝症,如今确实已可治愈,是可以让人长久存活的疾病。不过,还是有些癌症不易早期诊断,诊断后也不易治愈,整体来说,仍然有三四成的癌症体验者,因为癌症致使健康和生命安危受着极大的风险,癌症导致死亡的威胁仍未完全离去!

美国临床肿瘤学会(ASCO)自2017年开始,每年会进行一次全国癌症意见调查,连续几年下来,发现美国民众对癌症的认知与事实有很大的落差。2018年进行的第二次意见调查中发现,竟然有四成民众天真地认为替代治疗可以治愈癌症;2019年的第三次调查发现癌症信息过于泛滥,有2/3的民众不晓得哪些癌症的信息是可信的。市面上关于癌症的书籍比比皆是，网络上癌症相关信息更如浩瀚汪洋，其中不乏"癌症不是病""癌症不必治疗""癌症不药而愈的方法"等否定癌症正规治疗的荒诞不实论调，更有不少是挖大洞诱人跳入的陷阱，或将假科学包装成癌症新知，引人上钩的广告。事实上，大部分民众对这些似是而非的信息很难辨识真伪，看了被洗脑、受影响者众。受影响而能不受骗的，肯定不容易，民众常在错误的信息中迷失自己。

多年来在癌症医疗的第一线工作，陪伴许多癌症体验者和他们的家属前行，时至今日，仍时常听闻面对癌症的那些令人痛心扼腕的故事，比如：

> 有了症状，逃避不处理，或用自己的方式去处理，直到症状严重到影响生活，迫不得已才上医院就医，多是为时已晚。

> 对癌症的治疗带着刻板印象，害怕接受治疗，没有选择用正确的方法去处理，直到病情很严重，才心甘情愿地去接受正规的治疗，自然也常错过治愈时机。

> 接受治疗的体验者，在不正确、夸张不实的广告中，常常花冤枉钱买了一堆以为对治疗有益的辅助品。

> 当治疗遇到瓶颈时，不少体验者或家属在贩卖假希望的产业中寻求一线生机，反遭人落井下石。

几乎每天都要面对这些故事，民众对癌症与治疗没有正确认识，社会又充斥着夸大不实的营销术，病急心慌下，让那些不正派的方法有机可乘、误人性命，着实令人扼腕。长年对此有感却半声不吭，我实感为自己的良知、专业汗颜，不安义愤积累至此，来自良知的呼唤，以及想对专业、对社会尽份责任的念头也就油然而生，写书动机因此而起。这是我们的社会，也是我们都会面临的问题，此书或许不能导邪为正，但希望借由这本书传递正确的癌症观念、知识，让读者有正知、正见来分辨真伪。知识就是力量，知者无惧，踏上癌症旅程的体验者和家人若带着正知、正见，将能更笃定、安心地前进。

这本书不是癌症的百科全书，也不是癌症新知，也不谈诊疗的细节，我个人期待这本书能是一座桥梁，让读者稍懂正规、实证的癌症医疗，在读后获得一点点科学求证的态度与素养，借由这座桥梁，在往后的生活中更能理解、获取癌症的信息和新知。只有自己有辨识信息真伪的能力，才有趋吉避凶的福运。

这本书的出版，我特别要感谢最敬爱的赵可式教授、谢玉娟社工师、张老师文化的编辑群、王传宗导演与姜康哲设计师。

赵可式教授，是华人社会的安宁疗护之母、推手，是我个人景仰、崇拜的偶像，也是我在安宁疗护领域的启蒙老师，我有幸与赵教授共事且在她的指导下，学习安宁疗护的真谛。这本书的出版，万分感激赵教授的激励和相助，从出版社的推介、安排、沟通，到内容的审阅、校订，字字精修，让本书的精确度更趋完善。极为荣幸的是，赵教授在本书中添注她宝贵的经验和意见，"旁观者清　赵可式教授怎么说"为我不活泼的知识性文句缓颊，化解本书艰涩难懂的内容，读来自有一份轻松感，是相当棒的导读。劳烦赵教授执笔的推荐序文中，短短篇幅，将本书简介得如此精要、到位，若非把内容读得透彻，实难这么深入地导出。序文和书中加注的有关对我个人的赞美，很是叫我脸红，感谢赵教授的肯定之余，也敬奉为赵教授提点我继续努力的方向。由于赵教授热心奔走和大力协助，此书方得如愿出版，十年酝酿、十年磨一剑，终能面见世人。

谢玉娟医务社工师是我敬爱的同事，多年来一起照顾患者和家属，颇受其人文气息影响，因而对病"人"有进一步的认识和不同过往的互动。这本书在酝酿、书写的过程中，与玉娟社工师有诸多的对话、讨论，着实丰富了本书的内涵、增加了本书的深度，我页页手写难懂的文辞，先得要她能完全理解才能敲下键盘成为一段段文字，经她一遍遍地润饰，方能成为流畅、通顺的书稿。万分感谢玉娟的鼎力协助和坚持，成就本书的可读性和可理解性，助我十年磨这一剑，得以亮又利。

患者能照顾得好、临床工作能顺利，团队合作最是能发挥整体大于个人力量的灵魂，伙伴自是最好的诤朋密友、互相砥砺成长的对象。我要谢谢多年共识的团队伙伴，让我在照顾患者的工作中有充足的支持、合作中有一起成长的机会，最重要的是，患者和家属因为团队而有更周全的照顾。此外，我也要谢谢吴佩玲秘书，多年来幸有佩玲的从旁协助，许多行政事务有条不紊，打理得极为周到。

最后，我要感谢所有与我分享生命故事的癌症体验者和你们的家属，在你们健康受冲击、生命陷入困境时，感谢信任和托付，能在你们的癌症旅程上一路伴行，让我有幸见证你们展现的智慧、坚毅、勇气和力量。书中所载，是我数十年伴行中，从患者和家属身上的所见所闻，我十分荣幸！

曹朝荣

2020年5月20日

CONTENTS 目录

对不起，敲错门了

"谈癌色变"几乎是大多数民众的经验，但不少真实案例中患者的病情经过科学诊断后，发现其实只是虚惊一场。

59 岁的李太太，与社团的姐妹淘相约去医院做自费健康检查，两周后医院寄来印刷精美的检查报告书，里面有一项检验结果异常，是血液中肿瘤标志物 CA19-9 的数值，正常数值应小于 35 u/mL，她的 CA19-9 数值是 9726 u/mL，并附带说明要她回医院复诊，进一步检查。李太太原本身体完全没有任何不适或症状，但是看了检查报告，忧虑、恐慌的心绪一直萦绕心头，来看诊之前情绪紧绷到几乎吃不下、睡不着，无法正常生活。我安排她做了一些基本检查，并重复检测血液中的 CA19-9 的数值，同时向李太太解说：有些检查结果异常，是检验的误差或是伪阳性，或是某些良性的原因所引起的暂时状况，并不一定就代表身体存在癌症。再一次的回诊看报告，李太太的检查结果显示并无其他任何异常，CA19-9 的数值降至 5243 u/mL，此后不到两个月已恢复到正常范围。

一般而言，癌症是一种会逐渐恶化的疾病，只是恶化的速度有别而已，血液中肿瘤标志物如果与癌症相关，其数值应会随着时间的推移而逐步上升；若检查数据虽然异常但并未逐渐上升，反而逐渐下降，或稍微上升但后续的变动是高低起伏而非逐渐上升，那么这个检验数据的异常，大概就与癌症扯不上关系。有不少从健康检查中发现血液中 CEA、CA-125、CA19-9 或 PSA 数值偏高、异常的民众，几乎多是虚惊一场，非但没有从健康检查中得到益处，反而带来许多恐慌。

65 岁的黄先生，生日时收到好友赠送的礼物——医院高阶健康检查的礼券。黄先生身体硬朗，健保卡从未使用过，健康检查结果也没有大的异常，只是胸部计算机断层检查（CT）发现在左侧肺部下叶有一颗 1 cm 毛玻璃状的病灶。该院胸腔外科医师建议通过胸腔内镜切除病灶并做病理检验。黄先生心里很是焦虑不安，也很紧张，接着又寻求几位胸腔内科、外科和肿瘤内科专家的意见，大多建议他手术切除，或先做抽吸切片，或追踪观察一阵子再说，不同的意见让黄先生心头更是七上八下，担心、焦虑挥之不去。黄先生后来选择手术切除，病理检验诊断是肺部非典型腺瘤性增生（Atypical Alveolar Hyperplasia），历经开刀的痛苦和等待病理结果的不安终得以卸下。

不少民众认为做低剂量胸腔计算机断层检查可以揪出早期肺癌，然而肺部的异常病灶在病理检验后，常见的结果可能只是慢性发炎、肺部非典型腺瘤性增生，也可能是零期的肺腺癌，或早期的肺腺癌。当然也有不少民众面对肺部异常病灶，选择先追踪、观察一段时间，若有变化再接受开刀治疗，其中有不少人经过长期追踪也未见明显变化。面对身体健康异常，每每追踪检查、等看报告前后，整个人充满紧张、焦虑，是不少民众的共同体验。

一般身体健康检查或是高级健康检查，通过营销包装手法，犹如汽车定期进厂维修兼保养，美其名曰对身体做总体检查，然而医学的检查结果常常不是非黑即白，而是充满不确定性的灰色地带，一次的检验检查有时并不能给出明确的答案，这种不确定性正是医学的特质之一。健康检查与汽车检查维修一样都是要花钱、花时间的，然而健康检查面对的是有情绪、有感觉的人，一份带有红字（异常）的检查报告，带给当事人的常常是惊吓，是晴天霹雳，复诊、等待结果的精神紧绷，真是一段煎熬的过程。

在医院里面对患者、家属，充分告知并让患者、家属能完全知情同意或共享决策，已经是医患间基本的认知和共识。健康检查面对的是无病症、关注健康的人，受检者绝对不要抱着健康检查只是单纯检查保养的心态，而忽略健康检查可能带来的心理风险，医疗端更应谨慎、充分地说明健康检查的利弊得失，为受检者提供正确观念，做好心理准备。

有一位患者因咳嗽、发热到某医院诊治，其间计算机断层检查时，发现肺部有两个大阴影在不同肺叶，放射科报告是肺癌，从其中一处阴影（病灶甲）做粗针穿刺切片（Core needle biopsy），病理报告是"与肺癌吻合"（compatible），医师表示是第四期肺癌。后来，患者转院到邻近的医学中心，该中心开具重大伤病诊断证明书，并安排他住院治疗。家属本来对治疗不抱太大希望，后来心思转换，"就死马当作活马医吧！"家属带着患者来到门诊，我看到患者肺部的影像检查显示有两个阴影，对他说："这个阴影（病灶甲）已经做过检查了，诊断是肺癌。另一个阴影（病灶乙）没有做检查，我的建议是安排开刀拿掉，顺便做病理检验，看看是不是同一种病。"患者和家属都同意了。

这位患者在开刀的过程中同步做了冷冻切片，病理报告（病灶乙）是良性的发炎，因此确认它与原本那颗（病灶甲）被诊断为恶性的肿瘤无关，也判定原本恶性肿瘤的病灶就只是局部的疾病。对两处病灶的性质、关联有了初步的判断后，胸腔外科医师当下于手术室外向家属说明并取得家属同意，顺势切除原本切片病理报告为恶性肿瘤的那处病灶（病灶甲）。两处病灶切除后，都进一步送做病理检验，意外地发现，竟然都仅是发炎，两侧肿块完全没有恶性细胞存在。本来被告知是第四期肺癌，结果乌龙一场，根本不是肺癌，我们很为患者庆幸！

为什么会有前后截然不同的病理切片结果？恶性肿瘤确诊的过程，检体必须要有一定的量才足以供作分析、判断，加上早年病理检查的技术远不如现今科技成熟，那个年代出现良性误判为恶性、恶性误判为良性的案例，也是偶尔可见。

切片取得的检体如果不足以判断、做出正确的诊断，就会使临床后续无法对症处置，将会是莫大的困扰，对患者来说更是攸关健康安全的问题，此时再重做一次切片，是不得不为之举，虽然多承受一次切片之痛，但绝对是值得的，医患双方也都能因此心安。

多年前，一位正在新竹就读大一的年轻学生，因为两侧颈部淋巴结肿大，在新竹附近就医，左侧颈部淋巴结切片病理诊断为恶性淋巴瘤，他想回台湾南部的家就近治疗，因此来到我的门诊。那时拜托本院的病理科医师向患者原就医医院借调病理切片，由于病理切片等了两三周还没有来，影像检查只发现两侧颈部淋巴结肿大，期别是ⅡA。当时决定一边等一边做治疗，于是进行了第一次化学治疗。后来病理组织切片来了，我们的病理科医师进一步确认后，告诉我："那不是癌症，只是发炎性的病。"唉！又是一个乌龙诊断。我据实向患者说明："我们的病理科同仁对您原本的切片进行了再次检视，确认您这个不是癌症，而是发炎性的疾病。不过很抱歉，因为检体切片来得太慢，我们为了抓紧治疗，在还没确认前就做了一次化学治疗。"这位患者经过一段时间的追踪，都没有什么问题，后来因为要买医疗保险，便回到原医院开立诊断证明，但是为他诊断恶性肿瘤的原医院不愿意修改病理检查报告，坚持报告是正确的，所以保险公司也就不让他带"病"投保。

患者带着其他医院做的病理报告来就诊，临床医师对于诊断若有疑惑，多半会请自家医院的病理科医师向原医院借调、重新审阅、确认患者的切片，看看诊断是否合理。当病理科同僚仍然无法精确判断时，便会进一步寻求台湾、大陆，甚至国外的其他专家或学会帮忙，通过多方渠道得到支持。毕竟正确的诊断才能有正确的治疗方式，只是医学充满了不确定性，不同的医院也可能发生诊断分歧，因此寻求第二意见不失为好方法。

46 岁的吴女士，因为腹痛三天，也没有解便，到 A 医院的急诊就医，初步诊断为肠阻塞，大肠内镜检查时在直肠的部位发现有阻塞无法穿过，紧急做了肠造瘘的手术，暂时解决了吴女士腹痛和排便的问题。吴女士拿着写有"直肠癌并腹膜扩散"的诊断书来到我院门诊，资料中并没有病理报告，我当下去电 A 医院请教为患者手术的医师，才得知手术时并未做病理切片检查。由于进一步为吴女士做的检查中也发现确实有直肠阻塞，就为她安排进一步的手术。然而开刀时的冷冻切片，病理检验竟然是罕见的子宫内膜异位压迫直肠所导致的肠阻塞，所以开刀当下也将造口的肠子顺势接回去。术后，当告知肠阻塞其实是良性的子宫内膜异位，吴女士当场喜极而泣。

52 岁的蔡女士，这两个月腹胀症状越来越明显，最近一周，走起路来感到有些喘不过气。到医院做了全身计算机断层检查，发现明显的腹水、右侧卵巢有约 5 cm 的肿瘤、左侧胸腔肋膜积水、血液中肿瘤标志物 CA-125 数值 5632 u/mL（正常数值＜35 u/mL），临床诊断为第四期卵巢癌。蔡女士转来血液肿瘤科待做后续的全身性化学治疗。当时发现患者还未做过组织病理切片检验，于是照会妇科为患者摘除右侧卵巢送病理检验，结果病理诊断并非临床上怀疑的卵巢癌，而是卵巢良性肿瘤，卵巢纤维瘤合并梅格斯综合征（Meigs syndrome）。肿瘤切除后，患者的腹水及胸腔积水也跟着逐步消退，CA-125 数值也迅速降到正常范围。所幸，精确的病理检验证据推翻了临床诊断，患者虚惊一场，化险为夷。

有一天，以前的老同事带着太太突然来访，因为他太太这两个多星期来腹部不适，去医院检查发现腹膜腔有些状况，血液中 CA-125 数值高达 6832 u/mL，A 医院的医师已安排她做腹腔镜探腹手术，但是夫妻俩听闻后，忧心腹膜腔长了不好的东西而焦虑不已，也不能好好生活。听了老同事的叙述，我向他夫妻二人说明：根据当事人叙述的症状，恶性疾病只是临床上的初步怀疑，但不能排除实际是结核腹膜炎等良性疾病的可能性，鼓励她接受手术的安排。

不出所料，手术中的冷冻切片检查证实同事的太太只是结核腹膜炎，之后只要服用抗结核菌的治疗药物就可以根治，而血液中的 CA-125 数值也在治疗后很快恢复正常。

临床上怀疑是恶性的疾病，进一步检查才确认是感染或其他良性的状况，其实并不少见。治疗癌症的第一步当然要想到癌症的可能性而列入诊断的思考，但也不能排除是良性疾病的可能，因此在临床怀疑后很重要的是以科学的证据来确定癌症的诊断，影像的检查充其量只是临床上的怀疑，一般不能视为确定癌症诊断的依据。关于病理切片与确定诊断的关系，随后将在第一章进一步说明。

小结论

本书主要是谈癌症及癌症患者相关的议题，确定癌症诊断需要经过一连串严格、谨慎的检查过程，不少人还在等待检查或报告时，情绪上犹如已被告知罹癌，心里饱受惊吓、冲击，这是所有被临床医师怀疑有癌症的患者的共同体验。然而不同的是，确诊后成为癌症体验者，生活自此正式步入癌症治疗的旅程，而确定不是癌症诊断者，当然一阵惊吓后，又能恢复平静的生活。由于临床上有太多初时看似癌症，进一步检查后即被排除的情况，因此先将这些未真正踏入癌症治疗旅程，却因误以为癌症来敲门也一尝癌症体验者之苦的例子说在前头，是为引言。

著作本书的主要动机，是希望民众对癌症能有正确的知识，思则有备，方能使患者及家人吾安汝安！

第一章　当癌症来敲门，您听到了吗

在台湾，不到5分钟就有1人诊断为癌症体验者，一旦真正罹患癌症，您就需要以下知识，以便从容应对了！

身体有状况时，可能会发出警报。当癌症来敲门，您听到了吗？当不速之客"癌症"登堂入室……

46岁的周先生，连续腹泻了两周，服用止泻剂后症状得到改善，生活恢复正常，不过两个多月后再度出现腹泻，做了大肠内镜检查后确诊是大肠癌，手术后病理报告结果是癌症第三期，有淋巴结转移。

60岁的吴先生，三个月前开始咳嗽、咯血，后来咯血状况好了就不再重视，但咳嗽没有好转，近来甚至影响睡眠，就医后确定是肺癌第四期，已有右侧肋膜积水。

32岁的陈小姐，近半年来断断续续有右侧流鼻血的症状，起初并未多加理会，家人发现她右耳下方肿胀，就医后确诊为鼻咽癌，已是局部晚期。

以上案例都显示癌症突然来敲门，常使人如遭晴天霹雳，措手不及，一下子天地变色，整个生活全都乱了套！

曹院长的癌症小学堂

癌症通常如何被发现？

因为有症状或证候而就医发现；

癌症筛检有异常，进一步检查发现；

健康体检时，意外发现；

处理其他疾病时，意外发现。

临床诊断 ≠ 确定诊断

◎ 什么是"确定诊断"

一般来说，癌症的"确定诊断"必须要有病理组织学上的切片结果。一些状况如急性白血病，用细胞学的诊断就可以确诊。然而，细胞学的诊断对于一般癌症会有些误差，如果有针对病灶处做切片送病理检验的确定诊断，会是一个科学、精确的诊断。

某些状况下，允许影像检查作为确定诊断的依据，肝癌是少数的例子。越来越多欧美专业学会主张，若患者做了很多影像检查，高度认为是肝癌，而且血液中的肿瘤标志物——甲胎蛋白（α-Fetoprotein, AFP）的数值也高到某个程度以上，就可以视为肝癌处理。这是因为约七八成肝癌患者合并肝硬化，会增加做切片的风险。

不少 B 型肝炎（乙肝）病毒带原、慢性肝炎，或 C 型肝炎（丙肝）病毒感染的患者长期追踪肝脏状况。某天做腹部超声波时，医师说他的肝脏好像有一个病灶，必须再追踪或做其他影像检查，排除恶性的可能，患者一听就被吓到了，心想："啊，糟糕！这是恶性的！"回家后就四处告诉亲朋自已得了肝癌，然后呢，各种民间疗法、另类疗法或偏方也跟着接踵而来。身体某部位发现异常，在还没确定诊断之前，持续观察、追踪常是必要的，然而患者常常把自己当作已经是有病的人，就像前面案例提到的情景，医师说的肝脏病灶也可能是一种再生性的结节，是良性的变化，患者却已把它当成肝癌，后来确认不是恶性病灶时，患者还误以为是吃了那些偏方才让肝癌不见的。这种以误传误的故事还不少见。其实影像检查结果充其量只是临床怀疑，属于临床诊断而已，并非确定的诊断。

2011年，阿根廷女总统克里斯蒂娜·费尔南德斯·基什内尔（Cristina Fernandez de Kirchner）在连任选举前接受颈部超声波检查，发现甲状腺有异样，做了细针穿刺抽吸的细胞学检查（fine needle aspiration cytology, FNA），结果是恶性甲状腺癌。次年，她连任成功后开刀拿掉整个甲状腺，但是完全没有看到恶性的病灶，抽吸的检查是伪阳性（假的阳性），并非恶性。以甲状腺抽吸细胞学检查而言，伪阳性发生的概率约3%（0~8%）。

选择做切片的位置是一项很重要的医术，和临床经验的成熟度有关。例如，患者健康检查时胸部X线发现胸腔内有一个肿瘤，详细做了病理学检查，发现左侧颈部下方有淋巴结肿大，摸起来像是异常的病灶，此时不必由胸腔内病灶着手，直接由切除颈部肿大的淋巴结做病理切片检查，化验后就可以确定是哪一类型的疾病，从而推敲胸腔内肿瘤的状况。

 曹院长的癌症小学堂

临床诊断≠确定诊断

基本上，影像检查如超声波、计算机断层扫描、核磁共振、正子扫描检查（PET）等发现疑似癌症的病灶，只能算是临床诊断、临床上的怀疑，必须要有组织病理学上的证据作为确定诊断的依据。

经验丰富的临床医师决定要在哪个部位做切片，准确度会比较高，患者不会挨了很多针还取不出适当的检体，或是患者已经出现其他并发症（complications）了，仍未确定是什么病。传统上，一般人认为要用侵袭性较低的方法处理，但是临床上为了精确、有效确诊，考量侵袭性之外，能够取得适当和适量的检体、得到正确的答案也很重要，所以医师要在侵袭性与得到正确答案之间仔细衡量。

当然，专业医师也会担心，如果没有在短时间内诊断出是什么病，会降低患者对自己的信任。例如，今天请患者做一次切片检查，两三天后看病理报告，没有看到恶性细胞，但是临床上医师如果认为恶性的可能性相当高，劝患者再做一次切片检查，又是两三天后再看报告。一周做了两次切片检查，算是很快的了，若是完全看不到恶性细胞，要再请患者做第三次检查时，这时就需要患者对医师有相当高的信任度。

不少患者都能理解在医疗处置的过程中有很多不确定的状况，能够忍受很多次检查。患者能够让医师再三探究他的身体到底发生了什么问题，对于任何一位医师来说肯定都是相当感激患者的信任的。

有些患者很难相信自己罹癌，生怕是检查出了错，可能会寻求第二意见，请另外一位医师再检查一次。如果计算机断层、切片检查都做了，影像上清清楚楚，病理切片的报告也确实诊断为癌症，还需要再做一次检查吗？例如，患者经由内镜检查出胃癌，有的患者会要求：“我想请医师帮我再做一次胃镜检查。”记得 1994 年时，一位患者在某医院检查出胃癌，转到另一家医院欲接受手术治疗，那家医院很谨慎地重新做了内镜检查，手术当天早上病理报告出来了，结果不是胃癌，是胃的淋巴肿瘤，也就不是需要手术的病，是需要做化学治疗的疾病。还好患者及时从手术室推出来，不用白挨一刀。

前述的案例发生在二十多年前，那个年代，病理诊断的专业水平各家不一，专业不到位，出差错的概率自然也大些。目前台湾各家医院都具有相当高水平的病理诊断科室，二次切片检验结果差异甚远的状况已不太可能发生，几乎不需要第二次切片来再次确认。不过，若是检体不够，或有其他用途，基于临床上的需要，医师请患者再做一次切片的情形也是有的。一般而言，如果患者由 A 医院确定诊断后，再转 B 医院治疗，B 医院的肿瘤科医师若是对诊断想进一步了解，或有疑惑，便会请病理科医师从 A 医院借来患者的切片再行检视，待详细了解、释疑后，再做下一步的处置。这是相对谨慎、为患者安全多一份把关的做法。

◎ 切片的重要性

切片不只确定疾病诊断，对于确定是否疾病复发也有着很重要的作用。例如，一位乳腺癌患者在长期追踪过程中出现咳嗽症状，或是 X 线例行检查发现肺部有阴影，现在大部分专业人员都了解一定要先站稳脚跟，观察患者肺部的变化是否和乳腺癌有关。可能切片结果是肺结核或真菌感染等良性疾病，完全和癌症没有关系；也可能少数人做了切片，发现不是乳腺癌转移到肺，而是原发性的肺癌，患者得了另一个癌症。切片能确诊患者是否复发，如果不是复发，到底是发炎性、良性的病，还是另一种恶性的病。

有不少患者挂念切片的风险，担心会不会反而让癌细胞扩散出去。当然这样的顾虑并非全然没有道理。依部位的不同，切片会有不同比率的风险。大肠癌的切片不太可能有此情况；肺癌、肝癌则约有 1% 的可能，会在切片后引发肿瘤细胞的污染、播种、扩散。事实上这些情况发生的概率不高，若因此担忧而选择不切片、不治疗，让健康承受巨大风险反而得不偿失。

临床上强烈怀疑胰腺癌，但未进行切片检查就直接手术者，其中有 9% 是良性的病变。美国梅奥医学中心（Mayo Clinic）曾于 2015 年报告，疑似胰腺癌的个案治疗前，以胃内镜超声波为导引施行胰脏肿瘤细针穿刺抽吸检查后才做治疗的患者，转移性复发的比率并未增加。有了确实的诊断后，再依疾病和患者状况对症治疗、安排后续的处置计划，患者的存活率反而比较好。这也说明切片后有进一步的处置是癌症治疗的重点，患者不必被切片是否会引起癌细胞扩散的担忧给绑架了。

临床上，患者的影像检查看起来很像肝癌，且他的肿瘤可以手术切除，肝脏功能可以承受开刀的风险，有时候我们会建议患者不做切片就直接手术，因为手术切除临床上强烈怀疑是恶性肿瘤的部分后，就是同时做了治疗和诊断。如果切除手术可以全部拿干净的病灶，切除通常可以达到两个目的：治疗疾病，且借由被切掉的病灶做病理检验来了解疾病。基本上，影像检查如超声波、计算机断层扫描、核磁共振、正子扫描检查（PET）等发现疑似癌症的病灶，只能算是临床诊断、临床上的怀疑，必须要有组织病理学上的证据作为确定诊断的依据。

癌症问诊的三条建议

◎ 如何选择医院、科别

选择通过癌症诊疗质量认证的医院

2003 年，台湾地区"癌症防治法"从癌症的预防、筛检、诊断、治疗、照护、追踪、研究、人员训练等方面，确保患者接受优质的跨专业团队癌症诊疗，并且规定需为癌症末期患者提供安宁疗护（Hospice care），确保癌症防治的推展和癌症患者的照顾有了法律的依据，也注入更多的资源。

2008 年，台湾地区卫生研究院癌症研究所台湾癌症临床研究合作组织（TCOG）承接"癌症诊疗质量认证计划"，其中一个重点是：癌症质量认证是由医院主动申请的，并非强制。目前（2020 年）台湾已有 59 家医院通过认证，认证合格的医院照顾全台湾约八成的癌症患者。台湾所有医疗院所多年来接受医院评鉴的洗礼，都已能提供以患者为中心、保障患者安全、确保优良质量的医院照护。

癌症诊疗质量认证并非只有一次，而是定期、持续性的，是对受评医院在癌症筛检、癌症登记、癌症诊断和治疗、癌症整合照护、个管师照护、心理师照护、安宁缓和照护等癌症照护的总体检验。

认证由台湾各医疗机构肿瘤专业人员一起来执行，也是一种互相学习。甲医院的专家去乙医院评核，发现乙医院的缺失，一定倾囊相授，协助乙医院改善缺失，乙医院接受指正，得到学习，得以改进，同时评核的专家也将乙医院的优点带回自己的医院，如此互相切磋，经由认证的磨炼，每家认证合格的医院在癌症患者的照护上日新又新，同时也拉近医院与医院间癌症照护质量的差距。这几年来通过癌症诊疗质量认证的鞭策，地处偏远地区的医院由于癌症照护质量的提升，在地癌症患者初诊断后留在当地医院治疗的比例，从原本的五成多已经上升至七成多。

备受尊敬的成功大学医学院附属医院第一任院长戴东原教授，当年在成大医院服务时，私底下对我这位后辈有很多的勉励、点拨，其中有一句话让我至今铭记难忘：不要让患者死在台北！一句简单的话，点破当年南北医疗资源不均、患者像朝圣般拼命往远地大医院奔波求诊的现象。

日本国立癌症中心中央病院前院长土屋了介（胸腔外科医师）在其出版的《接受癌症治疗前应该预先知道的 55 件事》一书中就提到：癌症的治疗没有神手，只有优秀的团队。如今在台湾，通过癌症诊疗质量认证的医院都有一定水平与质量保证，而各医院癌症诊疗的指引，几乎都是以美国国家综合癌症网络（The National Comprehensive Cancer Network，NCCN）的指引为蓝图，再依据各家医院自身的现实状况做调整，每家医院的癌症诊疗指引大同小异，而诊疗指引上的标准治疗也是世界公认的有实证且最好的治疗，没有哪一家医院、哪一位医师拥有独门的疗法，只看有没有合作无间的优秀团队。随着每家医院的癌症医疗水平、资源日趋相近，患者不用再大老远奔波异地朝圣求医了。

患者和家属一定要记得，最好的医院不是只有一家，最好的医师也不是只有一位，最适当、便利的医院就是在自己家邻近的医院。

就医时，要考虑所在地的医疗资源

家人生病如果家属能陪伴身旁，对患者和家属都是最安心的事，因此选择哪家医院就医，特别是患者和家属分处异地时，依患者或家属照顾者的地缘考量就非常重要。由于治疗期间有不少风险是发生在离开医院居家之后，因此紧急状况处理的就近性、实时性，保障患者在离开医院后的安全，在选择就医医院时是绝对要列入考虑范围的。现今台湾的癌症治疗水平均一性很高，应该是可以在住家附近找到安心且值得信任的医院、医师和医疗团队的。

自家员工也安心的医院

医院里的员工对医院的实际状况应该是最清楚的，对医疗团队的信心、对医师的评价，是员工或其家属在罹患重大疾病时，决定是否留在自家医院就医的关键考量。当然有些员工或其家属生病，尤其是如癌症般严重的疾病，不想让同事知道，为了隐私的关系，选择不在自己工作的医院接受诊疗的状况也是有的。如果一家医院的员工或其家属罹患癌症，选择在自家医院接受诊疗，甚至介绍亲友来自家医院就医的比例很高的话，这家医院肯定是我们可以考虑选择就医的医院。

癌症患者的诊疗，要多专科团队的合作（Multidisciplinary team approach）

组织病理报告确定是癌症的诊断后，是由原来诊治的科别继续处理，还是转介给其他科别的医师做处置呢？

例如，一位 58 岁女性发现右侧乳房有肿块，在乳腺外科门诊经粗针切片确定为浸润性乳腺导管癌（Infiltrating ductal carcinoma），接下来乳腺外科（或一般外科）的医师在详细评估后，可能就直接进行乳腺癌的手术治疗。而术后的辅助性治疗（adjuvant therapy）包括全身性化学治疗、靶向治疗或抗激素治疗，可能由执刀的乳腺外科医师继续执行，也可能转介给肿瘤内科（或血液肿瘤科）的医师接手，待术后辅助性治疗告一段落后，如有必要做辅助性放射线治疗，就会再转介给放射肿瘤科医师。放射线治疗结束后的抗激素治疗和后续的追踪诊疗的工作，就会落在当时主要执行术后辅助性治疗的医师身上。

如果患者的情况在手术之前需先做前导性（neoadjuvant therapy）的全身性化学治疗、靶向治疗、抗激素治疗、免疫治疗或合并使用，乳腺外科的医师可能自己执行，也可能转介给肿瘤内科的医师执行。前导性治疗结束之后的手术治疗，当然是乳腺外科医师的责任。而术后的辅助性治疗会由哪科医师来主责？大多数的情况是，如果前导性的治疗是由乳腺外科医师执行，术后的辅助性治疗和追踪就会由乳腺外科医师负责；如果前导性的治疗是由肿瘤内科医师来执行，术后的辅助性治疗和追踪便由肿瘤内科医师接手。当然其间必要的辅助性放射线治疗是属于放射肿瘤科的专业范畴。

再以大肠癌为例，一位 45 岁的男性，两个多月来常有排便异常，到消化内科做大肠内镜检查确定罹患大肠癌，转介大肠直肠外科接受手术治疗，正式的病理报告显示有局部淋巴结的转移，病理诊断为第三期大肠癌，需进一步做手术后辅助性化学治疗。这个案例的治疗执行，一种做法是负责手术的大肠直肠外科医师会直接继续处理患者的辅助性化学治疗及后续追踪；另一种做法是，大肠直肠外科的医师会转介给肿瘤内科的医师接手患者术后的辅助性治疗及追踪。事实上，在患者疾病复发或转移已至第四期的时候，外科系的医师继续治疗，或转介给肿瘤内科医师接手处理的情形，都有可能。各家医院对于癌症患者的全身性治疗由哪一科别执行，多半由医院内部临床科别及医师自行决定，这是台湾普遍可见的现况。

对不少患者而言，常常因为要找哪位医师治疗、追踪的事情而迷惘、困惑；另外，也担忧若向原来的医师提出转给其他专科医师看诊的要求，会对原来的医师感到不好意思，难以启齿。其实癌症的治疗本来就是团队合作的治疗，不同科别各司其职。近年随着癌症诊疗质量提升的落实，几乎每家认证合格医院的癌症团队，都会在患者治疗前后召开团队会议，进行治疗计划的沟通讨论以达成共识。医疗团队要为患者做出最大利益的治疗计划，每位诊治医师也应该心系患者的最大利益，将患者转给适合后续处置的合作伙伴或科别。如果您的医师没有这么为您设想，您就不必对他感到不好意思或有对不起的错觉。

上述说明，一般民众可能容易混淆，但这就是台湾癌症诊治的现况。患者或家属最好能打听清楚自己就医的科别，做一番功课，以便更好地应对。

目前在台湾，癌症患者要开刀就找肿瘤外科（表1–1）、要做放射治疗就找放射肿瘤科，是很明确的分科。但是要接受全身性的治疗（化学治疗、抗激素治疗、靶向治疗、免疫治疗），无论是引导性（根治治疗之前）、辅助性（根治治疗之后）或转移性癌症患者的全身性治疗，各家医院由哪一科来治疗可能有很大的差别，甚至同一家医院，有不少癌症会有两个或两个以上专科的医师执行全身性抗癌治疗（表1–2）。

表1–1 癌症手术与科系对照表

癌　别	科　别
皮肤癌	整形外科、皮肤科、一般外科
脑瘤	神经外科
口腔癌	口腔外科、耳鼻喉科
咽、喉癌	耳鼻喉科

表 1-1（续）

癌　别	科　别
甲状腺癌	一般外科、内分泌外科、耳鼻喉科
乳腺癌	一般外科、乳腺外科
肺癌	胸腔外科
食道癌	胸腔外科
胃癌	一般外科
大肠直肠癌	大肠直肠外科、一般外科
肝癌、胰腺癌、胆囊癌、胆管癌	肝胆外科、一般外科
子宫肿瘤、宫颈癌、卵巢癌、输卵管癌、阴道癌、外阴癌	妇科、妇癌科
肾癌、输尿管癌、膀胱癌、睾丸癌、阴茎癌	泌尿科
四肢肿瘤	骨科、整形外科
重建手术	整形外科

表 1-2　癌症全身性治疗与科系对照表

癌　别	科　别
肺癌	肿瘤内科（血液肿瘤科）、胸腔内科
肝癌	肿瘤内科（血液肿瘤科）、肝胆内科（消化内科）
大肠直肠癌	肿瘤内科（血液肿瘤科）、大肠直肠外科
乳腺癌	肿瘤内科（血液肿瘤科）、乳腺外科（一般外科）
头颈部癌症	肿瘤内科（血液肿瘤科）、口腔外科、耳鼻喉科
胃癌	肿瘤内科（血液肿瘤科）、一般外科
胰腺癌	肿瘤内科（血液肿瘤科）、肝胆胰外科（一般外科）

表 1-2（续）

癌 别	科 别
食道癌	肿瘤内科（血液肿瘤科）
宫颈癌、子宫内膜癌、卵巢癌	肿瘤内科（血液肿瘤科）、妇癌科（妇产科）
前列腺癌、膀胱癌、肾癌	肿瘤内科（血液肿瘤科）、泌尿外科
甲状腺癌	肿瘤内科（血液肿瘤科）、内分泌科、一般外科（内分泌外科）
皮肤癌、黑色素瘤	肿瘤内科（血液肿瘤科）
白血病、淋巴瘤、多发性骨髓瘤	血液科、肿瘤内科（血液肿瘤科）

您需要认识的肿瘤内科（血液肿瘤科）

癌症治疗会碰到很多问题，所以一定要多专科合作才能给患者最适合的治疗。肿瘤内科诊治各种不同的癌症，对癌症患者做全方位、全身心的照顾，在癌症治疗上以使用全身性的抗癌治疗为主，包括化学治疗、抗激素治疗、靶向治疗和免疫疗法等。医师在完成一般内科训练取得内科专科医师资格后，再经过肿瘤内科的训练，取得肿瘤次专科资格，才能正式成为肿瘤内科医师。

以放射肿瘤科来说，如果医师人数较多，功能上会依癌症类别以各自的专长领域做区隔。血液肿瘤科或肿瘤内科也是一样。若医院只有少数或一两位医师，大概就很难细分了。医院内肿瘤内科医师多，会细分每位医师负责的癌症。例如，A 医师主攻乳腺癌，B 医师主攻肺癌，C 医师主攻肝癌、胆道癌和胰腺癌，每位医师会花比较多的心思在自己专攻的领域，对特定疾病、诊疗的临床熟悉度也会累积出比较深厚的经验。因此就诊前先探听医师的专长领域，也是重要的功课。

台湾的肿瘤内科医师通常归属在肿瘤内科、血液肿瘤科或肿瘤部之下，有的医院会把血液科和肿瘤内科分开，有的医院会把肿瘤内科和血液科合在一起，称为血液肿瘤科，隶属于内科。血液肿瘤科处理各种癌症，以及与血液相关的肿瘤，对癌症患者的诊断、诊疗做出适当的处置，拥有以药物做全身性癌症治疗的专家，并且负责治疗后的追踪，针对癌症体验者做全方位照顾。

肿瘤内科（血液肿瘤科）在癌症患者照顾上的特点如下：

1. 找出适当的部位和适当的方式，迅速对疾病进行诊断。

2. 如果已经确诊为癌症，用最精确的方法，了解癌症侵犯的程度。

3. 优先处理可以治疗的合并病况，如感染症、出血、内分泌及电解质异常、器官的阻塞（胃肠道、胆管、输尿管等），让身体主要的病况除了慢性疾病外，尽量单纯到只剩下癌症。

4. 与团队成员及患者和其家属共同设定治疗的目标，并拟订为达成治疗目标的策略。

5. 精熟各种癌症进展的轨迹以及介入的处置对于癌症进展的影响。

6. 精熟各种治疗给患者带来的好处、弊害，以及这些治疗的困难和限制。

7. 具有其他慢性病的癌症患者，治疗上做必要的调整以减少患者要承担的治疗风险。

8. 妥善侦测及处理治疗的不良反应、毒性，并适当调整下个回合的治疗计划。

9. 善用支持性治疗来协助患者顺利度过抗癌的治疗。

10. 熟悉对于原发未明转移性癌症及罕见癌症的处置。

11. 持续关注、掌握对于生育议题及其他可能后遗症的准备和防治。

曹院长的癌症小学堂

医学的进步日新月异，而医疗是要不断学习的一门专业，也是医疗专业的基本伦理。

 旁观者清　赵可式教授怎么说

一次我曾问曹院长："您一年大约会阅读多少新的专业医学新知？"曹院长睁大眼睛，一边惊讶竟然有人关心医师的阅读，一边思索我的问题。网络还不发达的年代，他放在手边必阅的专业杂志、新知，包括英文、日文、中文的书籍杂志，一个月大概有数十本以上。自从学会上网，曹院长每天下班后都要花上至少三小时挂在专业网站上爬文，假日除了骑自行车外出溜达，和书籍、杂志、网络已是形影不离。怪不得他总是可以随口说出最近、最新的癌症医疗信息。

怀疑罹癌或确诊罹癌的患者，一定要去挂诊血液肿瘤科或肿瘤内科的医师，他的专业应该可以给出更全方位的医疗建议，相信会是陪着您走癌症旅程的最佳伴行者。

2020 年 1 月在日本富士电视台开播的《Alive 癌症专科医生病历簿》，便是以肿瘤内科的病房为舞台，对医师与病患间、医疗同侪之间进行深度描述的电视剧，对肿瘤内科、癌症照顾不熟悉但想进一步认识的朋友，不妨腾出些时间观赏这部电视剧，想必对医疗科别、癌症诊治等议题会有进一步的认识。愈正确的知识，才愈能让自己和家人不致选择错误。

◎ 寻找好医师的秘诀

好医师是伴我们走过癌症旅程的良师益友

确诊罹患癌症后，不少患者及家属会刻意寻求癌症领域中的专家、权威医师治病。有的是经由媒体认识有名气的医师而慕名求诊，有的则是经由亲友邻里口碑推荐上门就医，无论是名气或口碑，大抵都是患者及家属一开始寻求专家权威的主要依据。然而，这些有名、旁人称赞的医师到底适不适合我们？值不值得我们信任？能否安心将我们的健康交给他们？除了我们在第一回医患接触中的印象、感受外，我建议，还需要花上一小段时间，在互动中细细观察，才能客观判断眼前这位是不是我们可以信任、放心交托的好医师。一位好医师，未必能完全治愈疾病，因为疾病有其本身的困难性，而医疗技术也有其极限性。但一位好医师绝对能伴我们走过这段煎熬的癌症旅程。

名医，不一定是符合患者期待的医师

许多人迷信名声较响亮的医院，或有名医情结。曾经有患者因为搬家，请我推荐当地的医院和医师，当时为患者推荐转诊的医师都是顶尖医院的名医，经常在媒体曝光，也在专科医学会里很活跃，但是患者都不满意，抱怨他们看得很草率！

也曾听过患者家属抱怨，慕名求治某位名声响亮的乳腺癌外科医师，手术当天上午，在手术室外的等候区与其他家属交谈中发现，为他们家人手术的主刀医师皆为同一位名医，且都在同一个时段手术，才恍悟原来名医只开手术重点部分，前前后后都交由别的医师处理。

其实在教学医院，由于医师肩负教学工作，手术室中适时指导后进医师操刀、从旁协助，自然是无可避免之事；再者，手术过程仰赖团队合作，执刀医师完成主要工作后，便由团队其他人员完善外围工作，大家各司其职，共同完成患者的手术治疗。由此可知，同时段为两位以上的患者开刀，不是医师可分身或不负责任，而是因为有团队的协助才得以发挥如此效能。其实，名医、好医师的求治者众，要能在有限时间内治疗这么多患者，排程、时间肯定更为紧缩，能给每位患者的时间，一定不会让患者和家属满意。如果患者要找名医，势必得要承担这位医师来去匆匆、给患者的时间不够充裕的代价。

寻找好医师，向医院员工打探就对了

每个人时间有限，每天都只有 24 小时，医师也是，如何分配并完成一天的工作，各人做法不同。以前有一位同事，门诊都看到很晚，评职称时别人质疑他一天看那么多患者，怎么会有质量，想必一定看得很草率。其实那位医师花很多时间和精力诊疗每一位患者，而且每位患者都看得很仔细，所以每次门诊都看到半夜。

 旁观者清　赵可式教授怎么说

曹院长说要选择医师可向医院的护理人员打听，这是极佳的建议。曾有一位外科名医，患者趋之若鹜，只有手术室的护理师看到这位医师在手术中的漫不经心。患者被麻醉了，家属在手术室外面，只有护理师在场目睹真相！

曹院长担任成大医院内科主任及肿瘤科主任时，适逢我在成大护理系任教，并担任安宁病房的兼任督导，亲身经历曹院长如何诊治患者，以下和大家分享我眼中的曹院长：

1. 曹院长看病是"热爱医疗、热爱患者"

曹院长视医疗工作不是职业、不是事业，而是可以奉献自己、服务社会的志业！所以当他感到倦怠、不耐烦时，就去看看患者、读篇专业文章，身心也就舒畅了。门诊常会看到一百多位患者，虽然很有时间压力，但他看诊时不会有差别待遇。他会让每位患者尽量躺上诊疗床，做基本的理学检查（physical examination, PE）。

曾有记者问曹院长："您每天那么忙，又日日与重症患者为伍，情绪会不会低落？"曹院长回答："我是凡人，当然会有情绪低落之时啊！""那怎么办呢？"记者问。没想到曹院长处理情绪的妙方是："就去看患者啊！"诊治患者是他的天赋使命，他去探视患者的同时，自己的身心也得到安慰！

2. 最好的医师是：即使患者过世，仍然感谢您！

曹院长毕竟是凡人，即使医术再高明，每位患者仍有自己的天命。通常患者将医师视为治病救命的人间天使、世间菩萨，病治好、命救起，自然感激万分！但若患者自己的寿数已尽，面临死亡的患者及家属仍然会万分感激曹院长，因为曹院长陪着他们打了一场美好的仗，没有任何遗憾与悔恨了！

要找到一位专业能力及医德皆足以信任的好医师，比较准确的方法是询问医师旁边的护理人员、医院工作人员，他们就近观察得比较仔细。我服务过的成大医院、奇美医院，都有不少员工因为结婚或其他因素离职到别家医院工作，由于很信任成大医院、奇美医院照顾癌症患者的医疗水平，还会特地介绍患者回来治疗。

曹院长的癌症小学堂

我可以信任我的癌症医师吗？从哪些方面评估？

大多数的患者往往看不出医师是否专业、医术是否精进，对于医师的评价也常常受互动过程的主观感受影响。然而，我们能否信任眼前这位医师，放心把自己的健康交给他？至少可以从下述几个方面来评估。

◎ 不会只看着计算机屏幕上的资料，而是会与您目光相交，听您叙述，与您讨论。

◎ 每次看诊、查房时都会帮您做理学检查。

◎ 当您重复提问，他还是耐心说明，不会表现出不耐烦、敷衍的口气。

◎ 会为您的疾病及治疗上的难题去请教他人、查找资料，回头再和您讨论，或给您介绍其他专家。

◎ 护理人员、院内其他员工也推荐。

对症寻找适合的医师

什么样的医师适合自己？这跟疾病状况有关，如果疾病很单纯，哪位医师来处理都可以。如果疾病真的很复杂，第一关的处置几乎就左右了患者的命运，找对人或找错人影响很大。问题是，患者通常不晓得自己的疾病属于哪一种状况，也就无法对症找到适合自身疾病的医师。相对而言，医院的护理人员比较清楚应该找哪些医师，所以在某医院能找到可以信任的护理师也很重要，以便伺机请益。

医师要能为我们的疾病与健康把关

要找一位能为我们的疾病把关、做好我们全身健康管理的医师。有些患者或家属在追踪检查中发现稍有异样，就自行去求助相关的专科医师。譬如，检查发现肝功能稍有异常，就直接去找肝胆科医师；哪天咳嗽了，就又去找胸腔科医师。什么症状看什么科，听起来好像也理所当然，但若是罹患严重疾病的患者，这种未经整合、径自安排的就诊，恐怕在疾病诊疗上会缺乏有逻辑的脉络性、整体性评估，造成头痛医头、脚痛医脚，很可能因片面治疗而失焦。癌症患者如果身体有其他状况，要先告诉主治医师，他清楚我们的疾病，也应该帮我们做好全身管理和照顾，他可以为我们把关，清楚什么时候应该请相关专家来帮忙，找的专家也较能切合我们的疾病状况。

能把患者放在最前面的医师

在医院工作，很重要的一个资源是必须理解其他部门能够做什么事情。遇到状况的时候，一定要想到有其他同人可以合作，帮助患者解决问题、答复需要，做更多的事情，这种素养对于团队合作相当重要。

团队合作说来简单，其实相当不容易，随着时间的推移，团队成员应该彼此从磨合中一起学习、成长。在磨合过程中，我们也慢慢了解同一科、不同分科医师的积极度和专业上的能力，能够了解彼此的长处和短处，做到截长补短。

寻求其他科别医师的协助时，在医师的选择上，我个人偏好转介给以患者为最高顺位、能快速积极回应患者需要的医师。当然，一开始我们对其他医师不太认识，通常我的做法是，试着将患者的问题转介给不同医师，从合作中慢慢发现哪些医师会把患者摆在优先顺位，做事态度很积极。例如，门诊中我经常为患者的问题打电话请教："某某医师，我想请您看一位患者，他何时去您的门诊较适当？"这位医师回应："您请患者等我一下，我马上来。"或是："我现在人不在医院内，下午才回医院，您能不能请患者等我一下，我下午回医院马上去看他。"患者不必再跑一趟或等上几天，很快就获得这位医师的诊疗。一旦发现哪些医师是这种特质的人，我就会常把患者转介给他们，这几位医师也就变成我的资源，渐渐从合作中培养出默契和熟悉度了。上述是转介给其他医师的选择，对于转介给其他专业同人也一样，如护理师、社工师、心理师等，在经验累积中，会知道哪位同人有精进的专业能力，并将患者置于第一位，解决他的问题、答复他的需要。医院要持续进步，团队合作的默契与成熟度，是很重要的灵魂，也是医院很珍贵的资产。

请珍惜会帮您做理学检查的医师

一位用心的医师，不会只是看着计算机屏幕的资料跟您说明，而是必须与您目光相交，且问诊后一定会帮您做身体理学检查，这也是评估一位医师的专业值不值得信任的细节之一。

去医院或诊所看门诊，问诊后医师要您张开口，用压舌板和手电筒观察您的口腔、喉咙，用手触摸您的脖子、胸部、腋下、腹部、腹股沟，用听诊器接触您的前胸、后胸，用手指敲敲您的胸部、腹部或看看您的手脚，或叫您动动手脚，或要您起身走几步，这些都是身体理学检查的一部分，它是医疗人员用以观察、感觉、聆听另一个人身体各部位的例行检查，也就是医疗人员用自己的身体去感受患者的疾病。问诊的过程中，我们会听到患者叙述的主观症状、观察或摸到异常；而在理学检查的过程中，我们会看到、闻到、摸到、敲到或听到患者身体上异常的证候和正常的部分。

医师在理学检查的过程中尽可能不让患者有不舒服感，而患者如有任何顾虑也应明白告知医师。做完问诊和理学检查后，就要接着思考疾病可能的诊断。疾病复杂如癌症时，就常安排进一步诊断性检查，来协助确认诊断，或做出排除某些疾病的诊断。

由于医疗科技的进步，不少医疗人员质疑理学检查在现代医疗中的角色和必要性。不可讳言，理学检查的正确性和敏感度肯定不如超声波检查、计算机断层、核磁共振等现代检查工具那么敏锐，也因此，理学检查所侦测到的异常都已经是很明显的存在，再没察觉出来，对患者可能就会造成伤害。理学检查有时也可侦测很多一般影像的盲点和容易忽略的证候，且理学检查很方便，不需要仪器，只要医师人在，随时可以进行，患者来到门诊或是住院查房时都可以做，而且一定要做。上次摸到的异常有变化吗？还在吗？本来正常的地方怎么摸起来怪怪的？患者在接受治疗后，理学检查能实时监测、掌握疾病动态的变化。理学检查不只提供诊断的信息，也是评估疗效很重要的方法。

理学检查的过程是人与人的接触（human touch）、人与人的联结，是一种非语言的沟通，能正向联结医患关系，促进互信。医师如果没有养成做理学检查的习惯，不常做、不熟悉、做得不精确、没信心，就会陷入越来越不会做理学检查的恶性循环，平白错失患者身体传递的讯息，相对的也可能开出很多不必要的检验检查，对资源来说是浪费，对患者来说也是伤害，同时放弃了一个能与患者互动、建立良好互信关系的好机会。最差的理学检查是完全没有理学检查。

问诊、理学检查、沟通、持续精进是医学的基石，它们传递的是对人的同理心、关怀与爱，是对专业的自重，也是实现医者价值最简单、最可贵的方法。

曹院长的癌症小学堂

翔实的身体理学检查常常可以让我们用简单的方法了解患者的疾病，身体理学检查不是敏锐的工具，靠双手、双眼、双耳检查发现的问题，常常已经有一定程度的严重，绝不能看漏了！

旁观者清　赵可式教授怎么说

现代有许多技术性的工作，都可以交由机器来做。马云曾在杭州开了一家"无人酒店"，从进门的柜台接待到打扫房间，皆由机器人完成。如果医师不再用手来诊疗患者，而是眼盯着计算机屏幕，一切皆靠机器来检查，那么未来是否连医师都被机器人取代了？

理学检查是一位医师绝不能忽略的法宝，也是民众筛选良医的指标之一。

◎ 寻求第二意见

患者有寻求第二意见的权利，这个观念就和知情同意（informed consent）一样，大家都已耳熟能详。在日本，患者经由原诊治医师转诊不必花钱，但若患者自行造访第二意见的门诊，是要花钱的。在台湾，患者花个挂号费就能到另一家医院或找同医院的另一个医师看诊。医师介绍的转诊是医师看诊后，建议患者到另一家医院处理；第二意见是患者本来在某医院处理问题，做了某些程度的检查，医师也建议要如何处理，然而患者想听听其他医师的看法。

患者寻求第二意见的动机各不相同，最常见的是基于某种原因想到另一家医院处理，不想回本来看诊的医院。有的患者是希望更了解自己的病情，听了一位医师的说法，还想听听其他医师怎么说。有时候第二、第三、第四……意见听得愈多愈难以判断，最后都糊涂了，搞得自己更迷惘，难以下决定，这种陷阱也是有的。

身为主治医师，面对患者提出想去听听第二意见，我们确实应该调整观念，抱持健康的心态鼓励患者去做。如果第二意见与我们的看法一致，那很好，患者对我们的专业信服度又加深了些；如果第二意见与我们的看法不同，也可以乘机学到一些新的东西，对我们与患者而言都是双赢。不少情况是，患者去征询第二意见后就留在那里治疗，不再回来就诊，这是临床上常见的现象。其实绝大多数的第二意见征询，患者并没有向原本的主治医师坦承，能事先告知、表达尊重的并不多见，而原来的主治医师当然也几乎不知情。绝大多数的情形与其说是征询第二意见，倒不如说是患者已想要转院找另外一位医师治疗。

另外一种情况是，主治医师主动向患者及家属提及去其他医院寻求第二意见。这当中最常见的原因是，原本的主治医师认为治疗已出现瓶颈，希望患者、家属能放下抗癌治疗，然而患者或家属都很难接受，此时向患者、家属提出征询第二意见的建议，是期待借由另外一位专家的意见，让患者、家属能接受困难，面对事实。

通常要征询另一个专家的看法，最常见的时机点是初诊断时、治疗遇见瓶颈之际、癌症疑似复发或确定复发时、被告知不要再做抗癌治疗时，或是接着要花大把银子的自费治疗时。上门寻求第二意见前，应准备好基本的资料，如切片或手术的病理报告、最近的病历摘要、影像检查的档案。影像档案最好是初诊断以及最近一次或最近两次的影像，且档案最好是以检查名称及检查日期来命名，切忌拷贝了一大堆资料又标示不清，反而让提供意见的医师难以从资料中清楚快速地理出疾病进展的线索。

我认为比较健康的第二意见是，直接告知原本的医师自己想要寻求第二意见，请原本的医师介绍第二意见的医师，并拜托他帮您准备好听取第二意见时需要的资料。寻求第二意见本来就是患者的权利，不必担心对不起或对原本的医师不好意思。患者听了第二意见，若是和第一意见差不多，会衡量在哪个地方做治疗比较好，要回到第一家医院也不会不好意思。

较有收获的寻求第二意见的做法是，看诊前，患者或家属先做好关于切身疾病相关的准备功课，知识就是力量，做好准备，就可以比较快地听懂、理解医师的说明和建议。我个人认为，如果患者或家属已做足功课，医患间的沟通互动似乎会较有深度，医师在说明上也会更详细、更充分。患者和家属在做下个阶段的决定时也不会只凭感觉、情感，而会以更多正确的信息来做出理智、明智的选择。

 旁观者清　赵可式教授怎么说

在中华文化中，生了重病要做抉择时，家庭成员的意见很重要，不像西方文化个人主义比较浓厚，有时家属意见纷纭，患者也被弄得心烦意乱、莫衷一是而耽误了病情。此时医疗团队的其他专业人员如社工师、护理师等，需与医师合作协调患者就医。

病历资料、检体都是属于患者的

有患者问我：“要怎么开口跟医师要病历资料啊？”台湾地区的医疗相关规定，在医学伦理上，所有在医院做的检查都是患者的财产，患者要复印资料根本不必说理由。目前已极少有医院或医师不影印资料给患者，或不释出病理报告。医学伦理上，医院只是帮患者保管病历资料，所有病历资料都属于患者隐私，患者本人及他所委托的人有绝对权利索取自己的资料。

另外，患者的检体也是属于患者的。要用检体做某些检测，或参加国际临床试验要用到检体，只要有患者的同意，负责保管的病理部门就会依患者的意愿做适当的协助。

 曹院长的癌症小学堂

第二意见或转诊必备的资料

◎切片或手术的病理报告。

◎病历摘要。

◎影像检查的光盘及书面报告。

常见第二意见或转诊的时机点

◎疑似癌症或初诊断癌症。

◎疑似癌症复发或确诊癌症复发。

◎癌症治疗碰到瓶颈。

◎要花大把银子治疗。

"偏方"的诱惑

病房里有时会有陌生人带着小孩，伺机与患者、家属攀谈，说："我的女儿也是白血病，是吃这个好的。"这种为了赚钱而贩卖不明商品，利用患者偏信病友的弱点引诱患者上当的不良商家，真是无孔不入。在医院门诊区也会遇到："我是××癌症患者（或我的某位亲戚也得了××癌症），服用××保健品，已多年没有治疗，现在人活得好好的……"坊间也有些癌症患者，甚至是医疗人员出书以自己的体验来糊弄读者，传达无根据、偏差的概念误导社会大众。这些都是用假案例向患者或家属搭讪、兜售治癌偏方的不良分子，他们利用虚拟的假患者行骗，制造假故事诱人误信，尤其是罹癌患者或家属深陷健康危机之际，极易误信这类似是而非的不当言论，而且常常是耳聪目明者看得越仔细、听得越清楚越易受骗，让人颇有尽信书不如无书之感。这种用假患者案例分享的做法，乘人之危骗财事小，耽误病情、置人生命于险境可就罪无可赦了。

有一种患者特别爱炫耀自掏腰包买的保健品或做的医疗处置，认为自己的状况改善非常多是因为这些额外花钱的做法才得来的效果。其实每个人病况不同，需要的医疗处置与疗效也不同，而患者对自己病情变化的解读又常常是一厢情愿、不明就里，与事实有很大的出入，病情能稳定其实是拜医疗人员给予的正统标准治疗所赐，如此简单而已，却归功于那些"商品"，真是自己花了冤枉钱还帮忙当广告传播，太傻了！

"那个××先生吃了什么药，根本没有化疗，肿瘤就消失了！""我邻居××太太本来是肺癌末期，她去做了××疗法，到现在都已经好几年了，还不是活得好好的！""化学治疗太恐怖了，好的细胞和坏的细胞一起杀死，做完化疗后，不死也去掉半条命。我听电视上××医师说，治疗时如果能一起服用修复正常细胞的××保健品，就能够避免化疗的不良反应。"坊间类似的耳语传言不胜枚举，再加上报章、网络媒体的广告无所不在，患者和家属不受影响还真的很难。误信这些没有根据的治疗方法，就好比不走正道、误入歧途、穷追着虚假的海市蜃楼幻相一样，到头来终究空欢喜一场。

◎ 保健食品的危害

几年前台湾的食品业及餐饮业暴露出的安全问题，也凸显我们在做选择时的部分盲点。业界利用这些人性的盲点，通过营销手法吸引人群，诱惑、影响我们的消费行为。而蓬勃发展的癌症产业，其中潜藏的地雷和陷阱较之食品安全问题有过之而无不及。民众在充斥商业氛围的医疗产业中，明哲保身之道是不要去看、不要去听、不要去接触医院之外的噪声。不过，这可能不易做到，也不切实际。因此，对任何产品、另类疗法心动时，要找值得信任的医师（甚至一位以上）好好请教、求证。专业的意见或许不如糖衣迷人，但能帮助我们卸除地雷、避过陷阱；中肯专业的意见，才能真正协助我们做出明智的选择。

许多医师对保健食品的态度是："无所谓啦，没有坏处！"有的医师甚至更糟糕："与其给别人赚，不如我来赚！"于是也加入了贩售的"副业"。对于这些保健食品，我的立场是："绝对不行！"因为很多癌症末期的患者，听到病情太严重、没办法处理后，开口骂的人常常是自己的亲朋好友。原来亲友卖保健食品，拍胸脯推荐患者使用："如果您要开刀、做化疗、电疗，吃这个不良反应会比较小。""化学治疗的效果不好，又一堆不良反应，不要病还没治好，人就垮了，您干脆吃这个保健食品，既没不良反应又不伤身体。"一般人因为亲戚这种亲近的关系才会相信他们的说法，直到吃了无效，病情恶化，怪谁？只能怪自己！我认为这对于人与人的互信是很要不得的事情，本来很亲近、互信的关系，后来彼此有芥蒂，关系反而变质了。

也有不少患者因为冀望保健食品出现"疗效"，而拖延正规的治疗，让癌症从可以治愈恶化到不可治愈的阶段，实在令人扼腕。

一位 87 岁罹患胆管癌的徐婆婆，医师告知她病况严重，没有治愈性的治疗了，只能缓解痛苦的症状。她有四个子女，每一位都去找寻另类治疗的方法或保健食品。拥有许多证人的诱人广告，加上昂贵的费用，很打动人心，孩子们为表现对母亲的孝顺与关心，无不尽力说服母亲食用，而做母亲的，为表示公平起见，照单全收。这些道听途说的另类治疗，有的打针，有的口服，一周后徐婆婆在大吐血中死亡，四个子女跪在母亲遗体前恸哭忏悔，爱妈妈却害了妈妈！

◎ 癌症的治疗，没有另类疗法的空间

印度板球英雄尤维拉吉·辛格（Yuvraj Singh）是 2011 年为印度赢得世界杯板球赛的大功臣，在他出赛的几个月前就出现咳嗽症状，当时辛格自觉应该没什么大问题，并未将这些症状放在心上。到了比赛时，他的症状不仅变得更严重，且出现胸部疼痛和失眠的状况。激烈的比赛过程，让他暂时忘掉自己的问题，直到比赛结束两个月后，2011 年 5 月，辛格接受胸部 X 线、计算机断层检查，发现胸部已有 7~8 cm 的肿瘤，他一面担忧癌症不能治愈，一面担心癌症治疗会毁了自己的运动员生涯和前途。

对于癌症治疗的偏差观念和误解在印度相当普遍，辛格首先寻求的也是另类疗法，确定无效后，直至 2012 年年初，才由当时求诊的肿瘤科医师确诊为纵隔生殖细胞肿瘤（Mediastinal germ cell tumor），辛格选择转往美国接受化学治疗，完成治疗后，他很幸运地再度回到板球赛场。这段治疗经历，让辛格深感迷信、无知的可怕，他主动担任癌症倡导大使，设立 YouWeCan 慈善基金会，试图破除印度社会对癌症的无知和迷信，提醒民众对癌症的关注和正确认识，并在印度乡村设立移动式癌症筛检单位，协助印度推动癌症防治。

2013 年，辛格的著作《生命的试炼》（*The Test of My Life*）出版，书中叙述了他罹癌后挣扎、否认、接受、奋斗的故事。他的治疗故事就像许多患者的缩影，相似的状况屡见不鲜。在患者和家属面对危机时的抉择过程中，社会上存在太多左右我们选择的干扰。

另类疗法（alternative therapy）简言之是指未经临床试验、没有科学根据证实有效果、非正统医疗标准选用的其他治疗方法。癌症最要命的特质之一是，如果没能控制，它就会不断持续地恶化，甚而击垮我们的健康，危害我们的生命。选择另类疗法，哪怕您用的方法是多自然、多无害，哪怕您深信癌症不是病，只要病情持续恶化，那些就是没有效的方法，再多的懊悔都无法挽回延误就医的事实。自 1982 年以来，癌症就是台湾死亡原因之首位，这其中有多少人是因讳疾忌医，先选用另类疗法而延误？！等到回过头来，发现已受疾病严重影响、不能好好生活时，才上医院寻求治疗，常常是错过了可以治疗、可以治愈的时机，再后悔当初没有正确的认识、没有用正确的态度和方法来面对，都已无法回到过去。人生是一连串选择的集合，有些极关键的时机做了错误的选择，不仅往后人生大不同，可能连生命都要赔上。有关癌症治疗的选择，是没有回头路的单行道，遗憾与悔恨都来不及啦！

◎ 辅助疗法，真能 1+1≥2 吗

辅助疗法（complementary therapy）是指一面接受正规的标准治疗，同时采用其他补充治疗。患者或家属常希望在标准治疗之外，同时并用号称能提升治疗效果，或减少标准疗法的不良反应，或增强患者体力、免疫力的疗法。他们常常陷入检查愈多、愈详细愈好，治疗愈多愈好、愈贵愈好的误区里，往往相信 1+1≥2、1+1+1≥3。在期待最高、脑波最弱之际，亲朋、广告的推介，口沫横飞、夸大其词、形容得生动如真的言论，让不少患者和家属常怀着既无伤害何不姑且一试的心态，盲目地全盘接受。

徐先生 56 岁，咳嗽两个多月，最近走路有点喘，左侧肋膜积水，确诊为肺腺癌第四期，肺癌组织的基因检测发现 *ALK* 基因重组，即 ALK 阳性的肺腺癌，服用 ALK 抑制剂靶向药物克唑替尼胶囊（Crizotinib）治疗，一周后患者咳嗽和呼吸困难的症状明显缓解，胸部 X 线检查显示胸部左侧积水的状况也大幅改善。服用三个星期的靶向药物后回诊，患者已无任何症状或身体不适，食欲也很好，但是抽血生化检验报告显示：GOT 836 u/L、GPT 1042 u/L（正常值都在 40 u/L 以下），临床上强烈怀疑是药物引起的中毒性肝炎。然而追问下，患者承认同时服用了一些其他的保健药物。因为是中毒性肝炎，只好嘱咐患者暂停所有的治疗，包括靶向药物和患者自行服用的药物。两个多星期后，患者的肝功能才逐渐恢复到正常范围，我们也才敢让患者重新服用靶向药物，并请患者务必停止服用其他药物。幸好，患者接下来的肝功能一直维持在正常值之内。从这次状况来看，中毒性肝炎最大的可能还是患者自己服用的药物所引起，或是同时服用两种以上药物交叉反应的后果。患者自行服用保健品，原本满心期待 1+1≥2，因为自己的无知之过竟然落得 1+1<0，真是得不偿失，若因此赔上性命，又何其冤枉！

这种额外使用辅助疗法的负面影响，临床上并不少见。医学处方开立的药物已经不少，若再加上服用其他药物、保健品，只是徒增身体的负担。医学讲求的是实证而非推理，那些似是而非、夸大不实的广告说辞，往往乘虚而入。患者最需要的并非西药房或中药房里的保健品，除了正规治疗的标准用药，对患者最有帮助的，应该是菜市场里的当季新鲜食材。

得了像癌症这种重大疾病，医疗劝说或另类疗法便会蜂拥而来，若要完全不心动，需有坚持接受正规治疗的毅力，以及与自己的主治医师有信任及亲善的医患关系。

陆老师49岁，任职某大学的助理教授，在做完大肠癌的化学治疗以及与放射线治疗同步的引导性治疗之后，医师建议再开刀。但陆老师听信了引出许多见证人的另类治疗，而选择不开刀。不幸，两年后疾病复发而过世。临终时我问她："想不想控告那位江湖郎中？"人之将死，其言也真，陆老师摇摇头："我不会去告他！是我自己愚蠢去相信他！我若去告他，更证明了我的选择多么不恰当，反而增加我自己的压力及咎责！"可能就是因为患者的这种心理状态，才使得江湖郎中继续行走于江湖，也继续有患者受骗上当！

患者的抉择：治，还是不治

◎ 在意治疗的不良反应更甚于生命，将因小失大

陈先生是家族几代单传的独生子，22岁确诊罹患睾丸癌，肺部转移，症状明显，在好几家医院检查后都未接受治疗，来到我的门诊就医之时已经喘得相当严重，终于愿意落脚我们医院，同意接受治疗。一连串检查的同

时，也安排他储存精子。到了要做治疗的时候，他的祖母认为治疗有不良反应，反对孙子接受治疗，随即办理自动出院（即病情未改善，医师未允许之下，患者执意出院），后来某天送急诊时就去世了。睾丸癌是对化学治疗反应极好的癌症，纵使转移，还是有很高的治愈可能，生命攸关的抉择，家属因为对疾病、治疗的无知，无从正确判断而做出错误决定，一个年轻生命就此逝去，实在令人惋惜。

胡先生，17 岁，就读高中时确诊罹患睾丸癌合并严重的肺部转移。我向他的父母说明这是个治疗效果很好的疾病，要赶紧为他安排住院进行治疗。他的父母很不以为然，当下就拒绝住院和接受治疗，不过之后还是带着孩子回来门诊追踪，我们再次苦口婆心劝说孩子的父母亲，虽然癌症已经有转移，痊愈的可能性还是很高，希望父母同意赶快治疗。他父母推说儿子已有在治疗，也是肿瘤科医师开的药，匆匆看完诊就离去。有一天，这个孩子打篮球时突然胸部闷痛、呼吸急促，被送到急诊，检查发现是肿瘤出血引起血胸，于是安排紧急开刀，这次开刀后，他的父母终于同意开始治疗。患者当时的状况很危险，所以没来得及做保留生育的准备。幸好，这位患者接受完化学治疗后，到现在都好好的，生育能力没有因为化学治疗受影响，婚后也生了小孩，这已经是 20 年前的事情了。睾丸癌通常可以通过化学治疗获得相当好的治疗效果，美国自行车选手兰斯·阿姆斯特朗（Lance Armstrong）的故事就是一个很知名的案例。

小林麻央是日本知名演员及电视台主播，2014 年 2 月发现左侧乳房有肿块，转介到东京虎之门医院，乳房摄影检查后被告知应该不是恶性肿瘤，当时并未做切片检查，医师嘱咐半年后再行追踪。但乳房肿块似乎长得很快，同年 10 月切片检查确诊乳腺癌，且已有同侧腋下淋巴结转移。当时她并没有选择接受标准的治疗，而是寻求民间疗法。时隔一年八个月，2016年 6 月才由先生公开她罹患乳腺癌的消息。那时病情严重的小林麻央为了与家人一起生活下去，决定接受正规治疗，并通过自己的经历，向社会大众传播乳腺癌的正确信息，于是 2016 年 9 月开始她的博客 Kokoro（日语：心），除了分享自己的罹癌历程，也正面积极鼓励与自己一样为病所苦的患者。由于她在疾病的末期仍然勇于在博客上传播正能量，给为疾病和治疗所苦的患者鼓励和力量，英国广播电台（BBC）因此将她选为 2016 年百位伟大女性之一。

2017 年春天，小林麻央的病情恶化，为了能多与家人在一起，2017 年 5 月 29 日，她回到家中疗养，接受居家照护，并于 6 月 22 日去世，享年 34 岁。

52 岁的蒋先生，颈部两侧淋巴结肿大，经切除右侧颈部两颗肿大淋巴结做组织病理检查，确诊是恶性淋巴瘤，临床分期为第三期 A（ⅢA）。患者身体状况良好，也无其他疾病，治疗的目标设定是痊愈。这种疾病并用靶向治疗和化学治疗，治愈率很高。患者很认真地找了疾病诊疗相关的资料，也问了几位做过治疗、已经痊愈的病友，但是还在犹豫，并没有马上接受治疗。

由于两侧扁桃体也受到淋巴瘤波及而明显肿大，患者在确诊出院三周后，因吞咽障碍再次住院。医院在处置上先以类固醇治疗，缓解患者因扁桃体肿大引起的吞咽困难。我心想，现在身体已经有症状、不舒服了，蒋先生应该会好好配合接受治疗才是，不料症状改善后，他还是选择不治疗，并坚持出院。这样的情景连番上演三次，蒋先生依然固执己见。团队伙伴很耐心地倾听了他选择不治疗的原因，了解到蒋先生还是担心治疗引发的不良反应，而且从癌症体验者相关议题的文章资料中了解到治疗后会有后遗症，加上听到有些已经痊愈的病友抱怨后遗症对生活的影响，担心自己即便熬过治疗的不良反应，癌症痊愈，但后遗症终会让自己形同废人，无法保有生活质量。

虽然没有在医院接受正规的治疗，蒋先生并不是完全没有治疗，他选择了另类疗法来治疗自身的疾病。直到有一天，他因呼吸困难来急诊，扁桃体的肿大已严重到阻塞了上呼吸道。这次的状况很危险，让蒋先生着实被吓到了，终于同意接受正规的治疗。治疗期间并未出现他想象中的不良反应，治疗完成到现在也已经三年多了，蒋先生并未有任何影响正常生活的后遗症出现。

有些患者来看诊，医师仔细向他说明要如何治疗，患者听完离开门诊，下次就不来了，过一阵子病情更严重了才又出现。这样的患者是缺少对疾病的认识和理解。而有的患者对疾病认识得很清楚，但是过于担心治疗的不良反应，非得坚持找到一个完全没有不良反应的方法，否则不愿意治疗，到最后病情只会越来越严重。

几年前有位患者，他在台北治疗到一个阶段后，来到我所在的医院求诊。他右侧扁桃体的恶性肿瘤虽然已经切除，但耳鼻喉科医师建议必须再做颈部淋巴结的后续处理。但是他当初在台北就是因为担心治疗的不良反应，没有继续追踪处理，拖了一年多，颈部肿瘤越来越大，他害怕了，才从台北南下治疗。所幸还来得及，经过一段时间的治疗，他的病好了。有时候，患者的疾病明明很容易治疗，但因为害怕、担心、无知，将可以治疗的疾病拖到丢了命，真是因小失大，后悔也来不及了！

◎ 癌症治疗的选择，常须两害相权取其轻

癌症治疗常被贴上很多可怕的标签，如不良反应、毒性、后遗症，让患者、家属担惊受怕，裹足不前，难以下定决心接受治疗。有些患者很在意不良反应，没有思考癌症到最后会对自己造成什么威胁。癌症治疗的选择很难两全其美，我常跟患者说，此时要两害相权取其轻：如果不处理，这个病会如何演变？处理后，它的利弊是什么？每位患者常常必须在不完美的选项中选择一个可以接受的选项。

41 岁的王先生因胸腔内肿瘤确诊为睾丸生殖细胞肿瘤，当时并未接受

正式的治疗而选择使用自然疗法。时隔一年后，王先生来到门诊，坐在轮椅上，鼻孔接着氧气管，呼吸急促。诊察后，看着王先生的紧急血液检查报告和胸部 X 线的片子，肿瘤几乎占据胸腔 4/5 的空间，我当时心里十分惊讶并纳闷，明明可以通过化学治疗得到治愈的疾病，怎么搞得这么严重？当下向王先生和家属做了简要说明，给出两个极端的建议给他们选择：一个建议不要针对癌症做治疗，只接受缓解症状、安宁疗护；另一个建议是在险境中力拼一搏接受积极的抗癌治疗，但得暂时插管（气管内管）接上呼吸机住进加护病房，在呼吸机的支撑下做积极的化学治疗（因为肿瘤的量大又多，治疗要输注大量水分，如果没有呼吸机支持，太多的水分会让肿瘤更肿大，根本就呼吸不过来）。由于病况危急，只能勉强给患者和家属十分钟去讨论，希望他们尽快做出决定。不到五分钟，患者和家属又进到诊间，坚定做出希望留下来做积极治疗的决定。于是我们立刻安排王先生住院，从急诊直接转入加护病房。王先生当晚即因无法呼吸而插管接上呼吸机，为了在几乎塞满胸腔的肿瘤中抢出活路，进入加护病房两天后王先生开始接受抗癌的化学治疗，就这样在加护病房住了将近两个月。日后接着一连串的住出院和化学治疗，前后耗时一年八个月，肿瘤终于得到控制。王先生一边调养一边逐渐恢复正常的生活，很快就重返职场，体重也从治疗期间最轻时的 49 kg 恢复到原本的壮硕体格。

 曹院长的癌症小学堂

癌症的积极治疗、处置、试图治愈疾病，常要付出某些程度的代价，做了不适当的选择，就得赌上生命的安危。癌症医疗的选择，两害相权取其轻常是不得不然的基本思考。

◎ 善用其他病友的案例，鼓励对接受治疗犹豫不决的患者

20 多年前，36 岁的林老师，两侧颈部淋巴结肿大，病理切片诊断为弥漫性大 B 细胞淋巴瘤（Diffuse large B-cell lymphoma, DLBL or DLBCL），临床分期为第二期 A，建议后续治疗以化学治疗为主，是治愈性很高的疾病。患者在台湾南部的医院确诊，在台湾北部几家医院征询第二、第三意见，各家医院也都借阅她的病理切片再次确认，都同意原本的诊断，且都提出相同治疗方法的建议。其实每家医院的治疗方式都是国际的一致标准，是最具实证的正统治疗方法。然而奔走于各家医院期间，林老师每次要进行化学治疗之前，总是临阵脱逃，拒绝化学药物注射。我接手时当然也遭遇同样的状况，林老师住了院又拒绝治疗，说要回家再想想看，然后就办理自动出院了。

林老师出院后回门诊，言谈之中对化学治疗仍是心存恐惧，裹足不前。很凑巧，这一回门诊紧接在林老师后面看诊的张先生与林老师年龄相仿且有同样的疾病，已经在一年多前结束治疗，治疗成效让他的淋巴肿瘤进入完全有效反应（complete response, CR），治疗后身体并无异样，生活及工作也完全恢复正常。看到张先生走进诊间，我灵机一动，马上询问他能否跟林老师分享自己治疗的经历和体验，张先生爽快地答应了。两人谈了不到 20 分钟，林老师再度进入诊间，要求我赶快为她安排治疗。如今已是 20 多年后，林老师身体一直都很健康，仍然专注教学的工作。张先生则是在 2019 年 10 月罹患另一个癌症——肺腺癌，服用靶向药物治疗。有一次在"癌症哲学门诊"，我和张先生谈及当年那段彼此共有的深刻记忆，那一整天我心里满满的愉悦丰足，步伐深感轻松雀跃。

医疗人员常借着病友案例、病友分享，提振正要接受治疗的患者的信心和勇气，鼓励患者接受正规的治疗。病友分享治疗经验，往往比医疗人员的口沫横飞更具说服力。引经据典、引用科学证据，对患者来说似乎难以贴近、不易想象，反倒是通过血肉身躯的见证，眼见为凭，较易激起患者的感

受，给患者注入信心。

多年的临床工作使我养成了一个习惯，即对某些患者的疾病、特殊状况做笔记。智能手机的出现确实带来不少方便，学会文字输入，手写笔记也转变成电子笔记，以前散落各处的记录如今成了简便清楚的档案，常常在需要时，我能很快地通过手机找到过往的治疗案例来与刚诊断癌症的患者分享。以前是教条式、劝服式的沟通方式，现如今通过共同观看眼前的计算机屏幕、分享讨论案例，反而因贴近患者及家属立场的做法，增加患者及家属对医疗的信心。有时甚至央请治疗过的病友现身说法，为刚罹患癌症的患者解惑，指点迷津，常常可以得到意想不到的效果，将险些误入歧途步上选择危险之路的病友拉回正规医疗之途。

善用癌症治疗成功的案例，确实能达到鼓励、说服癌症患者重拾信心勇敢面对癌症并接受治疗的效果。但是只讲成功的个案经历而避开治疗失败的告知，伦理上确有未能翔实告知、尽到知情后同意的歉疚，因此后续治疗过程中持续的说明沟通、引用治疗成效的科学证据来帮助患者与家属有更全面的理解，是绝对必要的。

◎ 不要错过黄金治愈的时机

很多患者裹足不前，不敢面对，也不知如何面对，或是用错误的方式去面对，直到疾病已经严重影响生活。就像我门诊中一位乳腺癌患者，每天光是乳房的肿瘤伤口就没办法处理，生活过不下去了才来找医师。人生在任何一个时间点，只能走一条路，到了很严重的时候才来治疗，无论再怎么努力，疾病已经不容易治愈。对于不能痊愈的疾病，医师的治疗目标只能是延长生命，减少痛苦。然而患者不容易理解的是：治疗纵然带来一段生活质量还不错的时光，也延长了一段不短的生命，但不会痊愈的疾病，治疗终究会遇上抗药性，而有力有未逮之憾，结局肯定很难令人满意，这时患者多会懊悔、责怪："早知道就不要开刀（或做全身性抗癌治疗、放射治疗）了，如果没有做这些，我可能也不会走到这个地步。"治疗在时间上有先后关系，并不是因果关系，但是患者常会这样想，旁边的人也会说："唉，叫您不要去××治疗，您就是要去，您看您走着去治疗，到最后被抬出来……"他们不了解疾病发展的过程，也很难体会治疗所带来的对生活质量和症状不适的改善的功劳，而治疗无法根治疾病，是因为患者把病养得太严重了，这或许就是专业和非专业最大的区别。癌症专家了解如果不处理这个病，它会怎么发展，疾病会以什么方式扩张，做了治疗介入之后，它会有哪些程度的改变，重要的是，能够精准掌握疾病自然发展的过程。若搞不清楚疾病的发展方向，就会抓错治疗方向。

有的患者不知道如何跟家人表达，或是不知道如何用适当的方法面对，甚至认为身体中的这颗显而易见的溃烂肿块不是坏东西，于是就抱持鸵鸟心态，一直不来医院接受诊疗，甚至知识分子也是如此。例如，得了乳腺癌，怕开刀、怕做化学治疗或放射治疗，自己用自然疗法或其他疗法处理。然而，癌症不是能够由自己诊断和治疗的！一般人根本不知道病情会如何发展，不少患者因为在一开始就逃避不面对，或做出错误选择，终而错失治愈的时机，让疾病进入不能够治愈的阶段，真是一步错，步步错！

◎ 善用团队资源，协助患者做出正确选择

有一位小患者很可爱，生病的时候才初中一年级，长在耳朵附近的肉瘤被确诊是横纹肌肉瘤。当初开刀的耳鼻喉科医师向这位小患者的父母说，开刀无法将肿瘤拿干净。后来这位小患者辗转来到我的门诊，由于化学治疗对横纹肌肉瘤的效果相当好，我便向她的父母说明化学治疗的重要性。听到要做化学治疗，不仅父母不愿意，这位小患者似乎很有主见，也对医师说不喜欢做化学治疗。

由于这位小患者的疾病是可以痊愈的，她未来的日子长得很，还有美好人生，劝说不成，我只好请当时在成大医学院护理系任教的赵可式老师帮忙。赵老师的专业是肿瘤护理，也是医院安宁病房的顾问。我拜托赵老师："是不是可以麻烦您和这位患者的家属好好谈一下，这个治疗对她很重要，这个病有痊愈的可能。"赵老师花了很多心思，跟这位小患者做朋友、写信给她、买 Hello Kitty 发夹及巧克力送她，理解她和父母的担心，然后慢慢去劝说她的父母，让他们了解做治疗对女儿人生的重要性和意义。一个星期后，她和父母都同意做化学治疗了。治疗之后，这位小患者的肉瘤几乎消迹。

这位小患者后来就读了营养学专业，她很好学，会利用课余时间去学些才艺，如学吉他、学做手工肥皂等，是位很积极、做事很利落的年轻人。如今她已经 30 多岁，健康美丽，过着正常丰富的生活。一直到现在，我在临床上碰到跟她年龄相仿的患者，就会打电话拜托她来跟患者谈谈，常使其他病友得到很大的激励。

赵可式教授在护理学、肿瘤护理、安宁疗护等领域的学术涵养及临床实务可说是华人的泰斗，我与老师多年合作，得到莫大的启发，深感医护若同心协力，则将如虎添翼！临床碰到不少困难的个案，患者不愿意接受癌症的治疗，我虽花了些时间与患者、家属沟通仍不得其门而入者，便会央请院内医务社工师、临床心理师、专科护理师、癌症个案管理师等同人协助介入，当同人也无功而返时，这时就得劳驾赵老师出马协助。赵老师善用叙述学（narratives），了解患者的文化和生活的背景，理解患者不接受治疗背后的故事，仔细为患者讲解治疗对他们的重要和必要性。有些患者，赵老师甚至带着团队人员登府拜访。经过赵老师的关心和沟通，多数患者转而同意回院接受治疗。团队成员除盛赞赵老师的临危不乱外，也常常从赵老师与患者、家属充满爱与情感的交流及专业能力中，得到极大的启发。然而最重要也是最大的收获还是患者和家属在充分、正确了解相关的信息后，做出最佳选择，也从赵老师率领的团队积极的关怀中得到疗愈和慰藉。面对差点做出错误选择的患者，身为主治医师的我们，用尽可能的资源来协助，医疗端尽了力，患者即便做出医疗团队不主张的选择，我们也会因尽了力而能心安许多。

旁观者清　赵可式教授怎么说

与曹朝荣院长合作多年，亲眼见到他如何从鬼门关前救回患者！前述的罹患横纹肌肉瘤的小女孩、罹患睾丸癌的高中生，都是在别的医师手中认为"没希望"的患者，而经过曹院长的妙手回春，如今不但已成家立业，也成为医院的义工，他们的案例鼓励了众多年轻的癌症患者。

罹患像癌症这种重大疾病，最忌"病急乱投医"及"讳疾忌医"，患者及家属当尽量丰富自己正确的相关知识，让患者获得最佳的治疗。本书就是一本最适合癌症患者和家属寻求正确知识的宝典。

◎ 决定命运的，是我们的选择

癌症不同于感冒，整个癌症照顾计划好似盖一栋房子，必须找专业的建筑师和工程公司设计兴建。尚未确诊前，切勿自己下判断；诊断出癌症后，也不要自行规划如何治疗，一定要找可以信任的专家为我们设定目标、拟妥计划、安排治疗。

当然，征询第二意见或第三意见绝对是患者的权利。在各种不同的阶段，包括诊断的阶段、治疗效果不好的阶段、疾病复发的阶段，甚至医师表示大概无法治愈的阶段，都可以找不同的专业人员征询第二意见。尤其台湾健保相当方便，也很支持这个部分，但是绝对不要用自己想当然的方法去做。我在临床上看过太多实例，患者或家属自己当医师，坚持自己并无科学根据的做法，结果是悲剧下场，遗憾与悔恨都太晚了！

我有时会问患者："您要用美国的方法，还是非洲的方法？"这只是一个比喻，绝非歧视非洲之意。很多时候，癌症是不治疗会死、治疗会好的病，而且是好的可能性很高的病；如果做了不恰当的选择，当然就呜呼哀哉。

以一个家族聚集性癌症的家庭为例，几位家人因为同一癌症而过世，家族成员中，有人认为这种癌症太可怕，积极抗癌治疗只是多费心力，宁采取顺其自然、坦然接受的做法，也有成员从家人的不幸经历中得到教训，希望能早期诊断、积极治疗，以突破家族性癌症的威胁。同一家族成员因为个人性格、医疗信念上的差异，在因应和抉择上便出现不同的思考和抉择倾向。

一样米养百样人，有的人个性仔细谨慎，有的人大而化之。面对医疗的决定选择，就如美国杰尔姆·格罗普曼（Jerome Groopman）和帕米拉·哈茨班德（Pamela Hartzband）医师在合著的《最好的抉择：关于看病就医你要知道的常识》（*Your Medical Mind: How to Decide What Is Right for You*）一书中所说：喜欢自然或科技取向、相信现代医疗或对医疗抱持怀疑、崇尚医疗做得越多越好或采取相反的极简策略，这三种面向的特质操纵了我们的选择。不仅多数人在性格及面对医疗的心态上存在着差异，临床上也常见病友的体验分享或口耳相传的讯息，常是左右患者做决定和选择的重要背景因素。

一般患者如果遭逢急性病变，如急性心肌梗死、急性盲肠炎或严重的意外伤害，不治疗不单只是危及生命，身体也很痛苦，难以正常生活，此时患

曹院长的癌症小学堂

患者如何做医疗决定

对治疗的偏好和心态	认知的陷阱
自然疗法 VS 科技取向	聚焦效应：注意力放在负面的地方
怀疑医疗 VS 相信医疗	
民俗文化 VS 铁齿	既成事件：别人的经历、虚构的故事
健康识能不足 VS 健康识能高	
保守 VS 积极	无孔不入的广告：营销
症状不适就医 VS 主动寻求医疗	口耳相传：口碑、道听途说
感情、情绪 VS 理性、理智	

者能做医疗选择的时间和空间就相当有限，常常必须在短时间内快速做出决定。但若是慢性状况的疾病如癌症，相对就有很多因素会影响患者，如家人的想法、自己的价值观、文化背景的差异等，影响民众医疗抉择的因素就更为复杂。

每个人本身的背景、根深蒂固的观念，包括个性的保守或积极，对事情判断深思熟虑的程度（理性导向或情绪导向），对医疗、科技的信赖度，健康识能的程度，等等，对于我们做出选择常有决定性的影响。而事件本身是否影响当事人的生活状况，如疾病症状的有无，以及症状的严重度——比如一个急迫性的压力，逼得有些患者必须很快做选择——也是不少患者转而要积极接受治疗的动机。

对后续治疗的刻板印象，或周遭环境流传的信息，常是阻碍我们正确认识医疗的屏障。像是来自亲友的道听途说、书籍、杂志、网络等错误的信息和精美不实的广告，在我们身体和精神状况陷入谷底、无所适从时乘虚而入，让我们一直聚焦在治疗的不良反应上（绝大部分是仅有少数患者会发生的必要之恶），而忽略没有正确的处置对身体、生命的危害。如果我们没有理性地做出正确的判断和选择，犹如被人落井下石，受骗又受害。理性的思考、判断，才能做出明智的抉择。

郭女士 52 岁时发现左侧乳房有肿瘤，却一直不敢上医院就医，而是走访各地庙宇寻求药方，病况不但未改善还持续恶化，身体疼痛到行动出现困难。再去庙里求助时，乩童竟告诉她来错地方了，身体有病痛应该去的地方是医院，还顺便介绍给她就近求诊的医院和医师。类似的情形越来越常见，"神明"都在与时俱进，更何况我们凡人，更应该努力了解正确的知识。

不仅是患者，就连医疗人员本身的信念、性格、态度、见闻和体验，都会引导、影响对医疗处置的判断和抉择，这些因素的影响力甚至超过了我们对客观科学数据的信服力。医疗人员面对患者和家属进行病情告知、卫教时，要谨慎地在客观、中立与自己的信念、喜好偏爱之间拿捏分寸。

第二章 细说从头话癌症

癌症概分两大类

癌症有 200 多种，通常概分为两大类，即血液肿瘤（Hematologic Malignancies）和固态肿瘤（Solid Tumors）。急性白血病、慢性白血病（以上两者俗称为"血癌"）、骨髓增生性疾病、骨髓增生异常综合征、淋巴瘤、多发性骨髓瘤等，都属于血液肿瘤疾病的范畴。而固态肿瘤主要有上皮性癌症（Carcinoma）、恶性肉瘤（Sarcoma）等。在固态肿瘤的英文名中，字尾如有-oma 者，中文通常翻译成"肿瘤"，如长在大肠黏膜的 Adenoma 就叫作大肠腺瘤，是一种良性腺瘤；字尾或尾字如果是-carcinoma 者，指的一定是恶性肿瘤，如长在大肠的 Adenocarcinoma 就是大肠腺癌，亦即俗称的"大肠癌"；而字首如果冠上 malignant（恶性的），当然就是指癌症。有些肿瘤，如黑色素瘤（Melanoma）、淋巴瘤（Lymphoma），虽然没有冠上"恶性的"字眼，却属于恶性肿瘤疾病。但是某些中文字尾有瘤的名称，如动脉瘤（Aneurysm）、静脉瘤（Varicose Vein，另称静脉曲张），虽然外观看似瘤，实际上与肿瘤完全没有关系。

◎ 不同的名称，代表不同属性的肿瘤

"肿瘤"是指身体细胞不正常的生长，英文名称为 Tumor 或 Neoplasm。若把 Neoplasm 拆开来看，Neo 指新生的，plasm 指物，合指"新生物"。这个名称十分贴近肿瘤细胞的特性。肿瘤有良性肿瘤（Benign Tumor / Benign Neoplasm）和恶性肿瘤（Malignancy / Malignant Tumor / Malignant Neoplasm）的区分，大家常说的癌症（Cancer）即指恶性肿瘤。

我们常提到的癌症，指的是"侵犯性的癌症"。目前在台湾，"零期癌"的患者已不再被认定为符合重大伤病资格的对象，但是像零期宫颈癌、零期乳腺癌等一些癌症，一旦发现，也需要积极的抗癌治疗，以防止成为侵犯性的癌症。

◎ 良性肿瘤与恶性肿瘤的区别

一般而言，良性肿瘤与恶性肿瘤都是基因的疾病、细胞的疾病，也多属单一细胞的疾病。二者最主要的区别在于，良性肿瘤的细胞分化较正常（显微镜下观察，细胞组织看似正常），肿瘤会变大，会压迫到邻近的器官，但不会侵袭附近的组织，也没有转移的问题；恶性肿瘤的细胞分化较差（细胞形态结构与正常细胞差异很大），具有侵犯性，会侵袭邻近区域的组织、器官，或是转移至较远端的组织或器官（表 2-1）。

表 2-1　身体各部位常见的良性肿瘤

身体部位	肿　瘤
皮肤	脂肪瘤、神经纤维瘤
脑下垂体	腺瘤
腮腺	混合瘤、纤维腺瘤

表 2-1（续）

身体部位	肿　瘤
胸腺	良性胸腺瘤
乳房	纤维腺瘤、乳头状瘤
胃	腺瘤、平滑肌瘤
大肠直肠	腺瘤
肝	血管瘤、肝细胞腺瘤
副甲状腺	腺瘤
肾脏	血管肌肉脂肪瘤
肾上腺	皮质腺瘤、髓质瘤
子宫	肌瘤

 曹院长的癌症小学堂

良性肿瘤的特性

◎通常生长缓慢，且限制在局部发展。

◎边界清楚，不侵袭周围组织，最外层有包膜包住，呈现膨胀性生长。

◎细胞分化好，质地与色泽接近正常组织。

◎会压迫周围组织，但不会产生转移。

◎可以手术切除的良性肿瘤，一般不会复发或只有少数复发，通常它的预后情况较好。（预后：预测经过治疗介入后的病程和结果）

◎除非肿瘤长在重要器官及部位（如气管肿瘤阻塞引起呼吸困难、肠道阻塞引起腹部剧痛、颅内的肿瘤），否则一般对人体的影响不大。

◎ 良性肿瘤也要小心

在门诊中常常见到因为担心身体中的肿瘤或凸起物前来就医的患者，事实上大多都是毛囊炎、脂肪瘤、良性甲状腺结节（Nodular Goiter）、乳房纤维囊肿（Fibrocystic Disease）或纤维腺瘤、子宫肌瘤、各器官的囊肿（Cyst）这类良性的肿瘤，有许多甚至称不上是肿瘤。

良性肿瘤对身体的影响不大，相对来说不必担忧。不过，有些良性肿瘤如果长在特殊的位置，就有可能因为肿瘤压迫到器官而产生病症。例如，长在密闭的颅内空间，就可能会引起头痛、癫痫发作、神经性或精神性症状；长在呼吸道则可能会导致呼吸困难；长在消化道则会引起患者腹痛、呕吐、腹胀等肠阻塞的症状。这些状况都要积极去处理。

除了压迫之外，良性肿瘤有时也会导致激素分泌，或是其他的液态分泌物产生变化，从而引起身体变化。比如，副甲状腺瘤引起副甲状腺功能亢进，分泌过量的副甲状腺素会引发骨骼病变和高血钙症；胰脏内胰岛素肿瘤产生过量胰岛素，使患者常有低血糖的症状发作；肾上腺良性瘤会引起血压高；而大家熟知的"巨人症"，则是脑下垂体长肿瘤，分泌过量的生长激素，导致身体不断长高。

良性肿瘤的副肿瘤综合征（Paraneoplastic Syndrome）除了因为产生过量的激素的机转之外，有些也会牵动免疫系统的变化，如胸腺瘤和重症肌无力等免疫系统障碍的密切关系。因此，在诊断胸腺瘤的患者时，要详细询问有无重症肌无力等免疫系统的相关病史，而针对重症肌无力患者，也要详细检查是否合并有胸腺瘤的存在。

◎ 癌症的前身：癌前病变

常见到有患者在皮下摸到不明硬块，很紧张地到门诊做检查，结果大部分为脂肪瘤、纤维瘤或是神经纤维瘤，而这些良性肿瘤转变为恶性肿瘤的概率相当低。以医院常见的腹部超声波检查来说，肝脏里常发现有血管瘤（Hemangioma）或局灶结节性增生（Focal nodular hyperplasia），虽然是良性的病变，但是往往患者听到肝脏长东西，惊吓之余会有去寻求第二意见再确认的反应，也是常见之举。

但是，的确有一些情况会让良性肿瘤转变为恶性肿瘤，如大肠腺瘤变成大肠癌。大肠腺瘤虽然属于良性肿瘤，但是随着时间推移，可能慢慢形成恶性肿瘤。而骨髓增生异常综合征（Myelodysplastic syndrome, MDS）的患者中，有 1/3 会转化成急性骨髓性白血病（Acute myeloid leukemia, AML），故而 MDS 也被称为白血病前期（Preleukemia），是急性白血病的前身（表 2-2）。

举例来说，邱先生 58 岁，体检时发现血中球蛋白质偏高，进一步检查才发现免疫球蛋白 G（lgG）升高，而且是单克隆性上升（monoclonal），经过一系列的检查，被诊断为意义不明单克隆伽马球蛋白血症（Monoclonal gammopathy of undetermined significance, MGUS），因为它是多发性骨髓瘤的癌前病变，所以需要定期追踪。

表 2-2　癌症的癌前病变

癌　别	癌前病变
口腔癌	口腔白斑（Leukoplakia）
肺腺癌	非典型肺泡增生（Atypical Aveolar Hyperplasia）
大肠腺癌	大肠腺瘤性息肉
皮肤癌	波文氏丘疹症（Bowen's disease）
子宫内膜癌	子宫腺瘤性增生（Adenomatous Hyperplasia）
宫颈癌	子宫颈上皮的异型增生（Dysplasia）
乳腺癌	零期乳腺癌

表 2-2（续）

癌　别	癌前病变
多发性骨髓瘤	意义不明单克隆伽马球蛋白血症
慢性淋巴性白血病	单克隆 B 淋巴细胞增多症
急性骨髓性白血病	骨髓增生异常综合征

 曹院长的癌症小学堂

癌前病变（Precancer）是指癌症的前身，有些癌症会来自此一前期阶段，有一定程度的比例会发展成恶性的肿瘤。

　　有一些侵袭性恶性肿瘤的前身，不见得以肿瘤的形式表现出来，如常见的皮肤癌的前身"波文氏丘疹症"、口腔癌的前身"口腔白斑"等。如果让身体继续暴露在致癌环境下，有些病灶就会慢慢转变成侵袭性的癌症。

　　如果确定癌症的前身与特定可以避免的致癌因素有关，明智的做法当然是避免持续暴露在致癌的环境中。具有癌症前身的病变，并不表示这些病变都会转变成恶性的肿瘤，目前临床上也很难区分哪些病变会变成恶性的哪些不会变成恶性的。因此，一般可以处理的病变，会在癌症前身时期建议接受治疗，以在尚未癌变之前，阻绝可能癌变的机会；不能处理的状况，则须密切地定期追踪。如此一来，绝大部分癌症前身病变的发展状况，都能在主动适时的掌握之中。

◎ 癌症并非单一的疾病

　　每一个部位的癌症都不是单一的疾病，以我们熟悉的肺癌为例，在显微镜下观察，组织病理学上大约可分成小细胞性肺癌及非小细胞性肺癌。非小细胞性肺癌主要包括：肺腺癌（目前在台湾约占肺癌的 65%）、鳞状上皮细胞癌、神经内分泌肿瘤、大细胞癌。而肺腺癌又分为原位癌、微浸润肺腺癌、浸润性肺腺癌。浸润性肺腺癌（Invasive adenocarcinoma，俗称的肺腺癌），依其形态上的主要特征分为五种亚型：胚层状型（或称伏壁型）、腺泡型、乳头状型、微乳头状型、实性组织型。而分子学上依驱动基因突变（driver gene mutation）的种类，肺腺癌又细分为具 *EGFR* 突变、*KRAS* 突变、*ALK* 融合、*MET* 突变或增幅、*HER-2* 突变或增幅、*PIK3CA* 突变、*BRAF* 突变、*ROS1* 融合、*RET* 融合、*NRG*1 融合、*AKT-1* 突变、*NRAS* 突变、*NTRK* 融合、*FGFR* 融合、*MEK-1* 突变、*PTEN* 突变等亚型。

再以乳腺癌为例，乳房恶性肿瘤的病理组织分类大概分为乳腺管癌、乳叶癌、罕见的乳头湿疹样乳腺癌（乳腺派杰氏病）、乳房叶状肉瘤、血管肉瘤，以及乳房的原发淋巴肿瘤。而乳腺管癌包括最常见的浸润性乳腺导管癌（俗称的乳腺癌，占所有乳腺癌的 70%~80%），以及髓质癌、黏液性癌、乳突状癌、管状癌等。而依基因组表现的分析（分子学分类），乳腺癌可以分为五种亚型：管腔细胞 A 型（Luminal A）、管腔细胞 B 型（Luminal B）、HER-2 过度表现型（HER-2 enriched）、类基底细胞型（Basal-like，或称三阴性型），以及类正常乳腺型（Normal-like）。

以上仅以常见的肺癌和乳腺癌为例来说明，癌症纵使来自同一个部位，也不是单一的疾病。单是从病理组织学上来分类，就有各种不同形态的亚型，而从基因组的表现或驱动型基因突变特征的分子学上来区分，也涵盖许多种亚型。这意味着每种亚型有其独特的致癌机转，不仅在预防上需有个别性的考量，临床上各亚型的预后也有差异，而且在治疗模式上也趋向发展个别化治疗。

曹院长的癌症小学堂

隆乳植入物会增加乳房肿瘤的风险——并非一般的乳腺癌，而是罕见的间变性大细胞淋巴瘤（Anaplastic large cell lymphoma, ALCL），称为乳房植入物相关间变性大细胞淋巴瘤（BIA-ALCL）。

癌症细说从头

◎ 人体的起始

人的身体构造就像精密的工程，源自一个受精卵，历经内部细胞的分裂、增生、分化、生长，繁衍到 37.2 兆个细胞，建构体内各种不同的组织、器官、系统，依着自然界的律则、规范，各司其职、合作无间地运作着。在我们身体内，每天都有无数的细胞老化、再生，进行新陈代谢，也有相当多的细胞受到破坏，而有些破坏身体有能力去修复，有些破坏则会导致细胞的消灭。

每个体细胞有 46 个染色体，脱氧核糖核酸（DNA）全长约有 30 亿碱基对，人类基因组 DNA 约 90% 转录成核糖核酸（RNA），大多数的 RNA 为非编码的 RNA，只有 1%～2% 的 RNA 转译成蛋白质。人类的编码基因 2 万多个，基因通过蛋白质表现其遗传性状。

◎ 致癌基因 VS 抑癌基因

1982 年，美国麻省理工学院罗伯特·温伯格（Robert Weinberg）教授将人类膀胱癌的细胞 DNA 片段导入老鼠的正常细胞，引起老鼠细胞的癌化。解析回收的人类基因，发现膀胱癌是突变的 *RAS* 基因所引发的。*RAS* 基因的 DNA 排序一处的突变，能引起正常细胞的转型，*RAS* 是第一个被发现的致癌基因（oncogene）。1986 年，温柏格的研究团队发现 *RB* 基因丧失会导致细胞的癌化，与 *RAS* 基因突变引发细胞转型的作用相反，*RB* 基因的功能反而是抑制细胞分裂，遗传上具有抑癌基因（suppressor gene）*RB* 基因异常的人，容易罹患视网膜母细胞瘤（Retinoblastoma）。癌细胞增生时，致癌基因如同加速器，而抑癌基因相当于刹车片。目前已知的致癌基因有数百个，而抑癌基因只有 100 个左右。

◎ 癌细胞的超能力

癌症进展的过程中，癌细胞累积了诸多基因的突变。与癌症相关的基因异常，简单地说，大致上可分为两大类，一为致癌基因的异常，一为抑癌基因的异常。

致癌基因与抑癌基因同时存在于人体内，当这两种基因维持平衡相安无事时，并不会发生癌症。一般而言，致癌基因发生功能获得（gain of function）的突变而活化时，细胞会偏向不易控制的生长，这时抑癌基因会挺身而出，阻止致癌基因的脱轨行为，抑制癌细胞的分裂或使其走向灭亡，以断绝癌症的形成。然而，一旦这两种基因出现异常（突变）如致癌基因过度活化，抑癌基因发生功能丧失、削弱（loss of function）的突变，无法牵制致癌基因，或两类基因都出了问题，就会逐步导致癌细胞、癌症的生成。

这两类基因的突变表现，犹如开关的作用。"致癌基因突变"的表现，会开启致癌功能的作用，如果一直处于"开"的状态下，致癌基因的功能就会过度活化；相反，"抑癌基因突变"的表现，会发生抑制癌细胞生长的功能被关掉的情况，如果长期处于"关"的状态下，表示抑癌基因的功能已经丧失或削弱，无法发挥牵制、约束致癌基因的功能，从而放纵致癌基因的过度活化、横行，致使细胞无限制地增生、生长，造成细胞增生失控，导致癌症的发生。大体而言，癌症的形成可说是在致癌基因功能活化而抑癌基因功能丧失的相互运作下出现的。

癌症是一种基因突变的疾病

人类的基因时时刻刻在受伤，但人体有自行修补的机制，也有很多细胞会在基因受伤后凋零。不过，有些细胞在某些情况下遭受伤害，产生突变的基因，并没有被淘汰出局，它们留在人体内，其结果是，将会逐步累积更多的基因突变，其中有些突变的情况让基因的不稳定度增加，细胞就更容易像恶性循环般产生基因的突变，一旦累积到某个程度的基因异常，就会形成具有超能力的"癌细胞"。简言之，癌症是一种基因突变的疾病。

癌症的癌细胞来自患者体内的细胞。正常的组织中，细胞的增生和细胞的死灭维持平衡，而癌症是累积 DNA 的突变，以及 DNA 的表观基因（epigenetic）的变化，细胞增生与细胞死灭的平衡受到破坏而驱动癌化，是形成癌症的开端步骤。

癌细胞的基因突变过程，超乎想象地繁复

针对各种不同癌症的全基因组定序（whole genome sequencing），癌症的基因突变相当复杂，若以"点突变"（point muntation）来说明，它是突变的一种类型，是指 DNA 或 RNA 中单一碱基核苷酸被替换成另一种核苷酸。乳腺癌约有 20 000 个点突变，黑色素瘤有 9000～333 000 个点突变，肺癌则有 50 000 个点突变。世界卫生组织（WHO）2020 年的报告指出，香烟大约有 7000 种化学物质，其中超过 69 种被确认为致癌物，超过 20 种癌症的成因与抽烟有关。如果不考量其他的致癌因子，仅假设以抽烟为唯一的致

癌因素，每天抽一包香烟，经过一年，会在肺部细胞中产生150个基因的点突变，在喉咙黏膜细胞中产生97个点突变，在口腔黏膜细胞中产生23个点突变，而在膀胱黏膜细胞中产生18个点突变。

癌症细胞的基因突变过程，超乎想象地繁复。在如此复杂的基因突变中，有些突变发生在癌细胞的早期，有些是发展的过程中才添加进来，添加进来的基因变异有可能会让癌细胞不适合生存而消失匿迹，而有些情形是，添加进来的基因变异会让癌细胞如虎添翼，对患者的身体健康造成更大的威胁和破坏。

美国的"泛癌全基因组分析"（PCAWG）计划通过对38种不同癌症的2658个肿瘤的全基因组分析发现，95%的肿瘤有至少一个驱动型基因突变，5%的肿瘤没有发现驱动型突变，平均每个肿瘤有4~5个驱动型突变。相较驱动型突变，癌细胞存在的众多繁复的突变绝大部分是附随型基因突变（passonger gene mutations，又称"乘客型基因突变"），是较为非关键性的突变。驱动型突变是关键、主导型的突变，是癌症无限存活、增生、成长、扩展的动力源泉，也是精准医疗瞄准治疗的靶的。

细胞中的暴走家族

癌细胞绝大部分是从人体内的干细胞（母细胞）转型而来。干细胞有几项生物上的特性，包括具有复制能力、较不易死亡、会分化等。癌症是干细胞在各个分化阶段就已逐渐累积多种基因的变异，导致细胞分化出现障碍，不会凋零，且无秩序又持续地分裂、增生。从一个细胞的异常，变成一堆变异的细胞，终而锻炼成金刚不坏之身，它在人体内数亿个细胞中自成一个犹如暴走家族的小王国，不遵守身体内的自然律法，不断在身体内作乱。癌细胞的暴走行径，包括细胞分化的异常、细胞的不死、细胞无限制生长、欺压善良邻居（浸润、侵犯正常细胞组织）、四处流窜作恶（转移）。

良性的肿瘤属于单一细胞疾病，癌症是恶性的肿瘤，也是从单一细胞发展成一堆细胞。虽然来自单一细胞，但因为不断地增生、生长，分裂的细胞容易产生新的基因突变，累积的基因突变一部分会被淘汰，而存活下来的会持续扩展，最后使得细胞间的基因变化出现异质性（heterogeneity），一团癌细胞里面可能就有共同及不同的基因变化。一位癌症患者，其身体上的癌症（肿瘤）虽是由一个细胞衍生而来，但一堆癌细胞之间却存在着差异性。不过，临床上有时不易鉴别病症是否为恶性肿瘤或是发炎的反应，因此，确定病症是否源自单一细胞，是癌症诊断中很重要的依据之一。

癌症干细胞与正常的干细胞一样，对化学治疗及放射线治疗具有抵抗性。有些癌症对这两种治疗因具有抵抗性，无法借其消灭癌症干细胞，从而不易治愈。针对癌症干细胞具有的特质，不但要消灭众多的癌细胞，而且要攻克难缠的癌症干细胞以突破这两种治疗的盲点，是癌症医学界很重要的研究方向之一。

不朽的癌细胞

美国一位非洲裔女性海莉耶塔·拉克斯（Henrietta Lacks）1951 年死于宫颈癌，科学家从她身上取得宫颈癌细胞来做研究，发现其能在体外无限制、无止境地复制、繁衍。这个不朽的宫颈癌细胞株被称为"海拉细胞"（Hela Cells），一直被广泛用于医学研究，对癌症的研究和医学进步有莫大的贡献。

正常的干细胞有自行复制和分化的能力，分化后的细胞大多只有一段时间的生命期，而细胞的平衡和新陈代谢就在复制、增生、凋零、消灭的过程中进行。正常细胞在体外的培养，通常只能经历 30 次分裂、复制，但癌细胞不易凋零、消灭及其无限制、无秩序增生、生长的特征，使得癌细胞一旦入侵人体，其侵犯的范围将会越来越大。

曹院长的癌症小学堂

癌细胞超能力小档案

◎癌细胞不易死、不易凋零。

◎癌细胞可无限制复制、增生。

◎癌细胞对抑制生长的信号不敏感。

◎癌细胞基因不稳定性高,易再生突变、进化。

◎伴随广泛基因及表观基因的多样性变异。

◎癌细胞会促进肿瘤内血管新生。

◎癌细胞不受免疫系统的监控。

◎癌细胞促进肿瘤生长的发炎反应。

◎癌细胞对邻近组织、器官有强烈的侵犯性。

◎癌细胞会对远端组织、器官进行转移侵犯。

◎癌症会持续不断地扩展、恶化。

免疫,免除疫病

曾经在孩提时代"出疹"的人,长大后就不用担心遭受麻疹病毒的感染,因为他们对这一类病毒已经具有特殊的免疫能力。受到 B 型肝炎(乙肝)病毒感染的人,很多会出现急性肝炎的临床症状,但在治愈后,大部分患者会因此获得对 B 型肝炎病毒的抵抗力,不用担心再次感染。

由此可见,很多感染症的患者,在感染过某种微生物后,会获得对该种微生物再次入侵人体的防御能力(免疫,免除疫病),而且通常能维持很长的时间。不过这种免疫能力是有独特性的,只能对特定微生物有防御力,比如,感染过 B 型肝炎病毒的人,对 A 型肝炎(甲肝)病毒或 C 型肝炎(丙肝)病毒的入侵,并没有任何防御效果。

在微生物的自然感染尚未发生前，利用疫苗来诱导人体产生对该种微生物的免疫能力，避免该种微生物的感染，以预防疾病的发生，是感染性疾病防治很重要的一环。像是接种三合一疫苗（白喉、百日咳、破伤风）、卡介苗（结核病的疫苗）、B型肝炎（乙肝）病毒疫苗、流感疫苗、肺炎链球菌疫苗、人乳头瘤病毒（HPV）疫苗（预防宫颈癌）等，都已是经过实证有效的疾病预防途径。而如何以疫苗接种来预防艾滋病、癌症的发生，更是近年来医学界、公共卫生界关心与瞩目的议题。

癌症与免疫力

在免疫功能不全的状态下，如艾滋病病毒引起艾滋病、先天性免疫功能缺陷、接受器官移植的患者、长期服用免疫抑制剂等，这一类的患者，罹患癌症的概率和风险比一般人高出很多。临床上发现，艾滋病患者的指标性恶性肿瘤包括卡波西肉瘤（Kaposi sarcoma）、宫颈癌、淋巴瘤。事实上，艾滋感染的患者罹患其他癌症的案例，如肛门癌、血管恶性肉瘤、霍奇金淋巴瘤、急性白血病的概率也有显著的提高。

"得癌症一定是身体的免疫力、抵抗力出了问题。"这是一般民众普遍的认知，但是大家常挂在嘴上的免疫力、抵抗力，似乎是相当空洞、模糊的说法。因此，坊间出现很多号称可以提升免疫力、抵抗力的商品，这些夸大不实的商品广告常让许多缺乏医学知识的民众信以为真，积非成是。

癌细胞突破免疫系统的监控

20世纪50年代，澳大利亚病毒学家弗兰克·麦克法兰·伯内特（Frank MacFarlane Burnet）博士针对肿瘤和免疫的关系提出了免疫监视（Immunosurveillance）的观念。然而临床上看到癌症的形成，显示免疫监视部队没能有效抵挡癌细胞的进逼，狡猾的癌细胞千方百计地突破免疫监视部队的围堵，攻城略地，有一些机转被用来解释癌细胞为何能逃过免疫监视。

免疫系统与癌症的关系并非如一般想象的敌对关系，在癌细胞与免疫系统的复杂交锋中，执行免疫系统运作的多种免疫细胞，有的是癌细胞的敌人，有的却是癌细胞的朋友，它们扯了免疫监视部队的后腿，是亦敌亦友的关系。

癌细胞也会收买一部分免疫细胞，或外围肿瘤微环境（Tumor microenvironment）内的成员，集结力量去卸除、抑制身体免疫系统对癌细胞的武装，这些被收买的共犯，甚至协助癌细胞附近的血管新生，扩展癌细胞的版图。由此看来，有很多所谓能增强免疫力、抵抗力的方法、药物，在癌症的治疗上常落得徒劳无功或适得其反的下场。

有一个用于解释癌细胞规避免疫监视的假说是，免疫监视系统视癌细胞为己出，对癌细胞有包容性。癌细胞是来自身体本身的细胞，在正常状况下，免疫系统对自身的细胞能容忍、宽容地对待（Immune tolerance，免疫耐受性），不会当成异物去攻击；癌细胞在逐步扩增的基因突变过程中，免疫系统对于已经出现的癌细胞，似乎也能延续原有的宽容对待，逐渐适应、接受癌细胞的存在。

免疫系统的运作中，负向的免疫调节牵制我们的免疫反应，避免免疫系统的过度反应止于适可，以免伤害人体。正常人的免疫系统不会攻击自己的组织、器官（免疫包容），也与这些负向的免疫调节有关。

负向免疫调节犹如免疫系统的刹车器，也是癌细胞避免免疫监视的关键机转，这些刹车的分子称为免疫检查点（Immune checkpoints），是负向免疫调节的分子，利用免疫检查点抑制剂（Immune checkpoint inhibitors, ICIs）抑制免疫检查点的功能；如同松开免疫系统的刹车，启动免疫监视的功能，在罹癌动物和癌症患者身上，免疫检查点抑制剂的治疗，果真发挥抗癌的效果。目前临床上用来当免疫检查点的分子靶的为 CTLA-4、PD-1、PDL-1。免疫检查点抑制剂在癌症治疗中的角色让人耳目一新，癌症免疫监视的存在已毋庸置疑，它开启了免疫治疗在癌症治疗中的新篇章。

给抗癌的免疫监视部队装上导航系统的 CAR-T 细胞（嵌合抗原受体 T 细胞）疗法，在急性淋巴性白血病、弥漫性大 B 细胞淋巴瘤、套细胞淋巴瘤（Mantle cell lymphoma, MCL）和多发性骨髓瘤等血液肿瘤中，治疗成效已有显著的斩获。而以"成簇的、规律间隔的短回文重复序列"（Clustered regularly interspaced short palindromic repeats, CRISPR）进行免疫 T 细胞基因编辑的免疫监视部队，也已整军加入治疗癌症的行列。

进入 21 世纪之际，免疫医学、癌症医学和分子医学的进展与交会，使免疫治疗很快地成为治疗癌症的利器，然而这不过才刚掀起免疫治疗发展的序幕！

癌症的侵犯、转移

正常的细胞有移动、流动的功能，虽能游离，但有其归宿，懂得守分寸、不逾矩，只有在遇特殊需求时会长途跋涉以达成任务。而癌细胞除了突破凋亡的规范、拒绝分化外，它们逾越宿居地，侵入"邻宅"、欺压"社区居民"，这些侵犯行为就是其异于正常细胞的"浸润性"（Invasion，或称侵犯性）。

以上皮零期癌症的浸润性来说，指的是癌细胞的生长仍局限在上皮组织部位，目前很多零期癌症都渐序改名为"上皮内肿瘤"，而不称为"癌症"，有的地方也不再给予重大伤病的身份。

如果在上皮成长的癌细胞往圈着上皮的基膜（Basement membrane）浸润，甚至更进一步侵犯基膜底下的组织，这就形成浸润性癌症（Invasive cancer）。浸润性癌症除了侵犯邻近的组织，也能往周边的器官扩展，如鼻咽癌往颅底扩散会波及脑神经；食道癌会侵犯邻边的气管、血管；胃癌、大肠癌会经由局部的侵犯，扩及整个腹膜腔；宫颈癌往前端扩散会侵犯膀胱，往后则会影响直肠的排便功能。

另一个要命的癌细胞的特性就是它们四处流窜，建立"暴走族王国"

的殖民地，并在新的据点持续无限地扩充版图。各种不同的癌症进入转移（metastasis）的阶段，代表着癌细胞已全身性蔓延，但每个癌症产生转移的偏好，又似乎有轨迹可循；对于已发生转移的病患，如果癌细胞转移的器官、部位、数目、病症有限，可以完全切除，癌症仍有痊愈的空间，这也意味着纵使癌细胞四处游走，在转移初期仍有被摧毁的可能性。

以发生在黏膜的癌症为例，局限在上皮的癌细胞必须先移动、浸润、突破基膜的防线，再侵入血管和淋巴管，借由血流、淋巴液运送而游出管外，散布到远处的部位，靠着"殖民地"在地的土壤，丰实自己的转移据点。

癌细胞会通过其转移的特性，破坏人体主要器官的运作，因而摧毁我们的生命，这就是癌细胞最可怕的能力。骨骼转移是癌细胞转移很常见的部位，如乳腺癌、肺癌、前列腺癌、多发性骨髓瘤等都常见骨骼转移，虽然致命风险很低，但骨骼疼痛、骨折或是脊柱的转移而压迫邻近的脊髓导致下肢瘫痪等状况，对于生活质量的冲击及照顾的压力都有很严重的影响（表2-3）。

表2-3 各类癌症的常见转移部位

原发部位	好发转移器官
鼻咽癌	骨骼、肺脏、肝脏、淋巴结
头颈部肿瘤（口腔、咽、喉）	肺脏、淋巴结
肺癌（非小细胞性）	骨骼、肺脏、脑部、肝脏、肾上腺、淋巴结
乳腺癌	骨骼、肺脏、肝脏、脑部、皮肤、淋巴结
胃癌	淋巴结、肝脏、肺脏、骨骼、腹膜腔、卵巢
大肠直肠癌	肝脏、肺脏、淋巴结、腹膜腔、卵巢
肝癌	肝脏、肺脏、淋巴结、骨骼、脑部
胰腺癌	肝脏、肺脏、骨骼、腹膜腔

表 2-3（续）

原发部位	好发转移器官
肾癌	肺脏、肝脏、骨骼、脑部
膀胱癌	肝脏、肺脏、淋巴结、骨骼
前列腺癌	骨骼、肺脏、肝脏、淋巴结
宫颈癌	淋巴结、肺脏、肝脏、骨骼
子宫内膜癌	淋巴结、腹膜腔、肝脏、肺脏
卵巢癌	淋巴结、肝脏、肺脏、腹膜腔
黑色素瘤	肝脏、肺脏、脑部、骨骼、淋巴结
骨癌	肺脏、骨骼

癌症飞天钻地的魔法

46 岁的吴先生，两周前因头痛、头晕，服用药物未有改善，这两天甚至走路不稳，来医院检查发现脑部有好几个肿瘤，胸部 X 线检查也发现右肺有一个 3 cm 的肿瘤，进一步详细检查确定是肺腺癌并脑转移，但患者肺部并未有任何不适或症状。

52 岁的陈女士，八年前曾因右侧乳腺癌接受手术，术后也接受了放射线治疗、化学治疗及抗激素的辅助性治疗，最近一两个月感觉下背部疼痛且日渐加剧，详细检查后确定是乳腺癌的骨骼转移性复发，乳腺癌诊断初始为第二期，当时骨骼扫描检查并无异样。

转移是指除原发部位的肿瘤持续进展扩张外，有些肿瘤细胞跋山涉水到远处的组织或器官另起炉灶，进一步繁殖、成长。转移及其所引起的症状，意味着癌症侵犯程度的严重，通常可能在原发部位处理结束经过一段时间后出现，临床上也常见在诊断出癌症的同时就发现已有远处的转移，就像吴先生的情况。上述陈女士的例子，她在乳腺癌初诊断时，癌细胞事实上已流窜至异地，但当时因为转移出去的癌细胞太少、转移部位病灶太小，临床诊断的工具无法敏感地侦测出当时微细的转移状况，且术后的辅助性治疗也未能彻底摧毁其微细的转移病灶，因而假以时日后，转移的癌细胞就可能逐渐增生，茁壮至检查工具可以侦测出来，甚至患者也察觉有症状或身体不适。

癌症常被视为是一种全身性的疾病，主要是因为它具有转移的潜能，这也是癌症最令大家恐慌的症状之一。但并非罹患癌症就一定会发生转移。一般而言，诊断时疾病的严重度越高、恶性度越高，癌症转移的风险当然就更高。尽管治疗前并未检查出有转移，但若其疾病侵犯程度愈严重，表示在诊断当时癌细胞扩散至异地、微细转移已形成的比例愈高。

诊断时尚未发现转移，手术等局部治疗后的辅助性治疗，目的在试图降低复发的危险或延后复发，尤其是降低转移性的复发。一旦有转移，通常就进入第四期的诊断，然而并非有了转移，疾病就一定演变成不可治愈。发生转移，治疗上以抗癌化学治疗、抗激素治疗、靶向治疗或免疫疗法等全身性治疗为主。转移的部位不多时，切除转移部位的手术等局部治疗，也就扮演很重要的角色。现今癌症治疗的进步，纵使已经发生转移，仍然是有可治疗及治愈的空间。

厘清癌症迷思：哪些似是而非的概念左右了我们

◎ 癌症会遗传吗

看到新生儿出生，许多人总会在他们身上寻找父母的影子，比如眼睛像爸爸啦、鼻子像妈妈啦，这就是遗传。

确定诊断为癌症的患者，在门诊或是住院时，一定会被问及家族内是否有人得过癌症。患者及家属被这么一问，不禁怀疑：自己的癌症是否来自遗传？是否会遗传给自己的小孩？

事实上，易罹患癌症的特质的确会因生殖细胞突变（germline mutation），由父母亲遗传至下一代，但是经由遗传罹患癌症的比例为 5%～10%，而有家族癌症病史的比例为 15%～20%，不过有家族病史不代表一定会遗传。

70 岁的吕先生，伯、叔、姑及兄弟多人皆因大肠癌过世，一个儿子也于 30 多岁死于大肠癌并肝脏转移。同样是大肠癌患者的吕先生，20 多年来因为不愿意做肠造瘘（亦称肠造口，即俗称的人工肛门），前后共经历七次开腹手术，治疗五个不同部位的原发性大肠癌，以及二次的粘连性肠阻塞，直到在仅存的直肠上又长出肿瘤，接受第八次手术，才不得已将整个大肠直肠都切除。

王小姐 56 岁，先后罹患了大肠癌、肺癌、左侧乳腺癌、卵巢癌、子宫内膜癌、右侧零期乳腺癌六种不同的癌症，十年时间经历五项手术治疗。她的父亲和几位伯叔，以及自己的姐姐都曾罹患大肠癌。

上述吕先生及王小姐，都是林奇综合征（遗传性非息肉病性结直肠癌综合征，Hereditary non-polyposis colorectal cancer, HNPCC）的案例。许多家族中有其他亲友罹癌的患者都担心自己是否也有癌症的家族遗传基因。其实，并非有家族内的群聚现象就表示一定是遗传惹的祸，但是家族内有多位成员罹患同一种癌症或不同的癌症，怀疑是否有遗传性癌症的可能性便增加，需要进一步探究。

研究报告指出，具有遗传性癌症的比率占所有癌症的 5%～10%，而欲探究和辨识该家族是否具有肿瘤遗传易感综合征（hereditary cancer-predisposing syndrome），详细评估癌症家族史是首要的筛检步骤。

美国临床肿瘤学会建议肿瘤科医师对于新诊断的癌症患者，应详细询问患者的家族史，资料充分的家族史能协助侦测出患者的癌症是否与基因突变的遗传有关，有助于做好个别性的预防和治疗，且对其尚未罹癌亲人的癌症预防也有很大的助益。

癌症家族史的评估如此重要，又该如何进行呢？

癌症家族史的寻查应追溯至患者的祖父母、父母、兄弟姐妹、子女、伯叔、姑、舅、姨、堂/表兄弟姐妹的癌症相关病史，即：他们是否得过癌症？罹患何种癌症？病理报告为何？罹癌时年龄多大？现在是否安在？是否因癌症而过世？过世时年纪多大？

除了上述问题，肿瘤遗传易感综合征的家族特性还需评估：

- 家族有成员罹癌年纪特别轻。
- 家族成员内有同类型的癌症。
- 家族有成员罹患几种不同的癌症。
- 家族有成员两侧器官皆发生过癌症。
- 家族有成员罹患罕见癌症。
- 家族成员基因检测确定有遗传性基因突变。

追查家族病史，利己又利亲

46岁的张小姐，六年前确诊乳腺癌，治疗结束后定期在门诊追踪，有一次带了刚被诊断罹患乳腺癌的姐姐同来看诊。诊间里，医师再次详细询问其家族病史，这才得知家族中有一位阿姨得过乳腺癌，有位舅舅的女儿也曾罹患乳腺癌，但翻阅张小姐六年前的第一次门诊记录，并无显示其家族中有乳腺癌病史的记载。

社会和家族结构的变迁、少子化（生育率下降）、亲戚关系疏远已是现代社会的普遍现象，加上罹癌不外扬的心态，我们常常连家族中谁得了癌症可能都不知道。然而，因为血缘的相近性，"遗传"相同的疾病在亲族间也就可以想见。为了自身的健康、疾病的预防，甚至疾病诊疗的精确度，家族成员间开诚布公、彼此多留意亲友罹癌或其他疾病的详细状况，亦即所谓家族病史，确实是保护自己、利己利亲的基本功课。

家族病史的追溯应至少涵盖三代，父亲与母亲的家族史具同等分量。另外，除了家族成员们罹患癌症或癌症前期病变的准确病史，基因疾病、出生缺陷、智能障碍、多次流产、婴儿死亡率等状况更是周详的家族病史必须涵盖的范围。

而家族癌症病史的追查，除了看诊早期应有详细的了解，在往后的治疗、追踪过程中，医疗从业人员不要忽略随着时间推移做资料动态性的更新；患者也要切记，任何时候听说亲友中有人确诊罹癌，务必告知医师以更新您家族病史的记载和了解。

癌症的家族群聚，是指同血缘的家族成员中有两位或两位以上得了同一种癌症。发生家族群聚的原因，一是可能与遗传基因有关；二是并非来自遗传，而是因为处在类似的生活形态、环境下，承受着相同的危险因子（Risk Factor）而酝酿出同样的疾病；三是纯属巧合，每两到三人中就有一人终其一生会罹患一种或一种以上的癌症，家族中有几位得了同一种常见的癌症，虽非遗传作怪，却是可以被理解的巧合。

我们首先要排除第二种情况，再来探究有无遗传的可能性。

相同的生活形态、环境，就像是家族内有多位成员感染 B 型肝炎（乙肝）病毒而带原，日后其中可能有几位亲人会恶化成肝癌的情况；或者，家族内多位成员常年烟、酒、槟榔不离口，数年后，有几个亲友因此罹患口腔癌、咽喉癌或食道癌也就不足为奇。

像上述这种共有致癌环境或生活形态，是导致多位家族成员罹患同一种癌症的可能因素，并非遗传惹的祸。若难以判定家族内的癌症群聚是否纯属巧合，便需谨慎探究是否有遗传性癌症的可能。

遗传性癌症二三事

陈女士，42 岁确诊乳腺癌，她的母亲和一位阿姨都在 50 多岁就罹患乳腺癌，阿姨还罹患两个乳腺癌（一侧一个）。基因检测确定陈女士有遗传性

BRCA2 基因突变，近亲的家族基因检测结果显示，陈女士的舅舅和另一位阿姨并未带有 BRCA2 基因突变，陈女士的妹妹也没有，而小弟就和她一样带有 BRCA2 基因突变。

2013 年的美国电影《解码安妮·帕克》（*Decoding Annie Parker*），由史蒂文·伯恩斯坦（Steven Bernstein）依真人实事改编，历经十年策划、制作而完成拍摄，该片揭露了两位伟大女性的英雄事迹：

加拿大籍的安妮·帕克是位乳腺癌体验者，年幼时母亲、姐姐因乳腺癌相继过世，她本人亦罹患乳腺癌，而后又确诊罹患卵巢癌及另一种不同的癌症。疾病导致的生命和家庭的危机并未压垮她，安妮·帕克不相信家族多人罹癌是厄运所致，经基因检测确定她具有遗传自家族的 BRCA1 基因突变异常，但她却仍然怀着希望微笑面对人生，并致力提醒妇女认识乳腺癌，尤其是遗传性乳腺癌的防治。

另一位伟大的女性玛丽-克莱尔·金（Mary-Claire King），美国人类遗传学家、大学教授，于 20 世纪 90 年代发现 BRCA1 及 BRCA2 基因突变与遗传性乳腺癌的关联，在乳腺癌致病的阐明及防治上是极为重要的里程，且开启遗传性肿瘤综合征（hereditary cancer syndrome）的研究和临床防治上的发展，也拯救了无数生命。为了致敬玛丽-克莱尔·金教授对人类的贡献，2019 年，BRCA1 或 BRCA2 基因突变引起的遗传性乳腺癌-卵巢癌综合征，被命名为"金氏综合征"（King syndrome）。2014 年，她主张美国 30 岁左右的年轻女性都应该接受 BRCA 基因检测，理由是接近一半的 BRCA1/2 遗传基因突变的乳腺癌患者并无乳腺癌或卵巢癌家族史，而且美国的小家庭越来越多，很难从家族中找到遗传的突变。

目前已确知的遗传性肿瘤综合征可经由基因检测相关遗传性癌症基因是否突变而确认。其中以 BRCA1 或 BRCA2 基因突变的遗传性乳腺癌-卵巢癌综合征，以及与核酸错误配对修复基因突变的遗传性非息肉病性结直肠癌综合征最为常见，且常被提及。

如果患者是遗传性癌症，往后再罹患同一种癌症或另一种癌症的风险就比较高；另外，有一半的概率会将其异常的基因遗传给自己的子女，而遗传了此突变基因的后代，罹患癌症的风险与具有突变基因的上一代雷同。

美国著名女星安吉丽娜·朱莉（Angelina Jolie）接受基因检测，确定她遗传到母亲（患卵巢癌去世）和姨妈（患乳腺癌去世）都有的 BRCA1 基因突变，一生中罹患乳腺癌的风险将近八成，罹患卵巢癌的风险约六成，于是在 2013 年 5 月选择接受两侧乳房切除手术以预防乳腺癌的发生。安吉丽娜·朱莉的案例起了带头作用，不少癌症患者、家属和民众对基因检测跃跃欲试，期待借此了解自己是否带有较易罹患癌症的遗传性基因变异。

站在医学的立场，安吉丽娜·朱莉采取相当积极的做法预防癌症，希望将风险降到最低，然而还是分别有 3%～5%的可能性罹患乳腺癌或卵巢癌。除了手术的风险，拿掉卵巢提早停经也会影响她的身体，以这么激进的方法预防疾病是否值得？有些人可能认为无此必要，有些人则期待能把罹癌的风险降到最低，这是每个人深思熟虑后的决定，并没有对错的问题。

癌症患者的基因检测（Genetic test）有两大类，一种是检查患者是否带有生殖细胞突变，亦即是否为肿瘤遗传易感综合征。依遗传性基因异常导致发生癌症的风险，可分为外显率高风险（high penetrance）、外显率中风险（moderate penetrance）和外显率低风险（low penetrance）。一般的基因检测主要是针对外显率高风险和中风险的基因异常，而外显率低风险基因异常者，通常并无明显临床表征，相较于高风险、中风险者，罹癌风险较低。带有遗传性基因突变者，其基因的突变有一半的概率会遗传给下一代，带有遗传基因突变而尚未罹癌的人称为 Previvors（我常简称为"癌症预备者"），而罹癌的当事人则为遗传性肿瘤综合征族群，通常他们也属于肿瘤遗传易感综合征的族群。

癌症患者的另一种基因检测则是利用患者的肿瘤组织或血液（液态活

体检测）做基因组检测（genomic test），试图发掘是否有可以使用药物治疗（druggable）的驱动型基因突变或生物标记（biomarkers），此部分将在本书第四章的"精准医疗"中说明。全基因组定序基因组检测也"偶然发现"（incidental findings）一成多的癌症患者有遗传性基因突变。

癌症遗传基因检测并非检测是否有遗传性癌症，也非检查是否有癌症，而是检查是否带有遗传性癌症基因的突变（germline genetic tests），是否为肿瘤遗传易感综合征的高危人群。然而即便具有这样的基因突变，也不意味一定会罹患癌症，仅表示罹患相关癌症的概率较一般人高很多。这里说的基因检测，是指像安吉丽娜·朱莉那样诊断是否有遗传性的基因突变。以乳腺癌为例，约 10% 的乳腺癌与遗传性肿瘤综合征有关，但有遗传性基因突变的情况，*BRCA*1、*BRCA*2 基因突变并非是唯二因素——其所占比例约为 2/3，还有三成的遗传性乳腺癌的基因突变与 *BRCA*1、*BRCA*2 无关。因此欲检查是否具有遗传性基因突变，以及是哪种基因的突变，通常会检查是否有 *ATM*、*BRCA*1、*BRCA*2、*CDH*1、*CHEK*2、*NF*1、*PALB*2、*PTEN*、*TP53* 等基因的遗传性突变。

一般人一生罹患乳腺癌的风险为 10%～12%，具有下列基因遗传性突变的人罹患乳腺癌的风险会升高：*BRCA*1 约 87%、*BRCA*2 约 84%、*TP53* 44%～95%、*PTEN* 约 85%、*PALB*2 33%～58%、*CDH*1 39%～52%、*ATM* 15%～52%、*CHEK*2 28%～48%。

哪些人要做基因检测？有家族史是最基本的。此外，接受遗传咨询师（genetic counselors）的咨商，应思考心理、工作、保险等很多层面的问题，例如，若侦测出遗传性癌症的风险，对心理有何影响，保险公司是否让您投保、工作单位是否让您继续工作、是否会受到歧视等，都是基因检测前要考量的议题。

至于基因检测到底要做到什么程度，哪一类型的乳腺癌患者才需要做遗传性基因检测，除了很明显的家族史及阿什肯纳兹犹太裔，美国乳腺外科医师学会建议所有的乳腺癌患者都要做乳腺癌相关遗传性基因检测；美国国家综合癌症网络建议 46 岁以下的乳腺癌患者要做；而梅奥医学中心的研究发现，66 岁以下的乳腺癌患者做遗传性基因检测（9 种基因）敏感度更高，涵盖更多的遗传性乳腺癌的患者。然而，这个问题的答案仍有争议，处于一直在改变的动态。从全球角度、国情、文化及注入医疗资源的差异来看，各国对这个议题的看法肯定有更大的分歧。

除了乳腺癌，还有哪些癌症要做遗传性癌症基因的检测呢？随着医疗科技的进展及确诊遗传性癌症在预防及治疗上的进步，越来越多的癌症，如卵巢癌、胰腺癌、大肠直肠癌、子宫内膜癌、前列腺癌的患者已被建议应筛检有无遗传性基因突变。

随着科技进步，癌症基因检测成了评估有无癌症遗传基因突变、罹癌风险的利器，也可检测出是否属于肿瘤遗传易感综合征。而且，遗传性癌症的基因检测也由只能检测少数几个常见的遗传性肿瘤综合征的基因突变，进展到更周全的多基因组合的检测（multigene panel testing），降低检测上的遗漏。

纪念斯隆-凯特琳癌症中心（MemorialSloan–Kettering Cancer Center）的医疗团队于 2020 年美国临床肿瘤学会年会发表了一份他们分析 2015—2019 年 11 975 位严重癌症患者（各种不同癌症）的报告。结果显示，其中 17.1% 的患者有遗传性癌症基因的变异、7% ~ 9% 的患者具有可以使用药物治疗（靶向药物或免疫检查点抑制剂）的遗传性癌症基因变异。

对于具有肿瘤遗传易感综合征的人或癌症体验者（遗传性肿瘤综合征），遗传性癌症基因变异在癌症预防上除有特殊的考量与处置介入的角色外，对于已是严重癌症的患者，某些遗传性癌症基因变异也可用作预测相关靶向药物或免疫检查点抑制剂疗效预测指标（Predictive markers），借此协助选择适当的抗癌治疗方法。

◎ 癌症会传染吗

在门诊，常有患者问我："能否和家人一起进食？""餐具要不要分开？""可不可以接吻或有性生活？""蚊子的叮咬会不会传播癌症？"罹患癌症之后，患者和家属都很担心，生活在同一屋檐下，一起用餐、同房，是否会将癌症传染给家人。确实，有些人会因为错误的观念或想法，对罹癌的家人心生害怕，或故意利用这样的理由与患者分房、分居。

生物界中会传染的癌症

事实上，目前生物界被证实会传染的癌症有三类：一是在袋獾身上发现的恶性神经鞘肿瘤（Malignant schwannoma），二是在某种犬类身上发现的犬传染性性病肿瘤（Canine transmissible venereal tumor），三是在海洋贝壳类生物身上发现的传染性癌症。

人类残忍的猎捕和滥杀，一直被认为是地球上生物濒临绝种很重要的一个原因。但也有例外的案例，近年来，国际鲸豚保育协会提出警告，在澳大利亚南部塔斯马尼亚州（Tasmania）的特有动物袋獾（又名"塔斯马尼亚恶魔"，Tasmania devil），由于在性行为过程中的互咬动作，将身上的癌细胞散播，传染到另一只袋獾的脸上，而有面临绝种的危机。

1996 年，科学家发现袋獾脸上的肿瘤是导致这类稀有动物濒临绝种的主要原因。英国科学团队利用分子医学的科技证实，这类肿瘤是恶性神经鞘肿瘤。在塔斯马尼亚不同地点的袋獾身上取得的 25 个肿瘤检体，竟然根源于同一个肿瘤。针对这种经由传染而散播的癌症，目前当地的因应方法是采取隔离和扑杀来杜绝癌症的传播。还好在塔斯马尼亚西北地区的獾族群在基因遗传上有别于东部的袋獾，能辨识这种传染性的癌症为外来的侵入者，并有免疫系统对抗它，从而保护自己不会受到癌细胞的传染。也有少数袋獾被传染后罹癌，经过一段时间后，身体出现可以排斥癌细胞的免疫力，这些都是生物学家研究癌症免疫学很重要的题材。

在热带、亚热带地区，有一种犬类可以通过性行为传染癌症。犬传染性性病肿瘤是一种组织细胞（histiocyte）的癌症，主要发生在外阴部、鼻和口腔。研究发现其癌细胞染色体数有 57~64 个，而狗的染色体有 78 个。目前，对犬传染性性病肿瘤的癌细胞源头的推测，可能是来自上百年前的狼或其他犬类动物的肿瘤，癌细胞一直潜藏在这种犬类动物体内，在动物间传染，并绵延不息地自我繁衍。

2015 年，美国哥伦比亚大学微生物及免疫学系教授斯蒂芬·高夫（Stephen P. Goff）与其团队发现了海底生物软壳蛤（soft clams）之间的传染性癌症（白血病）。后来该团队又发现其他贝壳类生物也有类似传染性癌症，显示传染性癌症在海洋生物中可能比科学家认为的更常见，但是人类吃了这些具有传染性癌症的贝壳类海鲜，并不会被传染。

 曹院长的癌症小学堂

不易罹癌的动物：大象、北极鲸、裸鼹鼠。

虽然大象是不易罹癌的动物，但并不表示所有大象都不会罹癌。台北市动物园的大象马兰就罹患脚趾恶性纤维瘤，2002 年病逝，当时赵可式教授还受邀为其提供安宁照护的咨询。

人与人之间，癌症到底会不会传染

人类癌症的传染并非全然没有，但几乎都是医学文献上极为罕见且特殊的案例。例如，外科系的医师或实验室内的人员，由于手部有伤口，直接接触到癌灶而感染癌细胞，一段时间后在原伤口处长出肿瘤。器官移植或造血细胞移植也曾发现感染癌细胞，捐赠器官之后才发现罹患癌症的捐赠者，他们的器官受赠者中，有部分受赠患者后来也罹患同样的癌症，原因无非是捐赠前体内的器官或血液细胞内已有癌细胞。然而癌细胞是否具传染性，得视患者的癌细胞进入另一个人体后，能否突破接受者体内免疫系统的监视防卫，顺利地被接受、包容并在异体内生存而定。换句话说，人体间的免疫兼容性决定了癌细胞能否突围成功，顺利生存。

除了上述极为罕见的案例外，癌症并非感染症或传染性疾病。一般而言，癌细胞离开身体后很快就会干枯而凋萎，即便进入另一个人的体内，扮演犹如警察般巡逻防卫角色的身体免疫系统也常会辨识出入侵者的危险性，并将其驱逐出境。

癌症绝非一夕生成，因家人罹癌而担心会不会受传染，不仅多虑也是无谓的疑问，况且全家人一起生活多年，纵使会传染，也已传染。与其担心发生概率近于零的问题，倒不如细心提醒自己定期做身体检查，放心享受如常的生活。

微生物的传染致使罹癌率增高

人和人之间虽然不会直接传染癌症，但人类癌症的成因中，有不少癌症与微生物，如病毒、细菌或寄生虫等的感染有密切的关系，而且也常是罹患癌症的复杂成因过程中，必要而且是极为关键的现象，人体可能因为感染某些微生物而增加致癌概率。

微生物感染症在人与人之间是会传染的，例如，带有 B 型肝炎（乙肝）病毒的母亲，在怀孕、生产、哺育过程中借由垂直传染将自身的病毒传给婴儿，这是亚洲 B 型肝炎病毒流行的常见途径，而日后罹患 B 型肝炎病毒感染的子女中，就可能有人因为 B 型肝炎病毒而罹患肝癌。亦即肝癌并不会传染，而是病毒的传染提高了肝癌的罹患率。同样的道理，人与人之间，癌症**是不会互相传染的，然而，却会因为微生物的感染而促使致癌率升高**。

根据国际癌症研究中心 2012 年的报道，全世界每 6 位癌症患者中就有 1 位罹癌成因与微生物感染大有关系。肝癌、胃癌、宫颈癌及鼻咽癌是台湾最常见的与微生物感染有关的癌症，这些病原菌包括：EB 病毒（鼻咽癌及部分淋巴瘤）、幽门螺杆菌（胃癌及胃淋巴肿瘤）、乙肝和丙肝病毒（肝癌），以及人乳头瘤病毒（宫颈癌、阴道癌、外阴癌、阴茎癌、肛门癌和口咽癌）。这些病原菌会增加相关癌症的罹患率，常是导致相关癌症的必要成因，但非充分条件，也不是所有受感染的人都会罹癌，况且形成癌症需耗时多年，身体的免疫系统多能消除或压制这些病原菌，并对其产生免疫力，只有部分人因为持续、慢性的感染而发展成癌症。身体有免疫力，纵使接触相同病原菌也不会再受感染，就像患过风疹后便不会再得一样，然而罹患癌症的患者并没有不再罹患第二个不同癌症的特权，反而罹患新癌症的风险会增加。

积极治疗体内的感染，能化解或减缓慢性发炎的进展，修复受感染器官的功能，降低罹患相关癌症的风险，如治疗幽门螺杆菌能减低胃癌的罹患率，而 C 型肝炎（丙肝）病毒感染的治愈也能大幅降低肝癌的发生。对于已罹癌的患者，治疗其相关感染极少具抗癌效果，但能改善癌症所在器官的功能，且有可能避免在同一器官发生另一个癌症。

如何避免这些微生物感染？注重个人卫生，避免不洁的文身、穿耳洞、针灸，勿共享刮胡刀、牙刷、针头、梳子，减少不必要的输血，维护性生活安全，接种病毒疫苗，等等，可以避免感染。台湾自 1984 年全面实施 B 型肝炎（乙肝）病毒疫苗注射后，能有效降低 B 型肝炎病毒感染，防治肝癌；另外，已问世的人乳头瘤病毒疫苗能大幅降低人乳头瘤病毒的侵犯及持续感染，预期可减少近七成的宫颈癌。

病原菌感染是形成相关癌症的必要步骤，也让我们在此类癌症的防治上有清楚的目标以进行预防。预防是重要的工作，杜绝这些感染源并配合相关的癌症筛检，可以减少健康所冒的风险（表 2-4）。

表 2-4　被国际癌症研究中心列为第一级致癌杀手的微生物

癌　别	第一级致癌杀手（微生物）
肝癌	B 型肝炎（乙肝）病毒（HBV）
	C 型肝炎（丙肝）病毒（HCV）
淋巴瘤、鼻咽癌	EB 病毒（EBV）
宫颈癌、外阴癌、阴茎癌、肛门癌、口咽癌	人乳头瘤病毒（HPV）
卡波西肉瘤	人类疱疹病毒第八型（HHV-8）
成人 T 细胞白血病 / 淋巴瘤	人类嗜 T 淋巴细胞病毒第一型（HTLV-1）
胃癌、胃淋巴肿瘤	幽门螺杆菌
埃及膀胱癌	吸血线虫
胆道系统肿瘤	中华肝吸虫

癌症的症状

有时患者陈述的是对自己的诊断，而非主观的症状，比如：

气喘又发作了

最近有感冒

前几天肠胃炎

对患者用自我诊断取代形容症状的言语中，细细追问，好好推敲，才不会落掉线索、错误诊断。例如，患者从胸口的灼热烧痛感中自我诊断胃酸逆流，殊不知详细检查后才发现是冠状动脉疾病引起的症状。当然也有不少时候患者的自我诊断与医师的诊断一致。

◎ 癌症一定会有症状吗

"医师，我摸到腋下有硬块，但不会痛，应该不是癌症吧？"我常在门诊中听到这样的疑问，提出这些疑问的患者至少还会到医院检查，让专业的医师进行诊断。但有不少人发现身上有异常的硬块出现时，却因为"不痛""没有感觉"而没想过要进一步做检查。多数患者比较在意的常常是症状，症状让患者过得很不痛快，甚至不能好好生活时，才会采取进一步的求医行动。

事实上，罹患癌症会不会有症状，与肿瘤生长的位置、速度有关，除非肿瘤压迫到神经才会出现痛的感觉，所以"痛不痛"其实不能作为癌症的判断基准。以肝癌来说，肿瘤如果生长于边缘位置，如肝包膜侧边，在初期就会有痛的感觉；如果生长于肝脏的中央位置，属于器官深处，即使肿瘤长得很大，也不见得会有痛的感觉。等到身体有了疼痛的感觉才来就医，常会发现肿瘤已经长大到一定程度，或是有多处转移，所以一旦感觉身体的不适症状持续了一段时间，就应该立即到医院做检查。

◎ 有症状不一定有病，没症状不一定没病

在我多年的临床诊察经验中，有一个重要观念一定要告诉大家，就是症状与疾病并不一定正相关，并非疾病愈严重症状就愈严重，不要被症状给骗了，症状缓解不一定意味着疾病消失了。而且在某些情况下，它们一点关系都没有！由于癌症防治工作往前推展，在完全没有症状的时候，通过筛检能发现可以尽早治疗的早期疾病，这也是为什么要做筛检的重要原因。

门诊中有一对年逾半百的夫妻。一开始，这位徐太太常觉得全身上下都不对劲，头晕、喉咙不适、胸口闷，于是夫妻俩去做一次详细的全身健康检

查。检查报告出来后发现，徐太太一点问题也没有，她的种种不舒服的症状应该是和步入更年期有关，这个结果让她大大松了一口气！反倒是徐先生，平常他的身体还算健朗，也没有感觉哪里不舒服，但检查之后，却发现他的肝脏里有好几颗肿瘤。

医院为徐先生安排了肝脏的切片检查，结果显示是转移性的恶性肉瘤。当时我觉得奇怪，为什么会有这样的状况发生？后来发现他的腹部有一个刀痕，询问之后才知道，徐先生 20 年前曾因为胃部问题而做过手术。

徐先生的肿瘤可说在 20 年前就种下了病灶，癌细胞的种子已经转移至肝脏，只是肿瘤生长的速度很慢，经过 20 年，虽然影像检查可以侦测出来，但完全没有症状或任何不适。徐先生的肿瘤已是第四期，不可能根治，而且在当时也是治疗困难的疾病，因此建议定期追踪，不做治疗。直到追踪到第八年，徐先生才慢慢开始出现腹痛及肝脏内转移性肿瘤破裂引发腹腔出血的症状，后续又合并败血症，身体状况才急速恶化。

这个病在徐先生身上是一直持续的，只是疾病发展的速度相当缓慢，也没有明显不适的症状出现，患者和家属还以为是服用偏方的效果，实际上疾病一直在持续缓慢地恶化。

◎ 小心"持续性"的异常症状

门诊中曾遇到过一个咯血的肺癌患者，一开始在医院接受检查，服用止咳药和止血的药，症状得到缓解。不久，检查结果出来，医师发现在患者的肺部有个阴影，请他到医院复诊，但他认为原先咯血的症状没有了，应该没有什么问题，直到三个月后，咯血情况更加严重，才又回到门诊来，当时肿瘤比起三个月前已长大不少，经进一步检查，确认诊断罹患肺癌。

另一位患者也有类似的情况，他发现自己排便异常已有一段时间，服用缓解症状的药物后，情况似有好转，正当他说服自己一切都没事时，两个月

旁观者清 赵可式教授怎么说

为什么曹院长会发现徐先生腹部有一个刀痕，从而抽丝剥茧追查出一连串的问题？因为曹院长会让每一位患者躺上诊疗床，从头到脚做理学检查，不放过任何一个小细节。徐先生可能自己都忘了 20 年前腹部开过刀。若医师是坐在计算机前面问诊，靠患者口述，那绝不可能发现徐先生的病灶。身体理学检查虽然是医学教育中的重点，也是每位医师的基本功，但鉴于现在的医疗生态，每位患者看诊只有 2~3 分钟的时间，这项基本功常被忽略了。曹院长行医 40 多年如一日，从未荒废这项基本功，也因而显出他平凡中的不平凡！

后症状又突然出现，通过大肠内镜检查，才发现他罹患了大肠癌。

要小心症状消失背后潜藏的陷阱，一旦发现身体有异常的状况，如果症状明显，又持续了一段时间，千万不要掉以轻心，立即去医院接受进一步的检查，才是正确的做法。

◎ "症状轻重"不等于"病情轻重"，不要被症状给骗了

对于罹癌的症状，门诊里也经常碰到这样的误解，患者常会问："大家不是都说得了癌症会体重减轻、胃口不好，但我都没有，不但吃得不错，体重也重了一点。"当然有些病患的确因为某些症状的突然出现，检查后发现得了癌症，但并没有所谓"罹癌就一定会出现的症状"。

也有不少患者会将"症状轻重"与"病情轻重"画上等号。事实上，许多癌症初期的患者是没有什么"感觉"的，无法从症状本身去发现身体的疾病。比如乳腺癌初期的患者，可能乳房完全没有任何异样感，也不会摸到乳房有异常的肿块；肺癌初期的患者，也可能没有咳嗽等症状。

一般的癌症患者可能本身有其他疾病困扰，但因为罹患癌症，一有风吹草动，很容易将身体的不舒服归咎于癌症。还有一种常见的状况，就是患者吃了所谓的"癌症偏方"，那些不舒服的症状暂时得到缓解，让他们误以为偏方很有效，但事实上病情依旧没有达到改善的效果，患者只是被一时缓解的症状给蒙骗了。

有些症状确实是因为治疗癌症才引起的，往往也会让患者担心，是不是病情又加重了？有位舌癌患者，由于疾病太严重，施行手术有困难，就先进行化学治疗，一个星期之后，发现他的肿瘤小了许多，但平常口腔卫生清洁不佳，化学治疗造成的口腔溃疡让他感到极度不舒服，也误以为自己的病情又加重了，但事实并非如此，溃疡只是治疗后引起的暂时性的不良反应。

◎ 症状只是一个讯号

癌症患者的不适或异常症状大多不是癌症所特有的，很多疾病都可能产生类似的症状，因此，绝不能光凭症状就断定患者的疾病。症状只是健康状况亮红灯的一个提醒，尤其是持续的症状仍没有改善时，症状的出现除了意味着健康状况可能亮起了红灯，还能提供我们追查原因的线索和方向。

有些患者会将症状归因于某些习惯或毛病所致，比方说有抽烟习惯的患者，平常有慢性咳嗽，纵使咳嗽的症状有所缓解，或有其他胸部的症状，也常归因于抽烟的关系而没有及早就医；有痔疮的患者常将血便归咎于痔疮的毛病，直到血便不易控制或其他症状出现时，才察觉问题不妙，检查之后才知道原来这次的便血是直肠癌引起的。另外一种情况是，无法从患者的不适症状来判定到底是癌症还是相关并发症、其他疾病所引发。比方说，肝癌的患者有近八成会合并肝硬化，往往患者呈现的症状是肇因于肝硬化，而不是肝癌引起，单从患者的症状来看，很难区别是来自肝硬化还是严重的肝癌所导致。类似这种难以从症状判别的情形，也常见于前列腺癌合并有良性前列腺肥大的患者身上。

◎ 没有任何症状却已有癌症存在

随着健康检查的盛行以及检测仪器的进步，有越来越多的民众在健康检查、例行筛检、后续的进一步检查中诊断出罹患癌症，然而病患在确诊之前却完全没有任何的不适症状。也有些患者是因为其他的身体问题、疾病来就医，检查过程却意外发现癌症的存在，但在此之前，癌症本身可能尚未让患者产生任何不舒服的症状。

癌症患者的症状，依其侵犯的范围及进展，可以包括局部的症状、转移的症状以及副肿瘤综合征。以鼻咽癌举例来说，病患的局部症状有鼻塞、耳鸣、头痛、流鼻血或颈部淋巴结肿大的症状；骨痛、咳嗽、右上腹不适可能是鼻咽癌转移至骨骼、肺部、肝脏所带来的症状；皮肌炎或多发性肌炎是鼻咽癌偶尔可以发现的副肿瘤综合征；若手指尖部变粗（杵状指）就要怀疑是否为鼻咽癌转移至肺部导致的副肿瘤综合征。已有远端转移的鼻咽癌患者常见的副肿瘤综合征的全身性症状包括：食欲不振、发热、倦怠、体重减轻等。副肿瘤综合征并非是癌症的局部侵犯或转移引起的，而是间接引起的，癌症患者约 8%有副肿瘤综合征的症状，甚至有些患者是因为有这些症状的出现，才被怀疑、确诊癌症。一般常见的副综合征症状是肿瘤分泌激素、多肽或细胞激素所引起，或是肿瘤所引起的免疫反应。副肿瘤综合征的临床表征涉及内分泌、神经、皮肤、风湿免疫和血液系统。随着癌症治疗获得控制，副肿瘤综合征大多会缓解、改善。

◎ 极少症状为癌症所独有

癌症患者常会有食欲不振、疲惫倦怠、睡眠障碍的困扰，而这些症状在忧郁症患者的身上也常见，临床上不易鉴别时，便需照会精神科专家做进一步的评估（表2-5）。

表2-5 癌症患者常见的就医症状

一、与肺癌有关的症状	
局部的症状	持续咳嗽、咯血、呼吸困难、胸痛、声音沙哑、哮喘、上腔静脉阻塞（脸部肿胀、颈部肿胀、两侧上肢肿胀）、脸颊侧部冒汗、脸颊两侧温度不对称、反复性肺部感染、发热、畏寒、咳嗽、呼吸困难、胸痛
转移的症状	头痛、头晕、走路不稳、骨痛、腰部不适、右侧上腹不适、两侧下肢无力、瘫痪、排尿或排便障碍、片侧麻痹、癫痫发作
副肿瘤综合征	倦怠、食欲不振、体重减轻、肺性肥大性骨关节病变（骨痛、杵状指）、肌肉无力、血栓栓塞
二、与肝癌有关的症状	
局部的症状	右侧上腹疼痛、腹胀、食欲不振、体重减轻、腹膜腔内出血（肿瘤破裂）、腹水 肝硬化症状：黄疸、腹胀、腹水、下肢水肿、吐血、黑便、肝性脑病变
转移的症状	骨痛、咳嗽、呼吸困难

表 2-5（续）

二、与肝癌有关的症状	
副肿瘤综合征	低血糖、红细胞数增多（多血症，肿瘤分泌红细胞生成素所致）、发热、高胆固醇血症、高血钙症
三、与大肠癌、直肠癌有关的症状	
局部的症状	腹痛、腹胀、腹部不适、血便、大便习惯改变、大便形状变细、里急后重（rectal tenesmus，即腹痛窘迫，时时欲便，肛门重坠，便出不爽，有便不尽之感，表现为下腹部不适，很想解大便，然而又无法一泄为快）（左侧大肠直肠癌） 肠阻塞：腹胀、腹痛、恶心、呕吐 肠穿孔：腹痛、发热 慢性出血：贫血、无力、食欲不振、倦怠、呼吸困难
转移的症状	右侧上腹不适、咳嗽、呼吸困难、腹痛、腹胀、里急后重
副肿瘤综合征	食欲不振、无力、体重减轻（cachexia，即恶病质）、肌肉疼痛（多发性肌炎）、单侧肢体肿胀（深层静脉血栓）
四、与乳腺癌有关的症状	
局部的症状	两侧乳房形状不对称、乳房肿块、乳房变硬、乳房皮肤变化、乳头有异常分泌物、形态改变、皮疹、乳房持续疼痛、压痛、腋下肿块
转移的症状	骨痛、两侧下肢无力、瘫痪、排尿或排便障碍、咳嗽、呼吸困难、头痛、头晕、走路不稳、癫痫发作
五、与胃癌有关的症状	
局部的症状	腹痛、腹胀、恶心、呕吐、黑便、吐血、贫血、倦怠、无力、食欲不振、呼吸困难、体重减轻
转移的症状	腹胀（腹水）、骨痛、两侧下肢无力或瘫痪、排尿或排便障碍、右侧上腹不适

表 2-5（续）

六、与口腔癌有关的症状	
局部的症状	口腔持续性溃疡不愈、疼痛性溃疡、口腔内肿块、吞咽困难、咀嚼困难、吞咽痛、口齿不清、体重减轻、颈部淋巴结肿大
转移的症状	咳嗽、呼吸困难、远隔淋巴结（转移的淋巴结，非局部区域淋巴结）肿胀、高血钙症

七、与前列腺癌有关的症状	
局部的症状	排尿障碍、残尿感、尿频、血尿、直肠的症状、里急后重
转移的症状	骨痛、骨折、下半身无力或瘫痪、体重减轻、咳嗽、呼吸困难、右侧上腹不适

八、与宫颈癌有关的症状	
局部的症状	异常阴道（下体）出血、性行为后异常出血、经期间大量出血、月经大量出血、阴道（下体）有异常分泌物、下背痛、下肢肿胀、血尿、血便、贫血（慢性出血造成）、倦怠、无力、呼吸困难、膀胱及直肠的症状
转移的症状	咳嗽、呼吸困难、颈部淋巴结肿大、右侧上腹不适

九、与食道癌有关的症状	
局部的症状	吞咽困难、呕吐、吐血、体重减轻、胸部痛或不适、上腹痛、胃食道逆流、声音沙哑、吞咽痛、消化不良
转移的症状	咳嗽、呼吸困难、骨痛、下半身无力或瘫痪、排尿或排便障碍、右侧上腹不适、恶病质、高血钙症

十、与胰腺癌有关的症状	
局部的症状	腹痛、腹胀、恶心、呕吐、黄疸、尿颜色暗黄、背痛、倦怠
转移的症状	右侧上腹不适、骨痛、骨折、下半身无力或瘫痪、排尿或排便障碍

常被漠视的危险：癌症相关的血栓栓塞症

62 岁的张先生，两个月前右上腹不适，腹部超声波检查发现肝脏内有多颗异常结节，肝切片病理检验及影像检查确诊第四期胰腺癌并肝脏转移。施行化学治疗期间，注意到右侧下肢肿胀，走路时也有点胀痛的感觉，静脉血管超声波检查显示为深层股静脉的静脉血栓症，随即接受抗凝血剂治疗，合并抗癌化学治疗。

50 岁的李女士，近七八个月以来，月经周期和天数如常，但前三天的月经出血量明显较往常多，自认可能是届龄接近停经，有一天突然发生左侧上下肢乏力，经过急诊的脑部影像检查确诊是脑卒中，血液检查显示血液凝固系统的异常病变，进一步详细检查并及时手术治疗，诊断为子宫内膜癌第三期。手术后，李女士左侧上下肢乏力的症状快速恢复正常，临床上几乎无显著的后遗症，血液凝固系统的检查也很快恢复至正常。

陈先生 62 岁，接受肺腺癌手术后一段时间，发生肺部转移性复发，因肿瘤细胞具有表皮生长因子受体（epidermal growth factor receptor, EGFR）基因突变，以第一代 EGFR 抑制剂的靶向药物进行治疗。三年后因右侧上下肢乏力，确定是肺腺癌对第一代靶向药物产生抗药性，因疾病恶化导致发生弥散性血管内血液凝固（DIC）而引起脑卒中。当时血液的液态活体检测（liquid biopsy）显示 *EGFR* 基因突变新增 *T790M* 的突变，陈先生开始服用第三代靶向药物泰瑞沙（Tagrisso）治疗——泰瑞沙即奥希替尼（Osimertinib），是用于肺癌治疗的靶向药——经过一段时间，癌症受到控制，DIC 状况随之改善，患者身体功能、行动能力也逐步恢复正常。陈先生肺癌的恶化，临床上是以血栓堵住脑血管的脑卒中来表现，一旦肺癌得到良好的控制，发生栓塞的风险就随之趋于和缓。

1860 年，法国的阿尔芒·特鲁索（Armand Trousseau）医师率先报告癌症患者发生血管血栓栓塞症的现象，后续诸多研究也证实癌症患者常有血液凝固系统的异常，血栓栓塞症是癌症患者常见的并发症。10%～15%的癌症患者会发生静脉血栓栓塞的并发症（主要包括深层静脉血栓症及肺栓塞症），发生的风险为一般同龄民众的六倍左右，罹患脑卒中、急性心肌梗死等动脉血栓症的风险也较一般民众高出许多。

前述三个例子中，罹患胰腺癌的张先生是在接受治疗时发生深层静脉栓塞的并发症，李女士是以脑动脉血管栓塞的脑卒中来表现，进一步检查才确定子宫内膜癌的诊断，而陈先生则是以血栓堵住脑血管的脑卒中来表现癌症的转移性复发。罹患静脉血栓栓塞症的患者中，有15%～25%与癌症的存在有密切关系，绝大部分在癌症确诊后的几个月内发生，少数患者如陈女士，是以血栓栓塞症来表现癌症的存在，因此如果无缘无故发生血管血栓栓塞症，要警觉探究有无潜藏癌症的可能。癌症患者血液凝固系统异常的表现，从完全没有临床症状或表征，只有血液凝固功能检查的异常，到致死性的血栓栓塞症，其异常所呈现的范围的宽广，也见于个体间的差别。

◎ 留意临床症状和表征

血栓栓塞症的诊断，有些是因影像检查而偶然发现，绝大多数是患者出现临床症状后才开启进一步的血液凝固功能检测和影像检查，如血管超声波检查、血管摄影检查、计算机断层检查、核磁共振检查或肺灌注核医检查等来证实血栓栓塞症的存在。

血栓栓塞症的临床症状和表征依发生血管的部位而异，最常见的下肢深层静脉栓塞症，其常见的症状是单侧下肢的肿胀、胀痛、不适，肺栓塞症常见的症状则是呼吸困难、胸痛、咯血、呼吸急促、心跳加快，然而由尸体解剖的研究报告显示，其实有不少发生静脉血栓栓塞症的患者，并没有明显的临床症状。

一般而言，静脉血栓栓塞症主要原发于四肢深层静脉栓塞症，血栓再借着血液循环，跑到肺部，形成肺栓塞。肺栓塞症和脑卒中、急性心肌梗死是血栓栓塞症导致死亡最主要的途径，并发血栓栓塞症的癌症患者其死亡风险为没有发生血栓栓塞症患者的 2～6 倍，癌症患者并发血栓栓塞症的死亡率也比一般非癌症患者要高，而且治疗后复发的风险也高出许多。

由于癌症患者并发严重的肺栓塞、脑卒中或心肌梗死是猝死常见的原因，事出突然，家属无心理准备，常无法接受及不能谅解，而导致不乐见的医患纠纷也时而可闻。所以，针对高危险群的癌症患者，必须向患者和家属做好卫教与预防措施，并提醒患者不要轻忽早期轻微症状。

在亚洲地区，静脉血栓栓塞症由于发生频率不若欧美，甚至在癌症患者中也不太受到重视，坊间有关癌症的相关书籍也甚少提及，大家相对就比较陌生。医疗专业人员对于血栓栓塞症的理解、重视和留意，是做好预防血栓栓塞症的第一步。

◎ 发生风险与癌症种类、严重度有关

大部分癌症患者并不会发生血栓栓塞症，然而出现此并发症也绝非罕见。癌症患者为何会发生血栓栓塞症？哪一类型的癌症患者较易并发血栓栓塞症？哪些危险因子与并发血栓栓塞症有关？以下从癌症本身、癌症治疗及患者特性三个面向来说明。

发生血栓栓塞症的风险与癌症的种类、严重度密切相关。胰腺癌、胃癌、肺腺癌、大肠癌、卵巢癌、白血病及骨髓增生性疾病如真性多血症、血小板增多症，是属于好发血栓栓塞症的癌症；而转移性癌症发生的风险为局部或区域性癌症的 4～13 倍。肿瘤能直接侵犯血管或压迫血管，促使血管阻塞，而癌细胞分泌的刺激血液凝固系统活化的物质，是导致癌症患者血液极易凝固产生血栓栓塞症最主要的原因。

癌症治疗如手术、放射治疗、化学治疗、抗激素治疗、抗血管增生的靶向治疗，如安维汀（Avastin, Bevacizumab）、欣锐择（Cyramza, Ramucirumab）、多吉美（Nexavar, Sorafenib）、索坦（Sutent, Sunitnib）、英立达（Inlyta, Axitinib），免疫调节剂如赛得（Thado, Thalidomide）、瑞复美（Revlimid, Lenalidomide），治疗癌症贫血的红细胞生成素（Erythropoietin），以及方便输注化学治疗所埋置的中心静脉导管等，都与好发血栓栓塞症有关。

癌症患者年纪大、身体状况变差、肥胖、活动力下降、卧床时间变长、合并糖尿病、心脏血管疾病、感染症等共病，都是增加发生静脉血栓栓塞症风险的因素。而在患者的特性中，种族的差异是最重要的，血栓栓塞症的问题在欧美远比亚洲严重，白人和黑人发生血栓栓塞症的概率远高于黄种人。

早在半个世纪前，通过尸体解剖观察 40 岁以上人的肺栓塞症盛行率，发现美国人是日本人的 20 倍之多。美国联邦医务总监于 2008 年宣称，肺栓塞是住院患者最常见、可以预防的死因。针对癌症患者，不少欧美研究报告也指出，血栓栓塞症是癌症患者的第二死因，仅次于癌症本身。

目前尚不清楚种族差异的确实原因，可能与欧美人体内抗凝血功能或纤维蛋白溶解活性偏低有关。这些差异也反映在预防血栓栓塞症的作为东西方迥然相异。在亚洲，除非很特殊的极高风险案例，鲜少使用药物来预防血栓栓塞症的发生。

发生血栓栓塞症后，除了治疗及移除可能的原因外，在没有禁忌的情况下，原则上以抗凝血剂疗法为主，治疗的目标是避免其延伸、扩展，降低栓塞症，以及预防复发。

癌症患者并发血栓栓塞症，除了死亡危险高、复发率高，治疗引起出血不良反应的风险相对而言也比较高，在治疗选择上更要留意如何避免出血的危险，以有效达成治疗的目标。

第三章　癌症治疗前的准备

癌症分期

◎ 看懂癌症分期的 TNM

　　每个部位的肿瘤都有局部区域（locoregional）淋巴结的范围，如皮肤癌长在某个地方，局部区域就包括这个地方和附近的淋巴结，即局部区域的淋巴结（N），如果患者的癌细胞仅出现在这里，就叫局部区域性癌症；若受到癌症侵犯的淋巴结不在局部区域的范围，意味着癌细胞已扩散至其他部位，是属于转移的淋巴结，那便是已有转移的癌症（M）。

　　有了确定诊断，临床上下个步骤是了解疾病的严重度。我们常用国际抗癌联盟（UICC）/ 美国癌症联合委员会（AJCC）的 TNM 系统评估疾病的严重度，UICC 与 AJCC 是世界公认、普遍采用的癌症分期系统。自 1987 年以来，两套系统合而为一，两本册子虽然大小不一，但内容从头至尾完全一样，随着医学界对癌症疾病更清楚的理解及治疗的进步，及时修订、改版。

　　TNM 系统中，各字母及其级数皆有其定义，代表某种状态，让我们一目了然，清楚患者疾病的严重程度。T 代表肿瘤（Tumor）本身，依肿瘤大小分为 T1、T2、T3、T4 期；T4 表示肿瘤所在局部位置的范围最大、最广，对邻近器官的侵犯最严重。N 代表淋巴结（Node），依受侵犯淋巴结的部位、大小、多寡分为 N1、N2、N3 期；N3 一般表示受侵犯淋巴结的位置离原发肿瘤较远、较大或较多。M 代表转移或扩散（Metastasis），依有无转移或扩散分为 M0、M1 期；M0 表示没有转移或扩散，M1 则是有转移或扩散。

 曹院长的癌症小学堂

TNM 癌症分期

T：表示肿瘤（tumor）的大小和对邻近器官侵犯的
程度。

N：表示局部区域淋巴结（lymph node）被侵犯的严
重度。

M：表示是否转移或扩散（metastasis）。

◎ 影像检查是最常用的癌症分期工具

癌症分期最常用的工具是影像检查，包括超声波检查、计算机断层检查、核磁共振检查、骨骼扫描检查及正子摄影检查等，这些检查的结果便是所谓的"癌症临床分期"，以 TNM 系统来表示它的期别。影像检查虽不能视为确定诊断的工具，却是了解病灶位置的必要工具，在癌症的诊治上有其不可或缺的角色，同时也不要忽略身体理学检查在临床分期上的功能，理学检查常可在影像检查之外得到意外的收获。

正子扫描在临床分期上的应用

正子扫描计算机断层检查（PET–CT）或正子扫描核磁共振检查（PET–

MRI）是癌症确定诊断后，评估癌症侵犯严重程度的利器，但并不是一定得用正子扫描来做癌症的临床分期。

如果是很早期的癌症，如第一期舌癌、乳腺癌、肺腺癌、大肠癌等，会发生转移的概率很低，此时用正子扫描去确认是否有转移，是相当不明智、过度检查的做法，也徒增放射线暴露的负担。

如果一般的影像检查怀疑是局部区域较严重的癌症，如已是第三期的癌症，临床医师不免会想进一步探究：真的只是第三期吗？会不会已经是第四期呢？由于期别不同，在治疗上就会有不同的考量，此时正子扫描便常被当成进一步协助确认临床分期的工具和参考。

另一种状况是，已经是第四期的癌症，一般影像检查发现只有少数的转移（oligometastasis），治疗上还有积极介入，甚至治愈的可能，此时就可以运用正子扫描进一步确认：疾病严重度是否就是如此而已？有没有其他更多、更严重的病灶？当然如果正子扫描发现比一般影像检查的结果更严重，也就从而得知，以治愈为意图的治疗介入常是不可行的。

临床上偶尔也会碰到，一般影像检查显示癌症的扩散已经很严重，但有些患者和家属仍然要求做正子扫描，他们只是想知道到底癌症扩散的情况有多严重。这种情况下做的正子扫描，纵使证实了结果就是那么严重或更严重，也只是徒增伤感，其实对治疗一点帮助也没有。

正子扫描检查偶然发现的异常

癌症患者接受正子扫描检查，主要是探究癌症侵犯的严重程度，但是检查也会附带发现一些其他的、与原本癌症无关的问题，或是无关紧要的伪阳性、发炎反应、良性肿瘤、癌症前身等状况，其中有 2%~4% 的比率会发现与原本癌症无关的偶发癌（incidentaloma，另一个独立、偶然发现的癌症），此时就得依临床上的判断做出处理上的排序。这些种种因为正子扫描检查附带发现的异常，通称为偶然发现（incidental findings）的状况。

范先生 61 岁，因咽喉异物感确诊下咽癌，通过正子扫描计算机断层检查（PET-CT）确认下咽癌是第三期，但同时却意外发现还有第二期的食道癌以及第三期的直肠癌，在此之前，患者并没有食道癌和直肠癌相关的症状，这两种癌症是检查下咽癌时发现的，即是偶发癌。

◎ 病理分期是癌症治疗的重要依据

无论是对原发部位还是转移部位的肿瘤病灶，以手术方法取得的肿瘤检体，经由病理学专家详细检验后，对于癌细胞形态与结构、淋巴结的受侵犯程度等，会有更精确的判断。这种依据肿瘤检体送交病理检验后的诊断与分期，称为"病理分期"。根据检体化验结果的病理分期，比起依据影像检查结果的临床分期，会更接近患者疾病的实际状况，是后续进行治疗很重要的依据。综合患者肿瘤的部位、大小、局部侵犯的程度、在各不同局部区域淋巴结受到侵犯的情况，以及是否有其他部位、器官的转移，就可以清楚患者的疾病是第几期。病理分期同样以 TNM 来表示。

某些特殊的状况下，癌细胞分化的程度、患者的症状也会被列入分期的考量，甚至一些分子学上的表现也被纳入其中，比起单纯从影像或病理组织上了解癌症的侵犯程度，更能反映癌症的预后，为患者提供治疗的选择。

曹院长的癌症小学堂

什么是"预后"？

预后是指预测经由治疗介入后，疾病未来的病程（course）和结果（outcomes）。基本上是一种预测、估算，而不是精准确定的答案。预后所凭借的是过去统计上的信息，然而纵使是同一种癌症、同样期别的患者，也会出现不同的病程和结果，而且治疗方法日新又新，一味依循过去旧资料所呈现的数据，自然不能反映实时的现况。

影响预后的因素包括：癌症的部位和种类、癌症侵犯的严重度（分期）、癌症分化程度、癌症的特质、患者的年龄和身体健康状况、治疗的成效，以及家庭的支持系统等。

◎ 影像检查的异常，常须由病理诊断给出明确答案

52 岁的林先生罹患下咽癌，局部区域的临床分期是第三期，正子扫描检查及胸部计算机断层检查都发现在右肺上有一颗约 2 cm 的病灶。正子扫描虽有明显的显影，但无法判断是转移还是原发性肺癌，又或是良性病灶。因为病灶位置在右侧肺脏中间部位，临床评估后，建议先做下咽癌的治疗，同时密集追踪肺部阴影的变化。林先生因此接受前导性化学治疗，接着接受放射线治疗同步并用化学治疗的根治性治疗方法。在治疗下咽癌时，林先生的胸部计算机断层检查显示，右侧肺部病灶大小并无明显变化。完成下咽癌治疗后，林先生接受胸腔内镜手术切除右侧肺部病灶，病理检验报告证实这是另一个与下咽癌无关的疾病——肺腺癌。于是林先生接受手术切除了肺腺癌，顺利地在手术后很快就恢复体能状态，又重回职场，过着如往常的忙碌生活。

57 岁的梁先生罹患下咽癌，临床分期是第三期，正子扫描检查及腹部计算机断层检查发现腹部肝脏有个 2 cm 的病灶，肝脏切片检查确诊是肝细胞癌，因此在梁先生的身上同时有两个不同的癌症。临床上的处置是先以前

导性化学疗法治疗下咽癌，并且在此期间利用一个适当安全的时机，针对肝癌施行射频消融术（Radiofrequency ablation，俗称电烧）来治疗；完成下咽癌的前导性化学治疗后，紧接着施行放射线治疗同步并用化学治疗。虽然同时发现两个癌症，但经过一段辛苦的根治性治疗历程后，梁先生又重拾健康，回归正常的生活。

影像检查常在癌症原发部位以外的地方发现其他病灶，这种现象在正子扫描检查被普遍运用在临床分期的今天更为常见。如同林先生和梁先生的例子，经由正子扫描检查意外发现的新病灶，到底和原来的癌症有没有关系？是同一个病吗？还是完全不同的疾病？正子扫描检查无法回答这些问题，这类问题还需由病理诊断才能给出明确的答案。

另外，虽然在林先生和梁先生身上都同时发现下咽癌及另一处病灶，但是二人的临床处置却不同，林先生在下咽癌治疗结束后才针对肺部病灶进一步确诊、处置，而梁先生却是同时确诊及治疗下咽癌与肝癌。即便是同一种疾病，只要在不同的人身上，都必须针对疾病和患者的整体状况进行个别考量、评估，在任何治疗处置之前，永远要把患者的生命安全以及最小伤害的考量摆在首要位置，所以主治医师的专业性及临床经验非常重要。

曹院长的癌症小学堂

患者癌症的实际状况 ≥ 病理分期+临床分期

◎ 为何不推荐癌症患者做更多的影像检查

癌症治疗始于癌症的确诊、正确分期，因此许多人认为检查一定要做到滴水不漏，万无一失，越多越好，不但自己安心，也想增进治疗效果。

以乳腺癌为例，其转移好发部位有骨骼、肺脏、肝脏、淋巴结和脑部，早期乳腺癌（一、二期）并不一定不会发生转移，但初诊断时，影像检查可侦测出转移病灶的可能性很低。研究指出，乳腺癌局部第一期发生骨骼转移的比率是 5.1%、第二期为 5.6%；第一、二期以胸部 X 线或肝脏超声波检查绝少发现肺、肝转移；而一部分患者，初诊断时虽可能已发生微细转移（micrometastasis），却无法被临床影像检测出来。

由于一、二期乳腺癌被发现已发生转移的比率极低，若再进行有无转移的全身性影像检查，反而让绝大多数患者接受不必要的放射线照射，而且检查结果的判定常不是非黑即白（不确定的结论或检查的伪阳性结果），接着又必须再做侵犯性或进一步的追踪检查，患者再次暴露于更多的辐射线下，且需忍受检查的痛苦和并发症的伤害，其间心理煎熬更不在话下。

2012 年，美国临床肿瘤学会于"明智的抉择"活动中提出应考虑停止的诊疗清单中有两项关于乳腺癌的检查，即"不要针对早期乳腺癌、没有症状、转移风险低的患者，使用正子扫描、计算机断层检查及骨骼扫描检查来做临床的分期、评量疾病侵犯的程度"，以及"乳腺癌患者接受治疗后，若没有症状就不要例行做肿瘤标志物检验或正子扫描、计算机断层检查及骨骼扫描检查来追踪监测患者的病情"。当然，前述"明智的抉择"所提建议是针对没有症状的乳腺癌患者而言，若患者有症状出现，那就另当别论了。

美国国家综合癌症网络（NCCN）及欧洲肿瘤内科学会（ESMO）的治疗指引中也建议，只有具临床症状或身体检查、血液生化检查有异常的第一、二期早期乳腺癌患者，才需要做进一步的脑部、肺脏、肝脏或骨骼的影像检查。

◎ 如何读懂病理报告

为何要读懂病理报告？患者的病理报告就如同癌症的"说明书"，最重要的信息都在这里！患者为了了解病情，必须要读懂此说明书，或请专业人员详加解释。

针对病灶做了生检切片或切除手术，几天后，临床医师就会依据病理报告（病理科医师写的诊断文书）告知患者病灶是良性（非恶性）还是恶性，属于哪一种疾病，以及其他有关病灶的细节。

一般病理报告的基本格式包括：一、患者的基本资料、病理编号、病理科医师姓名；二、检体取得的方式（如病灶的粗针切片、切开切片或切除切片），手术的方式；三、肉眼所见检体（包括病灶的部位）的大小、形状、外观、颜色、软硬度；四、显微镜下所观察的细胞、组织的形态。

显微镜下的观察内容记载，是整篇病理报告的重点。如果是癌症的诊断，病理报告内容会记载：

1. 是否为侵袭性的癌症、肿瘤的大小、对周边组织侵犯的程度，即病理学上的肿瘤原发部位，是属于 T（tumor）的病理分期。

2. 肿瘤的分级（Grade），是指癌细胞及其结构与正常健康细胞的差异程度，一般分为Ⅰ、Ⅱ、Ⅲ三级：

（1）Ⅰ级：癌细胞及其结构与正常细胞的差异小，为分化良好（well differentiated），属于低恶性度（low grade）；

（2）Ⅱ级：分化中等（moderately differentiated），属于中恶性度（intermediate grade）；

（3）Ⅲ级：不像正常的细胞及其结构，则为分化不良（poorly differentiated），属于高恶性度（high grade）。

（4）有些癌症，如非小细胞性肺癌，分级则到第Ⅳ级，为未分化（undifferentiated），属于极高恶性度。

侵犯程度类似的癌症，如果分级的恶性度愈高，意味着生长、扩散较快，转移的潜力愈高。

3. 淋巴结侵犯的程度：在肿瘤局部区域淋巴结中，各区块所摘除的淋巴结数目各为多少，各区块受到癌症侵犯的又有几颗，以及全部加起来的摘除淋巴结总数和全部受癌症侵犯的淋巴结总数，即病理学上局部区域淋巴结受侵犯的程度，是属于 N（lymph nodes）的病理分期。淋巴结摘除颗数可以反映手术是否达到临床治疗指引的基本要求，而淋巴结侵犯程度也影响疾病的预后。

例如，病理报告上，淋巴结摘除写 3/16，意即摘除了 16 颗淋巴结，其中有 3 颗受到癌症侵犯。若为 0/16，则所有 16 颗淋巴结皆没有被癌症侵犯。

4. 肿瘤切除边缘（resection margin）：指手术切除边缘与肿瘤病灶的距离。切除肿瘤病灶时，会尽可能除去肿瘤的周边部位，是为了在切除边缘与肿瘤病灶处拉出安全距离，这个结果即为边缘干净（margin clear）或边缘未受癌细胞波及（margin negative），是手术治疗的基本要求；若是切除的肿瘤边缘还有癌细胞踪迹（margin involved）或边缘与癌细胞太相近（close margin），表示切除边缘未达安全距离，极可能体内仍有癌细胞，是日后复发很重要的原因。

5. 血管或淋巴管内是否有癌细胞存在，神经旁是否有癌细胞的侵犯（perineural invasion），都是影响预后的风险因子。

6. 手术时如果肉眼发现疑似转移的病灶，就会取其检体，探究该病灶是否为转移，是属于 M（metastasis）的病理分期。

7. 依癌症的类别，取得的检体会进一步做各种评估预后及与预测疗效相关指标的检查。以乳腺癌为例，激素接受体（hormone receptor）包括雌激素接受体（estrogen receptors, ER）和黄体素接受体（progesterone receptor, PR）以及 HER-2/NEU 的表现是基本的检查。在台湾，安可待（Oncotype Dx）及类似的基因组表现的检测不那么普及，多半通过检查 Ki-67（细胞增生分裂时表现的蛋白）来预测化学治疗的疗效，以及鉴别激素接受体阳性、HER-2/

NEU 阴性乳腺癌中，较偏向管腔细胞 A 型或管腔细胞 B 型，以作为早期乳腺癌患者术后辅助性治疗除了抗激素药物以外，是否要做化学治疗的参考。

病理报告提供癌症的确定诊断，疾病的病理分期、分级，以及很多疾病及手术治疗的细节，对于后续治疗的选择是很重要的依据。

病理报告至关重要，患者和家属若能读懂病理报告，有充分的准备，医师在解释病理报告时，就可以跟医师有更深入的讨论，更配合医师的诊疗。病理报告也要保留备份，在申请保险及相关福利、寻求第二意见或转诊时都会用到，它能供另一位医师循报告上的线索（具病理编号）照会病理科医师借切片审阅，如有其他需要时，便会征询患者的同意，取得患者的检体做更进一步的检查。

肿瘤标志物

传统的肿瘤标志物（Tumor Markers, TM）是由肿瘤细胞自己产生，或身体对于肿瘤做出反应所产生的物质，从临床上的观点看，对于辨认特定癌症及其诊疗是有用的标记。

1847 年，英国医师亨利·本琼氏在多发性骨髓瘤的尿液中发现异常的蛋白，是癌症肿瘤标志物的起始。20 世纪 60 年代，甲胎蛋白（AFP）、癌胚抗原（Carcinoembryonic Antigen, CEA）被发现。20 世纪 70 年代中期，借由单克隆抗体制造方法的开发，以及各种免疫检测方法的确立，很多肿瘤相关抗原的定量（quantitative）检测成为应用在临床诊疗的肿瘤标志物。

手术或切片取得检体的病理组织检查，利用肿瘤标志物的免疫组织化学染色法（Immunohistochemistry stain, IHC），对于病理诊断有很大的贡献，几乎是很多病理诊断不可或缺的工具，也常是评估疾病预后（Prognostic

Biomarkers）或预测疗效的生物标记（Predictive Biomarkers）。

乳腺癌检体的病理报告中，雌激素接受体（Estrogen Receptor, ER）、黄体素接受体（Progesterone Receptor, PR）、HER-2 蛋白表现的结果，就是由免疫组织化学染色法得知。ER 阳性和／或 PR 阳性，称为激素接受体阳性，表示抗激素药物对该乳腺癌有治疗的效用，激素接受体的表现是预测抗激素药物是否有效的预测生物指标。而 HER-2 过度表现，即 HER-2 阳性，在 HER-2 导向的靶向药物尚未问世以前，无论是早期或晚期乳腺癌，只要HER-2 阳性，都被视为预后不佳的生物指标，然而随着 HER-2 导向靶向药物的问世，HER-2 成为该类靶向药物是否有效的预测生物指标，HER-2 阳性乳腺癌患者的预后也因之大幅改善。

◎ 肿瘤标志物是监测癌症变动的工具

张先生 57 岁， B 型肝炎（乙肝）病毒带原，在每半年一次的腹部超声波检查中发现肝脏有一颗 2 cm 的肿瘤，当时血中的甲胎蛋白值也升高到 346 ng/mL（正常值小于 20 ng/mL），进一步的影像检查也高度怀疑是肝癌。手术切除后，病灶确诊是肝癌，且血中甲胎蛋白逐渐下降至正常。

吴女士 42 岁，因左侧胸痛、呼吸困难，确诊肺腺癌第四期（肺脏和骨骼转移），血中 CEA 值为 168 ng/mL（正常值小于 5 ng/mL）。肿瘤基因检测发现具有 *EGFR* 基因突变，服用靶向药物第二代 EGFR 抑制剂后，胸痛和呼吸困难的症状得到了改善，胸部计算机断层检查左侧肋膜积水消失，肺部的原发和转移病灶也变小很多，血中 CEA 值也逐渐下降到正常。三年半后，吴女士下背部疼痛，血中 CEA 值又上升到 28 ng/mL，原本没有状况的腰椎第三、五节发现转移证候，确定肺癌恶化，对原本的靶向药物产生抗药性，抽血做液态活体检测，发现除肿瘤原本的 *EGFR* 基因突变之外，又添增 *T790M* 突变，靶向治疗改成第三代的泰瑞沙后，吴女士的下背部疼痛很快就得到缓解，CEA 值也回到正常。

患者确定癌症的诊断，医师会依照他的癌症，在进行治疗之前，安排相关肿瘤标志物的检查。如果治疗前肿瘤标志物数值偏高，这个指标就可以当成追踪疾病变动的工具，以监测这段时间的治疗是否有效，疾病是否复发、是否恶化等。检测疾病变动是肿瘤标志物在临床癌症诊疗中最重要的应用价值。

当然有不少患者的癌症并没有可以用来追踪疾病变化的指标，纵然疾病有可追踪的肿瘤标志物，但其中有一部分患者，即便疾病非常严重，其肿瘤标志物的数值还是在正常范围内，此时，肿瘤标志物并不能作为有没有肿瘤或癌症是否严重的参考。至于肿瘤标志物能否用在预测疾病的预后，除非指标高得离谱，疾病有一定程度的严重，否则将肿瘤标志物用于预测患者疾病的预后，参考价值相当有限。

◎ 肿瘤标志物不是诊断癌症的工具

举个例子来说，一个家庭中，父亲确诊癌症，母亲和孩子们受冲击之余，也去抽血做了一系列可以做的肿瘤标志物检查，数值结果都在正常范围之内，因而放松许多，庆幸自己体内没有癌细胞。这是一般人常有的误解，以为做个肿瘤标志物检测就可以筛检自己有没有癌症。

事实上，并不是所有癌症都有相关的肿瘤标志物，纵然有相关的指标，也未必会出现肿瘤标志物的异常，而且绝大部分早期癌症患者的肿瘤标志物并不会高。B 型肝炎（乙肝）病毒带原或慢性肝炎者，或被 C 型肝炎（丙肝）病毒感染过的患者，会通过例行的腹部超声波检查和血液肿瘤标志物甲胎蛋白或 PIVKA-II 的检测来筛检肝癌，这种有肿瘤标志物可用作癌症筛检、早期诊断的工具，是少有的情形。一般而言，肿瘤标志物不是癌症筛检的理想工具，当然更不能用来诊断癌症（表 3–1）。

表 3-1　各癌症相关的血液肿瘤标志物（TM）

癌　　别	肿瘤标志物
甲状腺癌	甲状腺球蛋白（TG）
甲状腺髓质癌	降钙素（Calcitonin）、CEA、CA19-9
乳腺癌	CEA、CA15-3、CA27.29、CA125
食道癌（鳞状细胞癌）	SCC、Cyfra21-1
食道癌（腺癌）	CEA、CA19-9、CA125
头颈部肿瘤（鳞状细胞癌）	SCC、Cyfra21-1
鼻咽癌	EBV 病毒量
肺腺癌	CEA、CA125
肺部鳞状细胞癌	SCC、Cyfra21-1
小细胞性肺癌	NSE
胃癌	CEA、CA19-9、CA125、CA72-4
大肠直肠癌	CEA、CA19-9
肝癌	甲胎蛋白、PIVKA-Ⅱ
胆管癌	CA19-9、CEA
胰腺癌	CA19-9、CEA、CA125
宫颈癌	SCC
子宫内膜癌	CA19-9、CEA、CA125
卵巢癌	CA125、CEA、CA19-9
前列腺癌	PSA
睾丸癌、生殖母细胞肿瘤	甲胎蛋白、β-HCG
绒毛膜癌	β-HCG
多发性骨髓瘤	免疫球蛋白、免疫球蛋白的轻链、β2-微球蛋白
淋巴瘤、急性白血病	乳酸脱氢酶（LDH）

表 3-1（续）

癌　别	肿瘤标志物
慢性骨髓性白血病	BCR–ABL
急性前骨髓性白血病	PML–RAR

治疗目标的设定

医师必须告知病情并向患者说明治疗目标、策略、治疗的利弊，协助患者理解，双方一起讨论，凝聚共识。病情沟通是门技术，更是艺术，医师的言谈内容、态度牵动着患者和家属的情绪。对医师来说，如果是可以治愈的病，相对容易开口说明，鼓励患者做治疗；若是病况有一定程度的严重，不容易治疗，医师在说明时承受的内心压力自然不小，但还是得在互动过程中慢慢让患者和家属理解疾病要痊愈的困难度，清楚治疗目标的重点是延长生命、减缓痛苦，能够尽可能有更长的时间过有质量、如常的生活。有时候正式地开个家庭会议，一五一十地告知患者和家属，并听取他们的想法，是相当重要的做法，同时借此来了解、观察患者是否有良好的支持系统、患者和家属对治疗的态度，以及对设定治疗目标、拟定治疗计划和执行治疗的理解和共识，也是很关键的依据要素。

◎ 目标设定的考量：以乳腺癌为例

癌症并不是单一疾病，目前有 200 多种，每一种又不完全相同，各有特性，而且每位患者的状况也不一样。以乳腺癌为例，乳腺癌并不是单一疾病，依生物特性内在分子分类法，目前有五种最简单的类别，分别是：管腔细胞 A 型、管腔细胞 B 型、HER-2 过度表现型、类基底细胞型（三阴性型），以及类正常乳腺型。每一种又有好几种不同的亚型，临床上会依照患者属于哪一种亚型，了解疾病的严重程度和特性，设定治疗的目标，从它的标记了解哪些治疗可能较有效，再拟定治疗的计划。

不同的期别，有不同的治疗目标与计划

如果是早期的乳腺癌，第一期、第二期，甚至到第三期，只有局部或局部区域性的疾病，其他地方都没有转移，治疗目标当然是疾病痊愈，处置上会考虑先以手术治疗为主。如果希望保留乳房但是肿瘤太大，或局部区域的病灶较严重，可以先做化学治疗，或抗激素治疗，或靶向治疗，或是免疫检查点抑制剂，或是这些全身性治疗的合并使用，这种手术之前的治疗叫作前导性治疗或新辅助性治疗，目的是让肿瘤先缩小到某个程度后再开刀，可以提高乳房保留手术的可能，又不会影响后续治疗的成果。在手术后进行的治疗包括：放射线治疗和全身性治疗（依乳腺癌分子学上的分类，给予化学治疗、靶向治疗、抗激素治疗，或合并使用），称作辅助性治疗，目的是降低乳腺癌的复发。而术后的辅助性治疗如采用抗激素治疗，通常也能预防另一侧发生新的乳腺癌。

如果已是晚期（advanced）乳腺癌，初诊断时就已转移，或转移性复发，治疗目标便又不同。例如，有位乳腺癌患者左侧乳房的肿瘤已经很大了，患者拖到很严重，影响到生活了才来处理，检查发现是第四期，已转移到肺部、骨骼和肝脏。这时若只聚焦在处理乳房部位，意义并不大，因为其他地方已有转移，已经是全身性的疾病，所以要用全身性的治疗方式来处理，如果治疗有效，乳房的肿瘤当然也会随之缩小，可以让患者的疾病有一段时间的控制，这时再进一步考虑要不要处理局部的部分、什么阶段去处理。晚期的乳腺癌患者要长期存活并非完全不可能，一般而言，治疗的目标当然是设定在尽可能延长患者能如常且有高质量生活的存活期。

乳腺癌分子学分类，是选择何种全身性抗癌治疗很重要的依据，而癌症治疗的进步日新月异，许多晚期癌症因此受益求得一线生机。以 HER-2 过度表现的乳腺癌来说，这一类型的乳腺癌以前被视为最难缠、预后最差的类型，然而随着各种 HER-2 导向靶向药物的问世，有不少这类型的患者，在定期接受靶向药物治疗的同时，已能重返职场过着如常的生活（HER-2 导向的靶向药物见第四章表 4-4）。

乳腺癌全身性抗癌治疗本来就有很多传统的化学治疗和抗激素治疗作为基本的选择。有些晚期乳腺癌患者，尤其是管腔细胞 A 型或类正常乳腺型的患者，可以通过抗激素治疗延长生命，而绝大多数患者会遭遇抗激素治疗的抗药性而使疾病恶化。近年加入治疗行列，与抗激素药物并用的靶向药物如 mTOR 抑制剂、CDK4/6 抑制剂、PI3K 抑制剂等，能克服乳腺癌在抗激素药物上产生的抗药性，协助延长控制疾病（管腔细胞 A 型、管腔细胞 B 型、类正常乳腺型）的时间。

截至目前，转移性乳腺癌患者治疗上最棘手的状况，当属类基底细胞型（三阴性型）乳腺癌，占乳腺癌的 15%～20%，但这类型乳腺癌的治疗最近也有新的突破。具遗传性 BRCA1/2 基因突变的乳腺癌中，有七成为三阴性型，而所有三阴性型乳腺癌患者当中有四分之一具 BRCA1/2 基因突变，这类同时是三阴性型又具 BRCA1/2 基因突变的乳腺癌患者，可以选择 PARP 抑制剂的治疗；此外，免疫检查点抑制剂并用化学治疗，以及具 Trop2 靶的的抗体药物复合体 Sacituzumab govitecan（第二期临床试验的成果，获美国食品药品监督管理局提早快速核准），都是近年新加入治疗三阴性型乳腺癌的生力军。

由于晚期乳腺癌治疗的目标是延长有生活质量、没有痛苦的存活期间，在治疗的选择顺序上通常没有制式的标准，为了达到目标，10 个专家肯定有 12 种方法，并无对错的问题，只是各自临床经验与选择的差别。

◎ 目标设定的考量：以找不到原发部位的转移性癌症为例

李女士右侧颈部淋巴结肿大，切片检查确定是腺癌的淋巴结转移，经过详细的检查，医师告知未发现原发癌症的部位，患者也接受两个循环的化学治疗，然而患者和家属都很纳闷：为什么查不出源头呢？不晓得是什么癌症，这样能治疗吗？私下对医师的医术还会数落、调侃一番。

癌症一般是经由癌前病变、无侵犯的癌症、侵犯性癌症、癌症的转移而循序发展。有的患者诊断时已发生转移，或先由确诊转移性癌症的存在，寻迹找到原发部位；也有些患者确诊时并未发现转移，治疗结束后，再以转移来呈现癌症的复发；还有一种状况是患者某个部位淋巴结肿大，做了切片，发现是鳞状细胞癌，之后做正子扫描、核磁共振和计算机断层检查，只有那个部位有癌细胞，其他地方都没有，不晓得原发在哪里，就如上述案例中的李女士的情况一样，而被称作原发部位不明的转移性癌症。

其实癌症患者中有2%～6%与李女士的病况类似，确诊为转移性癌症，但却查不出原发的癌症在哪儿，这一类癌症排在所有癌症罹患率的第6～7位。

事实上，原发部位不明的转移性癌症有一半以上要靠尸体解剖才能找出源头、盖棺论定，然其中有约两成的患者经解剖仍找不到转移的起源。解剖后最常发现的癌症源头依序是：肺癌、胰腺癌、大肠癌。追查原发部位在何处时，患者居住地特有的癌症流行病学的特征，以及患者职场接触、生活形态和家族史的资料都是很重要的参考依据。检查的重点除了尝试找出源头的祸首，也要了解疾病侵犯的程度，有哪些部位、器官的转移。

值得注意的是，为了找出癌症的原发部位而做过度的检验检查，对于疾病的预后不但无显著助益，反而徒增患者的痛苦和困扰，因此在执行诊疗的过程中，各种检查的必要性与适当性，身为医者，须细心、耐心地与患者和家属沟通。

以疾病痊愈为治疗目标，是专业医师应抱持的首要目标

原发部位不明的癌症怎么治疗呢？传统上专业的肿瘤内科医师自有一套处理的逻辑和策略。由患者疾病的分布状况和身体状态，先筛理出预后预估良好，可以治疗，甚至是可以治愈的可能族群，给予适当的局部治疗和全身性治疗是很重要的。即使有时患者的潜在病况并非如专业人员评估预测的那般单纯、容易，然而对疾病的判断和治疗，医疗人员仍然必须秉持救护生命、以患者最佳利益为前提的基本观念和专业态度。患者若属于预后不佳的族群，治疗本来就很困难，目前癌症治疗的进步对于多数患者而言也有延长生命、解除病痛及改善生活质量的成效。

原发部位不明癌症的治疗，我个人认为有个很重要的态度是，如果肿瘤存在的部位不多，要先思考是否能把它当成一个局部区域的癌症，而非马上认定是远端转移过来的。因为若是局限在局部区域的癌症，医师会倾向于施以治愈为意图的积极性抗癌治疗；如果医师一开始就认为它是从远处转移过来的，治疗目标与治疗积极度自然也要做出相应的调整。

医师一定要先为患者思考：它会不会是一个能够治好的恶性疾病，而非一个不会好的恶性疾病？如果是不会好的恶性疾病，它是否是可以治疗（treatable）的疾病？是否能够借由治疗延长患者的生命，减缓患者的痛苦，改善患者的生活质量？有这样的态度和逻辑，医师可以借由积极的抗癌治疗让患者有更高的机会和可能性达到疾病的痊愈，纵使有一些患者在治疗期间发现疾病实际状况并非如当初所预期，已经是全身性、不可治愈的疾病，但对患者来说，受到积极的、尽力而为的治疗，是每位患者都希望主治医师为其捍卫的权利。不可否认的是，疾病变化是动态性的，治疗也是动态的过程，医疗仍必须基于证据，回归事实，依实际病况来修正治疗目标与计划，量身定做诊治患者。

近年利用肿瘤分子学，包括基因及表观基因的剖析，超过九成的原发部位不明的转移性癌症的患者能够找出可能的原发部位，依着找到的原发部位进行治疗，再辅以精准医疗的手法，使用适当的靶向治疗和免疫疗法，比起传统的经验性疗法（empirical therapy）能大幅提升患者的治疗成效。

曹院长的癌症小学堂

癌症治疗的目标

◎治愈（Cure）：

长期无病存活（long-term disease-free survival）。

◎缓和性（Palliative）：

延长生命；

解除痛苦；

维持舒适的生活质量。

◎不良反应、后遗症的防治。

◎身体和生活的重建。

◎ 了解疾病信息的途径

好多年前，乳腺癌药物太平洋紫杉醇刚获台湾地区卫生行政部门核准上市、健保尚未给付的时候，我把这项新信息跟一位乳腺癌患者提及，某天查房时，患者的女儿问我："这个药物若用在我妈妈身上，您建议怎么用？"原来她已经查看了资料。随着网络的发展，越来越多的患者和家属很理性地想要了解自己碰到了哪些问题，有哪些标准处理的方法，这是很正面、值得赞许的现象。

20 世纪 90 年代，由美国 27 所癌症中心共同参与的美国国家综合癌症网络（NCCN）所制定的癌症治疗准则，成为世界公认的标准，除了严格要求正确性，还会注明各种癌症不同期别的处置、处置的实证强度和专家的共识度。NCCN 每年固定在美国佛罗里达州召开年会，公布新的治疗准则，然后刊登于网站，也出版医疗专业杂志。目前台湾治疗癌症的医院所制定的治疗准则大都以 NCCN 治疗准则为基础，再做某些程度的调整。

　　近年 NCCN 的癌症治疗准则又加入各治疗方式的有效性、安全性、毒性及经济负担程度的分析，早年常见的癌症治疗准则可能每年修订改版一次，现在因为癌症诊疗日新月异，有不少准则是一年内修订好几个版本，以适应医疗科技的实时性。NCCN 的癌症治疗准则也有针对患者的版本，而且有中文版，不只是专业人员必知、必备，对患者、家属来说也是很重要的信息来源渠道。

 曹院长的癌症小学堂

正知、正见的癌症医疗信息网站

@美国国家综合癌症网络（NCCN）中文网站

http://www.nccnchina.org.cn/nccn-guidelines-china.aspx

@世界癌症研究基金会（World Cancer Research Fund International, WCRF）

https://www.wcrf.org

@美国癌症研究协会（American Institute for Cancer Research, AICR）

https://www.aicr.org

@美国国家癌症研究所（National Cancer Institute, NCI）

https://www.cancer.gov

@美国癌症协会（American Cancer Society, ACS）

https://www.cancer.org

@美国癌症研究协会（American Association for Cancer Research, AACR）

https://www.aacr.org

@美国临床肿瘤学会（American Society of Clinical Oncology, ASCO）

https://www.asco.org

@CANCER.NET

https://www.cancer.net

@医景网（Medscape）

https://www.medscape.com

@美国食品药品监督管理局（Food and Drug Administration, FDA）

https://www.fda.gov

@美国疾病预防控制中心（Centers for Disease Control and Prevention, CDC）

https://www.cdc.gov

@欧洲肿瘤内科学会（European Society for Medical Oncology, ESMO）

http://www.esmo.org/Guidelines

@英国癌症研究基金会（Cancer Research UK）

https://www.cancerresearchuk.org

@台湾癌症基金会

https://www.canceraway.org.tw

@希望基金会

http://www.hope.org.tw/hope

◎ 癌症治疗准则提供的标准疗法，是当前最好的治疗方法

最新版的癌症治疗准则提供的是当前的标准治疗，不少患者听到标准治疗常与普通、基本画上等号，对标准治疗不是那么肯定、有信心。其实，被推荐的标准治疗往往是有大型且严谨的临床试验结果，提供科学实证、做背书的最优治疗方法，但是患者、家属往往依着治疗后的效果来评价医师采用的治疗方法，殊不知疗效不佳的背后其实是疾病已严重、治疗困难度高，即便用上当前最好的治疗方法也只能有如此的效果。过去的经验让我们看见医疗的进展是日新又新的，未来肯定会开发出比现在更好效果的标准治疗指引。

临床试验

茱莉·兰德尔（Julie Randall），澳大利亚人，2012 年刚过完 50 岁生日后不久，工作时癫痫发作，诊断出黑色素瘤第四期，已转移至脑部、胰脏、肺脏及肝脏，在澳大利亚接受的治疗都不能抑制疾病的恶化，被医师告知疾病已进展到末期。但茱莉积极、广泛地搜集相关治疗资料，有一天在网络上发现美国俄勒冈州波特兰市的普罗维登斯癌症中心（Providence Cancer Institute）有一个新药的临床试验，参与患者的条件似乎与她的状况一致。

茱莉通过电子邮件与该单位的工作人员多次联系，表达想参加临床试验的意愿。由于她是外国人，跨国进入临床试验有难度因而被拒绝，茱莉一开始未能说服那位工作人员，但她仍锲而不舍地持续联系。或许诚意感动天，有一次，该试验计划的主持人沃尔特·厄巴（Walter Urba）医师收到了茱莉的电子邮件，茱莉在电子邮件中引用了希波克拉底誓言（Hippocratic Oath）："患者的健康为我的首要顾念，如果有治疗方法可能让您的患者活下来，任何一位可以取得药物的医师都有义务尽力去做。"茱莉的这番话打动了厄巴医师，虽然 70 位受试者的名额已满，厄巴医师仍额外增加了一个

名额让茱莉加入，到美国接受免疫检查点抑制剂 PD-1 抗体欧狄沃（Opdivo, Nivolumab）早期的临床试验，而这个试验用药在她身上非常奏效。

有一次，茱莉返回澳大利亚后不想再到美国治疗，为此，负责该临床试验的公司特别在澳大利亚开设了一个点，可以让她在澳大利亚继续接受治疗。后来这种药物在澳大利亚上市，茱莉转而在保险的支持下继续接受治疗。目前茱莉已处于无癌状态（cancer free）。2017 年，茱莉出版了《71 号患者》（*Patient 71*）一书，叙说她这段令人难以置信、勇敢且不挠面对生命艰困挑战的真实故事。

郑先生 51 岁时（2014 年）接受肝癌的手术治疗，当时肿瘤 9 cm，术后不到半年，就发现有肝脏的复发及肺脏的转移，之后服用靶向药物多吉美，但未能有效抑制疾病的恶化。2015 年 3 月，郑先生参加一个评估多吉美治疗无效之晚期肝癌患者使用第二线药物治疗的三期临床试验，实验用药为卡博替尼（Cabometyx, Cabozantinib），对照组则服用安慰剂。治疗后，郑先生血液中的肿瘤标志物甲胎蛋白由 37 570 ng/mL 逐步下降到正常范围（<20 ng/mL），影像上肺脏转移及肝脏的病灶也已消失。就像治疗高血压、糖尿病等慢性疾病一样，郑先生每天服用实验用药（郑先生肯定是进入实验组，而非对照组）已经超过五年，除有轻度的皮肤症状及头发变白之外，并无任何不适，也早已回归职场，恢复正常生活。

以上两个案例让我们看到，新药的临床试验可以让疾病严重的患者得到更多治疗的资源，有一部分患者从中受益而得求一线生机，疾病因而能获得长期的控制。

◎ 临床试验告诉我们的事

目前临床上所使用的各种抗癌药物都是通过重重临床试验的考验，证实其对疾病的成效且对于患者的安全性可被接受，方能用于癌症患者的治疗。药物能安全地被临床使用，当然是很多患者参与临床试验所获得的成果，各种癌症治疗准则的制定和更新也都是以临床试验的结果为依据，临床试验可说是推动现代医学进步很重要的动力之一。

近年来，中国台湾医疗水平及执行临床试验的能力受到国际肯定，参加国际性临床试验是这几年台湾的患者越来越常接收到的讯息，也是作为处理自己疾病的选项之一。然而听到临床试验，不少人肯定仍有"当小白鼠"的反应，害怕自己成为实验对象，药品疗效未明及安全性的隐忧常是患者和家属犹豫是否参加的考量；此外，即便对临床试验稍有理解或抱持"死马当活马医"心态的患者，也免不了担心参加后会因随机抽样抽到使用目前标准治疗或安慰剂的对照组，而未必能用到临床试验的新药，甚至有少数患者被分配到对照组之后就选择退出临床试验。其实临床试验是要问一个尚不知道答案的问题，如果已经知道实验组比对照组好，那么试验就不必做了。面对患者和家属的种种害怕、担心、疑虑、误解，如何与患者和家属沟通？执行过程如何落实临床试验的伦理规范？如何照顾患者和家属的身心？这些问题也逐渐被临床试验团队视为必修的课题。

接触临床试验多年，我一直认为它是为患者提供较佳治疗的方法。如果同时有一个标准方法和一个临床试验，我多会先建议患者加入临床试验，而标准方法就留待临床试验之后再使用。例如，临床试验用药对患者没有发挥预期效果，或患者因故必须退出临床试验，之后还有标准方法可以使用。

站在患者的立场，需要比较中性地看待此事，参与临床试验或许帮助很大，也可能没有效果，或是比现有的治疗更差，虽然效果未知，但仍不失为一个可以尝试的机会，也让自己的癌症治疗多了一项可以选择的方法和资源。

◎ 新药上市的基本门槛

癌症新药能被核准许可用于癌症患者的治疗，通常在体外及动物实验完成成效及安全性的研究后，还要通过三道以癌症患者为临床试验对象的考验才能核准上市，且在药品上市后，仍有所谓第四期临床试验的阶段，亦即针对上市后药品使用的成效及安全性进行追踪与监控。

◎ 新药上市前，药品临床试验在不同期别的进行重点

第一期临床试验：借由药物剂量的调整，了解限制剂量逐步往上提高会遇到的毒性难题（Dose-limiting toxicities）为何、患者能忍受的最高剂量（Maximal tolerated dose）为何，并寻得适当的治疗剂量。

第二期临床试验：使用适当的治疗剂量，在患者身上评估治疗的效果和毒性。

第三期临床试验：与传统、标准的治疗或安慰剂（没有有效标准治疗时）比较，探究彼此在成效和毒性上的优劣、差异。

一般情况下，新药在完成第三期临床试验，显示其安全无虞且较之对照组的当前标准治疗药物或安慰剂具有更好的疗效，或其效果不低于标准治疗，是通过审查核准上市的基本门槛。

 曹院长的癌症小学堂

安慰剂效应，反安慰剂效应

病房住院患者半夜嚷着腹部疼痛，值班的医疗人员告知要为他打止痛剂，却注射生理盐水。不料没多久，患者就疼痛解除、呼呼大睡。这是临床上偶尔还可见闻的情境，此刻生理盐水是安慰剂（Placebo）并非止痛药物，而施用安慰剂达到的效果称为安慰剂效应（Placebo Effect）或称假药效应。

安慰剂是一种"模拟药物"，本身不能改变或治疗疾病。

在临床试验中，安慰剂常被用于和实验组比较的对照组，来观察实验组的效果。虽然安慰剂对疾病没有影响，但它会影响患者的感觉（如疼痛、疲惫）或行为（如戒烟、戒酒），是为安慰剂效应。安慰剂效应在心理学上还没有完全被理解，倒是有不少来自制约和语言、行为以及社会期待的观点，来解释安慰剂效应的产生。通过功能性脑部核磁共振的检查，也确实能观察到安慰剂的生物效应。

安慰剂效应并非都对患者无害，例如，对化学治疗和其不良反应已有先入为主、负面印象的癌症患者，事先告知要为其施打化学治疗药物，但实际上注射的是安慰剂，而患者却出现恶心、呕吐的反应，这种现象称为反安慰剂效应（Nocebo effect）。亦即虽然只是安慰剂，却让人感觉到实际药物可能导致的不舒服，事实上患者接受的处置并不会有此类的不良反应。这种现象常与我们先前的刻板认知、当事人以前的经验、医疗人员事先告知的内容、医患间的信任度有关。由安慰剂效应和反安慰剂效应可以发现，正面或负面的思考对健康有潜在的影响。

◎ 勿贸然使用未经大规模临床试验科学验证的方法

2013 年 4 月，《新英格兰医学杂志》（*The New England Journal of*

Medicine）刊载了一篇加拿大、欧洲和美国共 40 家加护单位的合作研究报告，该研究将 1223 位多重器官衰竭且接受呼吸机照护的加护病房重症患者随机分组，研究补充谷氨酰酸（Glutamine，被认为有助于组织的修复）的患者相较于使用安慰剂的患者有何差别。研究结果显示：补充谷氨酰酸并不能降低器官衰竭及感染的并发症，反而会增加患者在住院期间、使用后一个月及六个月时的死亡率。

β-胡萝卜素（β-carotene）是大家耳熟能详的营养素，早期流行病学的研究发现，血中 β-胡萝卜素浓度高的人肺癌罹患率低，然而 1994 年发表的芬兰大型研究（ATBC）以及 1996 年发表的美国大型研究（CARET）都发现，抽烟者服用 β-胡萝卜素会增加肺癌的罹患率，也因此有不少学者将 β-胡萝卜素列为抽烟者的致癌物。

临床试验，尤其是公正、可靠度高的大型试验，正是能检视我们的假设或大家习以为常的观念是否正确无误的照妖镜。

◎ 要留意药物说明书上的警语

氨磷汀（Amifostine, Ethyol）是一种细胞保护剂（Cell protector），对接受化学治疗、放射线治疗或放射线治疗同步并用化学治疗的患者的正常组织有保护作用。美国食品药品监督管理局（FDA）通过的适应证包括：可以减少晚期卵巢癌或非小细胞性肺癌患者接受顺铂（Cisplatin）治疗引起的累积性肾脏毒性，以及减少头颈部肿瘤患者手术后在放射线治疗中引起的中度至严重的口腔干燥症。犹记得 2003 年欧洲肿瘤内科学会年会上，有一场关于氨磷汀使用的辩论，主题是针对没有接受手术的头颈部肿瘤患者，在其放射线治疗同步并用化学治疗的根治性（治愈性）治疗中，氨磷汀所扮演的角色。美国杜克大学的大卫·布里泽尔（David Brizel）医师是正方，赞成使用氨磷汀能降低使用放射线治疗并用化学治疗所引起的急性及慢性口腔干燥症，而丹麦奥胡斯大学的延斯·奥弗加德（Jens Overgaard）医师则是反方，他在开场第一张投影中就秀出他对 FDA 的询问："当癌症患者没开刀直接做放射线治疗和化学治疗，可不可以用这个药物？"FDA 的回复是："NO！"

正常细胞与癌细胞是一线之隔，有许多相似性，能保护正常细胞的细胞保护剂也会保护癌细胞，并用细胞保护剂氨磷汀就有保护癌细胞、降低疗效的风险。FDA 给氨磷汀的警示（Warnings）上明白标示：由于没有证据排除它具有保护肿瘤（Tumor protecting）细胞的效果，氨磷汀不应用于接受延长生命或治愈性治疗的癌症患者，以及接受根治性放射线治疗的癌症患者。

有不少医疗人员在患者接受化学治疗或放射线治疗时，建议患者使用保护正常细胞或促进正常细胞修复的保健品或营养品，这一做法常常是受各方面似是而非的言论或广告的洗脑，没有深究其实证：化学治疗会伤害癌细胞也会伤害正常细胞，细胞保护剂能保护正常细胞，当然也不会漏掉保护癌细胞。

癌症治疗对正常细胞、组织的伤害常为人所诟病，但更需好好思考的是，号称能修复正常细胞、组织的保健、保养食品，是否也能滋养癌细胞，帮助癌细胞修复呢？我时常提醒患者："保护正常的细胞，不可能不保护癌细胞。"不要忘记，癌细胞是来自正常的细胞，它有正常细胞绝大部分的基因表现，也有额外的基因突变所引起的异常表现。癌细胞大部分特性和正常细胞雷同，所以很少有哪种东西保护了正常细胞，而不保护癌细胞的；如果保护癌细胞，癌细胞就会更嚣张，如此一来，花钱不但没能买到好处，反而得不偿失。

 曹院长的癌症小学堂

传统细胞毒杀性化学治疗能毒杀癌细胞，也会伤害正常细胞；同样的道理，细胞保护剂能保护正常细胞，也会保护癌细胞。

◎ 晚期癌症抗癌药可用于早期治疗吗

32 岁的吴小姐，乳腺癌第二期，极担心术后辅助性化学治疗带来的落发不良反应，于是自掏腰包，选择落发不良反应较少的自费抗癌药物，不料竟惹来另一个发生在头部皮肤的不良反应，更不可思议的是，她不知道这个较不会有落发不良反应的药，并没有被证实能降低乳腺癌的复发。

46 岁的王先生，大肠癌第三期，接受术后辅助性化学治疗，希望使用自费靶向抗癌药以增进疗效，经过医师说明，花钱并不能为他带来期待的益处，反而可能增添不必要的风险，王先生务实地接受 12 个循环的标准化学治疗疗程。

多以手术为确定性治疗的常见癌症，如早期的乳腺癌、大肠癌、肺癌、胃癌、胰腺癌等，虽然在确定诊断和手术的当时被判断为第一、二、三期局部或局部区域性的早期癌症，然而有一部分患者其实当时身体就已存在临床上检测不出来的微细转移，埋下日后转移性复发的种子。手术后再辅以全身性抗癌治疗，目的在于降低或延缓复发的风险，延长患者的生命。很多患者、家属认为用于治疗第四期局部晚期或转移性癌症的抗癌药物，针对晚期这么严重的状况都能发挥效果，对于第一、二、三期早期癌症的治疗或摧毁其微细转移的癌细胞岂不更有效？

事实上，新抗癌药进入临床应用的范畴，都先从已没有有效药物可用的晚期转移性癌症的患者着手，有着救援投手的意味，如果能发挥治疗效果，才会更进一步与治疗晚期转移性癌症有效的药物一较高下。只有在晚期转移性癌症治疗的效果及安全性得到充分肯定后，才可能挤入早期癌症术后的辅助性治疗，与现有的标准治疗较量；况且抗癌药物用于晚期转移或早期癌症的目标截然迥异。针对晚期转移性癌症治疗，重点在控制癌症和延长患者的生命、缓解痛苦和改善生活质量；而术后辅助性治疗的目的是降低癌症的复发，由此也就不难理解用于第四期的抗癌药物不一定能有效降低早期癌症复发的概率。

以大肠癌的全身性抗癌治疗为例，奥沙利铂（Oxaliplatin）并用氟尿嘧啶（5-Fu）及甲酰四氢叶酸（leucovorin）相较于仅使用氟尿嘧啶及甲酰四氢叶酸，对于转移性（第四期）大肠癌的治疗疗效有更好的提升；而奥沙利铂并用氟尿嘧啶及甲酰四氢叶酸用于第三期大肠癌手术后辅助性治疗是否也有相同的效果？经过临床试验的检试，证实能有效降低大肠癌的复发，自 2009 年开始，已成为第三期大肠癌手术后辅助性治疗的标准疗法。有些第三期大肠癌患者及家属常要求手术后的辅助性化学治疗加入靶向药物，然而，对于转移性（第四期）大肠癌有效的化学治疗药物开普拓（Campto, Irinotecan）及靶向药物安维汀、爱必妥（Erbitux, Cetuximab）、帕尼单抗（Vectibix, Panitumumab）、瑞格非尼（Stivarga, Regorafenib）、阿柏西普（Zaltrap, Aflibercept）、朗斯弗（TAS-102, Lonsurf），这些药物用在第三期大肠癌手术后的辅助性治疗并未被证实能带来正面的疗效，患者反而需承受更多不良反应的风险，未必能有效降低大肠癌的复发。

再以乳腺癌为例，治疗转移性乳腺癌的化学治疗药物：微脂体小红莓（力得，Lipo-Dox, Liposomal Doxorubicin）、健择（Gemzar, Gemcitabine）、诺维本（Navelbine, Vinorelbine）、伊沙匹隆（Ixempra, Ixabepilone）、海乐卫（Halaven, Eribulin）、亚伯杉（Abraxane, Paclitaxel protein-bound particles），靶向药物：拉帕替尼（Tykerb, Lapatinib）、飞尼妥（Afinitor, Everolimus）、CDK4/6 抑制剂等，这些药物在第四期乳腺癌被证实有益于患者，然而都未被证实使用于早期乳腺癌术后的辅助性治疗能有效地降低或延缓复发或延长生命，其中不少药物在临床试验的检测中已确定未能过关达阵，有些仍在试验阶段。因此，晚期抗癌药物尚未被证实用于早期癌症术后的辅助性治疗有正面疗效之前，贸然使用并非明智之举。

一般人多以为对第四期这么严重的患者能有效地治疗，对相较不严重的第二期、第三期患者理应有效。除了大肠癌外，乳腺癌、肺癌、肝癌等许多癌别，其用于晚期能有效控制疾病恶化、减缓疾病症状或延长患者存活的药物，若拿来用于早期癌症阶段的治疗，不见得能有降低癌症复发、延长生命的效果，且其药物的不良反应、毒性并不会因为对疾病没有疗效而不出现或减少。有些患者在接受辅助性治疗期间为了避免不良反应（如落发），而要求自费使用在第四期可以健保给付，但没有被证实使用在辅助性治疗上有降低复发效果的药物，单纯为了避免不良反应而选择使用未经证实有效又得自掏腰包的药，不仅没有对症下药，还本末倒置，搞不清楚治疗的目的。这种怪现象在台湾并不罕见，患者和家属应该对药物及治疗方法做些功课，或征询第二意见，免得赔了夫人又折兵。

现代医学讲求的是科学实证，推论充其量只是假设，并未经证实。一种对第四期有效的药物或疗法，对于其他期别的治疗是否也有效，还得在临床试验范围内与现有的标准治疗或安慰剂对比较量，经过验证，才能得出有助于临床医疗参考的结论，并不是我们想当然、一厢情愿以为的那样。

◎ 临床试验的不良反应事件

新药正式进入临床试验之前，虽然在体外及动物体内已完成安全性和有效性测试的研究，然而要开始用在患者身上，尤其第一期、第二期的早期临床试验是药物的初试，剂量及使用方式仍在摸索中，在不良反应、毒性等不良反应完全不明的情况下，医疗人员及患者更需小心因应。

在治疗 B 型肝炎（乙肝）病毒感染用药开发初期的 20 世纪 90 年代，美国国立卫生研究院（NIH）主导的第二期临床试验，研究非阿尿苷（Fialuridine）药物（与 Lamivudine 即拉米夫定同时期开发）使用于治疗慢性 B 型肝炎病毒感染的患者，临床试验前的动物实验并未发现有严重毒性，参与初期人体试验的 43 位患者，服用 2 ~ 4 周后也没出现明显肝脏毒性。然而在接受更长期药物使用的第二期临床试验阶段，一位患者于使用的第 13 周并发严重肝脏毒性及乳酸中毒，虽及时中止所有 15 位患者持续使用，但仍发生因肝细胞粒腺体严重伤害及乳酸中毒等严重毒性而导致其中 5 位患者死亡、2 位患者接受肝脏移植才得以挽回生命的不幸严重药物不良反应事件。

另外一件临床试验的不良反应事件，不少人应仍记忆犹新。多年前德国开发了一种试图治疗类风湿性关节炎和淋巴瘤的药物——抗 CD28 单克隆抗体 TGN1412，在临床试验前的动物实验中并未发现安全上的问题。2006 年德国和英国合作的第一期临床试验，率先在英国开始执行，使用的剂量仅为试验前动物用量的 0.2%，不料注射人体 8 小时后，由于不能控制的细胞激素风暴，导致 6 位志愿者因多重器官衰竭而住进加护病房，所幸都已安然出院。

临床试验相关的严重不良反应事件，是推动医学进步过程中难以避免的惨痛代价，件件都是珍贵的教训。近年由于台湾地区各医疗机构执行临床试验的质量和能力在国际间备受肯定，越来越多跨国的第一期、第二期早期临床试验在台湾的医疗机构执行。此外，台湾也有越来越多自行研发的新药开始早期临床试验，患者有很多机会参加早期的临床试验。加入临床试验的治疗后，身体如有任何不适，不要踌躇，要尽速与临床试验个案管理师或负责的医师联系，医疗人员也应细听患者的身体变化，详知世界其他医院所的异常不良反应通报事件，提高警觉，为参加临床试验患者的安全负起把关责任。

◎ 如何避免新药的不良反应

为患者做新的、尚未有临床执行经验的化学治疗的时候，药物剂量如何拿捏？由于日本人或韩国人的体型和我们比较相像，我会参考日本、韩国使用的剂量和方式，尤其是第一、第二期临床试验结果的剂量和方式。例如，欧洲紫杉醇早年在欧美第一期临床试验的建议剂量是 75 mg/m^2，在日本的第一期临床试验则建议剂量为 60 mg/m^2。这不只是人种的差别，也有很多技术层面的差别，参照人种、医疗水平和我们比较相似的日本经验，是比较安全保守的做法，应确认患者使用后没有不良反应，再逐步调升药物剂量。

另一种做法是，如果对某个新药物的经验不足，临床治疗上应先从较低的剂量开始尝试，例如，先给患者标准建议剂量的 2/3 或 1/2，确定安全上没有问题，再慢慢往上调。

医疗是一个不断学习的专业，而不断学习是医疗专业的伦理，一定要花很多时间不断学习新知，如果没有这种不断学习的习惯，专业等同失去了鞭策、灵魂。医学进步很快，稍有忽略就跟不上脚步，一旦停止成长，就很难给患者当下最适当的处置。

◎ 落实新药上市后的安全性监测

科技进步，新药研发日新月异，为了让更多患者及早受惠且在不影响安全性及有效性的标准下，美国食品药品监督管理局（FDA）针对使用于救治严重、危及生命之疾病的新药，另辟优先审查、加速核准及突破性治疗的认定等通道，严格要求药厂于规定期限内必须提供更周全的人体试验结果和上市后的监测资料。

2012 年 12 月，FDA 依据第二期临床试验的结果，快速核准白血病靶向新药普纳替尼（Ponatinib）有条件使用于某些慢性骨髓性白血病及急性淋巴性白血病的患者。因其临床试验研究报告显示，该药并发严重动脉血栓症的比率为 8%、静脉血栓症的比率为 3%，FDA 因此要求在包装上加注不良反应的警语。然而，2013 年 10 月 FDA 发表普纳替尼上市后的安全报告，指出使用该药造成血栓或血管狭窄不良反应的比率达到 20% 以上，远高于核准上市前的报告，FDA 据此发出提醒及使用建议，并停止该药相关临床试验的收案，并于 2013 年 10 月暂停普纳替尼的核准。

经过四年追踪第二期 PACE（Ponatinib Ph+ALL and CML Evaluation。ALL，急性淋巴性白血病；CML，慢性骨髓性白血病）临床试验的成效和安全性评估，严重的动脉阻塞性（心脏血管、末梢动脉或脑动脉）达 22%、静脉血栓症为 6%，血管阻塞的严重不良反应比早期的报告仍高出许多。然而，对于使用中的抗癌药物已出现抗药性，尤其是 T315I 突变的慢性骨髓性白血病，或美国费城染色体阳性的急性淋巴性白血病患者，由于此类患者或许已无其他靶向药物的选择，使用普纳替尼虽然有可预见的风险，但仍不失其扮演最后一搏、力挽狂澜的角色重量。于是，普纳替尼于 2016 年 11 月底取得 FDA 的完全核准。

有关普纳替尼严重不良反应事件与 2002 年日本于第二期临床试验后核准易瑞沙（Iressa, Gefitinib）使用于肺癌患者，出现并发严重间质性肺炎不良反应的事件相当类似，也凸显出纵使是已核准上市的新药，其不良反应、使用安全性仍不容轻忽。

台湾地区卫生行政部门核准上市的进口新药，在国外多已上市一两年以上，且在当地上市后的安全性监测也都告一段落。这些新药来到台湾，也应就本地使用状况进行上市后的监测，然而台湾对于新药上市后的监测常流于形式，多未能严格落实。台湾地区卫生行政部门规定，一旦发生问题须通报药物不良反应通报系统（ADR），但大部分是由护理人员、药师通报，医师通报的比例偏低，跟实际状况颇有落差。

近年来，中国台湾地区许多患者参与跨国新药临床试验，且研发的新药通过临床试验检测，率先在台湾取得核准上市的概率也越来越多。不过这些新药上市后，施用对象的状况常超出临床试验当时的规范，因此药政单位、药厂、临床人员须通力合作，严格做好上市后的监测，尤其安全性的再确认是不容怠忽的课题。

◎ 易瑞沙事件的教训

易瑞沙是目前具 *EGFR* 基因突变的肺癌患者使用的第一代靶向治疗药物。

早在 2002 年 7 月，日本厚生劳动省仅根据日本肺癌患者参加易瑞沙的第二期跨国临床试验结果，就率先全球核准通过该药在肺癌治疗中的使用。不料，在日本上市三个月后，有 26 位患者并发间质性肺炎，其中 13 位患者因此过世；上市一年半后发生间质性肺炎的患者达 1151 位，其中 444 位患者死亡。2004 年，曾发生并发症的患者及家属，分别在东京、大阪向生产易瑞沙的阿斯特捷利康药厂提出诉讼并诉请国赔（国家赔偿）。此事件在日本社会及医药界引起很大震撼，缠讼近十年的官司终于在 2013 年落幕，确定药厂不必负赔偿责任且驳回国赔的诉请。

易瑞沙的诉讼事件告诉我们，靶向抗癌药物并非完全没有危险性，只是其危险性有别于传统抗癌化学治疗药物常见的不良反应而已。

为了让患者能尽早得到有效药物的治疗，加速审查核准药品上市已是近年发达国家药政单位对于新申请抗癌药物的态度和趋势，此举可能夹带药物安全性不确定的风险，相对增加治疗的风险；此外，第一、二、三期临床试验在设计和执行上，对于参加的患者，无论在年龄、身体状况、有无合并疾病及重要内脏功能等方面都有严格的规范，大致上参与临床试验的癌症患者，身体情况应属于相对较佳的族群。然而一旦药物通过审查核准上市后，从试验阶段进入市场，使用的对象就是广大的癌症患者，个人身体状况很难如临床试验的受试者那样规范。因此，加速审查核准所夹带的风险以及适用对象更为放宽后，医疗人员面对许多上市新药的使用，必须更为敏觉，严密监控以确保患者的安全。

因应加速审查核准的潮流，美国食品药品监督管理局针对快速核准上市后的药物追踪，要求厂商需定期提出更周详完整的成效及安全性报告，并根据相关报告，对适应证重新进行评估、把关。以治疗大肠直肠癌、肾癌、肺癌、乳腺癌和脑癌的抗血管增生靶向抗癌药安维汀为例，2011 年美国食品药品监督管理局就依确证的临床试验结果，权衡该药物的利弊，进而拔除在 2008 年快速核准通关其使用于乳腺癌患者的适应证。日本厚生劳动省也要求新药核准上市后一段时间内，针对每一位使用者需做好详细的安全性监测，彻底执行药品上市后的第四期临床试验，保护患者的使用安全。

沟通与共享决策

告知癌症诊断时，医师花了时间与患者、家属面对面说明解释，其中夹杂着难懂的专业术语，患者、家属虽频频点头，却几乎没有听懂，只是抓住少数几个自己听得懂的字句，其他几乎都不能理解，也没听进去。这样的沟通情景，近年来有了很好的转变，不少医师会和患者、家属时而一起看着计算机屏幕，时而通过模型、图片对话，或在纸上写字、画图来辅助自己的说明，加深患者和家属的理解及记忆，有时还会反问患者、家属刚刚听到什么，以确认是否听到并理解，进而继续追问他们的想法及意见。尤其近年，随着"医患共享决策"（Shared Decision Making, SDM）的推行，医患间的沟通有了方法可循，沟通效能、医患关系也就随之而提升。

◎ 患者、家属与医疗人员形成团队，共同合作，达成治疗目标

什么是医患共享决策？网络上有非常丰富的资料帮助我们了解。有一个很重要的概念：医患共享决策强调医师与患者都是专家，医师了解疾病，是医学的专家，而患者了解自己，是个人的专家。医师在持续的对话、互动中，了解患者对疾病治疗的偏好、期待与价值观，再提供有医疗实证背书的医疗建议，在共同讨论、对话中结合双方的意见与想法，一起做出最适合

的、可行的医疗决策。能依循自己的期待、价值观做出选择，患者对疾病、医疗结果也将有更清楚、坦然承受的心境。

被告知罹癌后，患者或许会有一段时间陷在恐慌、焦虑、无法置信、愤怒的情绪当中，很难承受坏消息的冲击，此时有家人或亲友陪同看诊，并且事先稍对疾病、治疗做了解，有了预备，和医师的沟通就较能有深度的互动、对话，也有助于深化医患间的互信。

癌症患者旅程的轨迹

癌症患者的照顾旅程

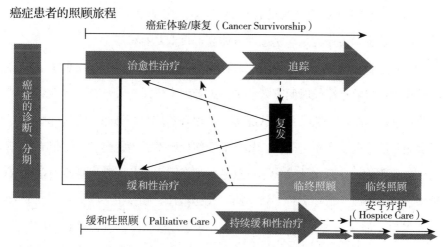

随着科技的进步，缓和性治疗期间将延长，部分患者可达到长期存活或治愈

◎ 治愈性治疗之路

如果治疗目标设定为治愈（Cure），患者积极接受治疗后定期追踪即可。然而，这当中会有一部分患者，治疗一段时间后才发现疾病要完全治愈不太可能，治疗方向就得修订为以让患者能活得更久、活得更好为目标。

而以治愈性为目标的患者，在治疗期间或治疗后的追踪过程中，若碰上疾病复发，复发后有不少患者还是有治愈的可能，当然就朝着治愈的目标努力，若是治愈已不可得，就进入缓和性治疗的路径。

◎ 缓和性治疗之路

有不少患者在刚确定患癌时，就知道疾病很难治愈，治疗目标是以延长生命、减缓痛苦、维持生活质量、尽可能如常生活为主，这种情况下的治疗，称为缓和性治疗（Palliative treatment）。

缓和性治疗一般是以全身性的治疗为主，包括化学治疗、抗激素治疗、靶向治疗、免疫疗法等，或是这些治疗方法的合并使用。此外，放射线治疗，甚至是手术治疗也是缓解患者身体痛苦很重要的利器。

一开始启动的缓和性抗癌治疗，称为第一线的治疗。有些患者于第一线的治疗中，能够持续长时间有效；少数患者因为治疗的毒性、不良反应，就得改变治疗方法。一般常见的状况是，治疗有效控制癌细胞一段时间后，由于疾病对治疗药物产生抗药性，如果继续使用原本的治疗药物，不但不能抑制癌症的恶化，且原本承受的不良反应也不会因为治疗无效而减少。碰上这种情况，就得改变治疗方针，进入第二线的治疗。和在第一线治疗所面临的状况类似，如果一段时间后又抑制不住癌症的恶化，当下若还有治疗的选择，而患者的状况许可，且患者也期待继续治疗，就进入第三线的治疗。第二线及第二线之后的治疗称为救援性治疗（Salvage treatment）。

如果患者的身体状况不许可、主要器官的功能严重受损、治疗的选项已遇瓶颈、支持系统难以提供治疗及生活照护所需要的资源，勉强给予治疗，已无法为患者带来加分的效果，此时不再针对癌症做治疗，也是合理、适当的选择。

不再针对癌症做治疗并非放弃治疗，而是改变目标，接受安宁疗护，针对身心灵整体的症状做出全面性的照顾，尽可能维持患者的生活质量，也陪着患者及家属一起度过生命最后的章节。事实上，从患者进入医院接受治疗开始，医师为患者缓解身心灵的痛苦，无论是疾病还是治疗所引发的，都是患者最基本的权利，也是从事癌症医疗的团队人员在态度上、技能上必须修满的学分。

值得期待的是，十年前认为是病入膏肓、无药可医的恶疾，十年后可能已有许多疗法可以因应且不断推陈出新，这便是医学科技的与时俱进。随着医学的进步，医疗的极限、疾病末期程度的定义也应该与时俱进，配合医疗的进步做出合理的修正。医疗持续的进步中，越来越多疾病的治疗目标可以设定在痊愈，而达成痊愈的比例也更高，纵使癌症复发，可以再度治愈的机会也越来越多。接受缓和性治疗的患者，越来越能够与病共存，活得更久，享受如常的生活。

◎ 在患者身上总能看到令人敬佩的韧性

被医师告知确诊癌症，犹如晴天霹雳，对个人和家庭往往带来极大冲击。临床服务 30 余年，还没看过哪位患者是笑脸迎接癌症的，泪如雨下、茫然担忧，甚至忧郁缠身的患者不在少数，持续的治疗、检查、复诊、追踪对患者和家属的身心更是煎熬。但是，这么辛苦的过程，绝大部分患者都撑过来了！对比诊断、治疗之初的满面愁容，许多患者经过一段时间，回诊追踪时已能开心聊上两句，分享生活趣事，若问患者心情是如何转化的，最多最常听到的回应是："遇到了，还是要面对，不然怎么办！"一语道出人在身处困境时，无论是默默承受还是怨天尤人，依然继续前行的生命力与韧性。只是，患者却往往不自知：就是这股韧性，让我们有重新找回生命秩序与希望的动力。

第四章　癌症的治疗

癌症治疗前的准备

确定癌症的诊断，明白癌症的严重程度，详细评估患者全身状态及共病情形、主要器官的功能、患者的自我照顾能力、亲友以及社会的支持系统，并了解患者的偏好和价值观后，患者、家属与医疗团队可在共享决策下设定治疗的目标和策略。

癌症治疗之前，医疗团队首要的功课是，处理好因为癌症直接或间接衍生的并发症，如感染症的治疗、电解质异常（常见的高血钙症、低血钠症）的改善，以及肿瘤引起的泌尿系统、胆管、胃肠道、呼吸道阻塞的救急处置，让患者的状况排除到单纯剩下癌症为主，与此同时尽可能提升患者的营养状况。

如果患者有 B 型肝炎（乙肝）病毒（HBV）带原，而后续又是以全身性治疗为主，在癌症治疗之前就要先进行抗 B 型肝炎病毒的药物治疗。全身性的治疗如果以注射药物为主，而且治疗要为期一段时间，事先植入中央静脉人工血管（Port-A）是必须要做的准备。

曹院长的癌症小学堂

为什么要植入中央静脉人工血管?

由于部分化学治疗药物有刺激性(irritant),若是直接由外围血管输注,如手或脚的静脉,会刺激较细的血管引起静脉发炎,万一遇上漏针导致化学药物外渗,有些药物具有发泡性(vesicant)会给皮肤造成伤害。而装植中央静脉人工血管的目的,是将化学治疗药物通过这条人工血管直接输送到较粗的中心静脉(central vein),避免药物对血管的伤害。除了输注化学治疗药物外,输血或其他液体的补充,都可以经由人工血管输入。中央静脉人工血管通常会在抗癌治疗前装好,到所有疗程都结束后再移除。

如果肿瘤的量很多,预期对治疗的反应很好(即药物对癌症疗效好),就要补充足量水分,并服用抗尿酸药物,以预防治疗后引发的肿瘤溶解综合征的急症发生。

如果患者接受的治疗可能影响生育功能,在状况许可、有充裕时间的情况下,不要忘记为患者安排保存生育机会(包括冷冻卵巢组织、卵子与精子)的准备。

 曹院长的癌症小学堂

癌症治疗前的准备事项

@感染的处置。

@电解质异常的改善。

@呼吸道、消化道、胆管、泌尿系统阻塞的处理。

@营养状况的调整。

@B 型肝炎（乙肝）的治疗。

@人工血管植入。

@保存生育机会的准备。

癌症治疗前全身性评估必做清单

@年龄。

@身体状况。

@脏器功能（造血、心、肺、肝、肾、脑）。

@合并疾病（共病，Comorbid diseases）。

@感染状况：

　　B 型肝炎病毒、C 型肝炎（丙肝）病毒；

　　艾滋病（HIV / AIDS），有必要时需检验。

@肿瘤标志物检查，依患者的癌别。

@影像检查（治疗前的状况，作为日后比较的依据）。

团队合作的医疗

◎ 照顾患者，需要跨专业的合作

患者一旦得知病情，对心理和情绪的冲击相当大，需要良好的支持系统关心、扶持。这时候医疗团队的搭配很重要，毕竟医师的角色是诊断及治疗，且时间有限。很多患者的社会支持系统不好，连打理自己的生活都困难，如果医疗团队的其他成员能够运用更多社会资源，提升患者的支持系统，后续的照顾会比较完善，也能间接协助疗效发挥到最大效果。

曾有一位 70 岁的先生因贫血来看门诊，临床诊断为胃肠道出血引起缺铁性贫血。第二次门诊时，患者被告知大肠内镜报告结果是大肠癌，由于初步看起来是可以开刀的程度，便建议患者住院接受手术治疗，医疗团队也事先联络了外科医师，病床也帮忙预约好了，就等患者去办理住院手续，但是患者执意不肯。虽然门诊看诊时间十分紧凑，仍然花了半小时向他说明手术的目的与利弊，患者依然拒绝住院，我当下马上打电话请其他的同事来帮忙劝说，结果医务社工师来了，不到十分钟，患者就同意住院接受开刀治疗。

其实，哪有人得了这么严重的病却不想处理的？患者不想处理的背后一定有我们还不了解的原因，专业的医务社工师能够很快从患者的立场切入，了解他的背景、担忧和需求，并且适度提供资源，协助排除问题，让患者顺利接受治疗。

 旁观者清　赵可式教授怎么说

曹院长的一位患者林太太诊断出卵巢癌，已经安排好手术时间却演出失踪记，再也没回医院来治疗。视病如亲的曹院长担心若拖延时日恐怕能治的病也拖到无法治了，于是嘱咐我去劝说她。但在电话中她拒绝了手术治疗，叫我不要再烦扰她。因此我协同个案管理师去她家拜访，一进门我就明白了！她家客厅中间摆了一个很大的神桌，神像下有两支硕大的筊杯（民间占卜用具）。在与林太太及家人寒暄一阵之后，我试探性地问："您之所以决定不做

手术，是否是掷筊杯询问神明后得到的答案？”林
太太很温和地承认，并回答：“如果神明的意见与
医师的意见不同，我当然是听神明的啰！”至此答
案揭晓！于是我劝她说：“您现在的情况不错，那
就这样办吧！但万一哪天您身体不舒服，可否再次
请教神明是否是时候要接受治疗了？”结果，两周
后她返回医院决定手术了，因为这次掷筊杯时，
“神明”叫她去手术！

◎ 团队合作是"以患者为中心"照护模式的灵魂

受到医院评鉴的洗礼，台湾大多数医院在医疗质量提升及患者安全方面
的维护都已达国际水平，而癌症质量提升计划的支持及癌症质量认证的监控，
更强化癌症的防治和控制，也有助各医院癌症照护质量的提升及均一化。

团队合作是"以患者为中心"的照护模式的灵魂，从拟定目标到治疗策
略的计划，集合各专科同僚的智慧，来探讨、共识每一位初诊为癌症的患者
后续的处置。团队的成员大致上涵盖放射诊断（X线检查、超声波检查、计
算机断层检查、核磁共振检查）、核子医学诊断（骨骼扫描、正子扫描）、
病理学的诊断、肿瘤外科（手术治疗）、放射肿瘤科（放射线治疗）、肿瘤
内科或血液肿瘤科（化学治疗、抗激素治疗、靶向治疗、免疫疗法等全身性
抗癌治疗），以及协助患者的精神心理及支持系统做准备的肿瘤个案管理
师、医务社工师、癌症心理师，还有在各个治疗阶段对于营养、生活重建具
重要角色的营养师、物理治疗师和职能治疗师。往往，患者和家属很少出席
医疗团队的会议，但他们绝对是医疗团队的成员，患者更是医疗团队的主

角，在达成任何治疗共识和计划之前，都必须将患者和家属的期待、价值观、支持系统等一并考量。

团队伙伴特别介绍1：癌症个案管理师

癌症个案管理师多以癌症类别分工，几乎都是护理背景出身。患者自第一次来看门诊，个人基本资料、相关就医资料都会输入医院计算机作业系统，成为个人病历档案，各家医院也会依循院内作业程序照会个案管理师收案服务。个案管理师根据病历资料很快可以了解患者的状况，从而主动联络、访视患者，在就医过程中协助患者和家属与医疗团队形成共识，达成治疗目标，为患者整合看诊流程，向患者和家属进行与疾病和治疗相关的卫生教育，以及作为联结各专业人员协助患者解决问题、顺利完成治疗的整合窗口。如果患者身体有状况或遇到困难，个案管理师通常会是患者及家属第一个联络的对象；患者出院后，个案管理师也会视个别状况主动关心患者，在安全、自我照顾、资源、就医等方面，持续协助患者和家属。

团队伙伴特别介绍2：医务社工师

癌症患者的罹癌过程是一条漫漫长路，遇到心理、家庭、工作或经济问题时，扮演医院和社会之间桥梁的医务社工师会提供适当的社会资源的协助，最基本的是提醒患者取得充分的社保资源。

比较有经验的医务社工师不只做社会福利补助、患者支持系统评估和资源联结的项目，在家人关系和心理社会层面，也多有着力，能处理患者的心理、情绪问题，甚至是协助医患沟通，促进患者和家属对疾病与治疗的认知等问题。于患者、家属的情绪心理照顾方面，医务社工师和心理师的角色虽然有些重叠，然而二者在医院里都是协助患者和家属有能量继续前行的医疗团队重要成员，彼此是合作、互补的伙伴关系。

团队伙伴特别介绍 3：肿瘤心理师

临床心理师在癌症领域的服务是多层面的。在患者端，会触及疾病与治疗的适应、社会角色与自我概念的变化、灵性的转化与超越，以及普世存在的死亡焦虑。在家庭端，心理师协助家属应对照顾负荷、与患者之间的沟通及关系变化、预期性哀伤与死亡焦虑，以及促进家属之间的相互支持。若家中还有儿童或青少年，也会协助孩子们适应接下来生活会面临的巨变。在医疗团队端，临床心理师会陪伴医疗伙伴面对工作上的困顿感与耗竭，也会提供心理议题的专业建议与指导，让医护同人能做到自己满意的心理照顾或沟通。临床心理师也关注患者、家庭、团队三方之间的互动关系，引导三方彼此同理，让医疗的善意，以及患者与家庭的期待，可以达到一个新的平衡。

什么是确定性治疗

如果是可以治愈或根治的疾病，为了达到痊愈目标的必要性治疗，称之为"确定性治疗"（definitive treatment）。以治愈为目标的疾病，积极抗癌治疗的过程犹如田径场上的接力赛，在确定性治疗之前（前导性治疗）或之后（辅助性治疗），同步（同时合并使用）加入另一个模式的治疗，来协助强化痊愈的可能。

不易治愈的癌症，就好比马拉松赛，是趟不比速度只看重耐力的旅程，期望能跑得更远，且安然跑完全程，一路上在减缓症状、提升舒适的支持下享有如常的生活质量。一般而言，针对不易治愈的癌症，全身性治疗（化学治疗、抗激素治疗、靶向治疗、免疫疗法）会是癌症治疗的主轴。此外，为了预防及处理疾病伴随的严重症状，常常也需要肿瘤外科及放射肿瘤科的协助。为了安全、安心地度过癌症旅程，支持性治疗／缓和医疗的随行是绝对必要的，这也是治疗癌症患者的医疗团队人员必修的学分。

曹院长的癌症小学堂

癌症治疗：

@局部区域的治疗：

——手术开刀。

——放射线治疗。

——经动脉栓塞疗法（Transcatheter Arterial Embolization, TAE）。

——射频消融术（Radiofrequency Ablation Therapy, RFA）。

@全身性的治疗：

——化学治疗、抗激素治疗、靶向治疗、免疫疗法。

——当然也有治疗局部区域癌症的效果。

手术治疗

全身已多处转移，身体处于末期状态的患者，躺在病床上，仍然嚷着要外科医师把体内的肿瘤都切掉，这是在病房里偶尔可以看见的情境。这也意味着，期待通过手术就能把肿瘤切干净，是大多数人脑海里认为可以断除癌症的做法。事实上，在不少癌症的治愈目标上，手术治疗一直是癌症治疗的首选或第一步。

诸多早期的癌症，如乳腺癌、大肠癌、非小细胞性肺癌、肝癌、胃癌、胰腺癌、口腔癌、甲状腺癌、膀胱癌、肾癌、宫颈癌、子宫内膜癌等，手术治疗确实是治愈性治疗的第一步，也是这些癌症的确定性治疗方法。

在手术治疗之前，通常已通过病理检验确定癌症的诊断，影像检查也确定癌症的严重程度。癌症侵犯的程度适合手术治疗，患者的身体状况也适合麻醉及开刀，此时通过手术治疗便能切除肿瘤，治疗疾病，而术后的病理报告也能进一步告诉我们病理学上癌症的严重度及癌症的特性，提供后续治疗计划的依据。如果手术前未能确定疾病的诊断，手术就能同时兼顾癌症的诊断和治疗；当然有不少状况是，手术切除的组织病理检验是良性的病变，那就是虚惊一场、化险为夷的好消息。

手术治疗如果是该患者疾病的彻底治疗模式，在手术治疗之前的治疗即为前导性治疗，包括全身性治疗，如化学治疗、抗激素治疗、靶向治疗、免疫治疗的单独或合并使用，或并用局部的放射线治疗。前导性治疗之后再接受手术治疗，能使原本或许不易手术治疗的疾病到达可以手术治疗的程度，或缩小手术的范围。以乳腺癌为例，前导性的全身性抗癌治疗，能使更多的患者有执行保留乳房手术治疗的可能性，同时也能借此观察癌症对前导性全身抗癌治疗的敏感度，以此作为手术后辅助性治疗选择药物使用的参考。

以治愈为目标的外科手术，最基本的要求是完整而且在安全范围内的肿瘤切除。肿瘤切除安全范围的取舍与癌症的种类、部位息息相关，安全的肿瘤切除边缘（margin）是绝对必要的，如果肿瘤组织很逼近切除边缘，或切除边缘有肿瘤组织，是局部区域性复发很重要的原因，依部位常需做后续的补强治疗。

◎ 最新颖的方法不一定是最好的

艾米·里德（Amy Reed）是一位麻醉科医师，在 40 岁那年被临床诊断为子宫肌瘤，在自己工作的美国波士顿布莱根妇女医院（Brigham and Women's Hospital）接受手术治疗。手术采用腹腔镜高速破碎器施行子宫绞碎手术来切除子宫，之后病理诊断为子宫恶性平滑肌肉瘤，但该手术让她的恶性肉瘤在腹腔内扩散得不可收拾，虽然经过几次手术治疗、化学治疗、放射线治疗、免疫疗法及其他实验性的治疗，都没能有效控制疾病的进展，于2017年44岁时过世，留下先生及六名子女。

为了让其他妇女不要重蹈她的不幸，艾米·里德和她先生（胸腔外科医师）在事故发生后就不断积极要求禁止腹腔镜破碎器的使用。在他们锲而不舍的坚持下，美国食品药品监督管理局（FDA）在一份报告中指出，350位使用该器械切除临床上怀疑子宫肌瘤的患者，其中有一位会发生类似的悲剧。FDA因此于2014年建议该器械不要使用于子宫肌瘤手术。低侵袭性的外科手术，有着伤口小、出血少、感染风险低、住院时间短、复原快的好处，但是一旦发生类似手术所带来癌细胞的污染、播种、扩散，那还真是个人的灾难，这种悲剧在临床上偶尔可以见到。

能够完整、安全地切除肿瘤，是外科治愈性治疗最重要的考量，医学上"最新"的医疗手段并非一定是最好、最适当的，成熟的专业人员对采用最新医疗方法/器具的为与不为之间，应有更精准的判断。相对的，患者在接受癌症的手术治疗时，绝对不要一味追求自费的、最新的医疗手段，一定要对治疗所可能带来的风险有认识和警觉，昂贵和新颖的方法并不一定是最好的方法。

由于癌症患者的全身性治疗，尤其是靶向治疗和免疫疗法的进步，连带提升外科治疗的效果，肿瘤外科的治疗也随之更为精进。美国临床肿瘤学会（ASCO）2020年公布的临床癌症进展（Clinical Cancer Advances），将癌症外科治疗的精进（Refinement of surgical treatment of cancer）列入其中，并以黑色素瘤、肾癌和胰腺癌为例，说明接受全身性的治疗，能让部分黑色素瘤和肾癌的患者，可以不必马上手术，甚至有些全身性治疗效果好的患者，可以避免手术治疗；而对于不能手术，或手术不易切除干净的胰腺癌，有一部分患者在接受全身性的治疗之后，手术侵袭性降低，手术成功率提高，伤口恢复期缩短，这不仅延长了患者的生命，也改善了患者术后的生活质量。

◎ 转移病灶切除是转移性癌症的确定性治疗

纵使癌症已经发生转移（第四期），如果转移的病灶不多（oligometastasis），转移部位经过手术切除，不少患者仍然有治愈的可能。临床上骨癌的肺部转移，大肠直肠癌的肺部、肝脏或卵巢的转移，都是很常见的经由切除转移部位患者又可重获生机的例子。

◎ 开刀手术在缓和性治疗中的角色

肿瘤外科在根治性的手术治疗中扮演很关键的角色，于缓解癌症患者的并发症、改善患者的痛苦症状和生活质量，有其不可取代的地位。例如，为食道、气管、直肠阻塞的患者置入支架；胆道、泌尿系统阻塞的引流；胃肠阻塞的绕道或造口手术；发生在脑部、头颈部、上呼吸道、胃肠、膀胱、妇科系统等部位出血的处置；发生在骨盆腔瘘管（直肠—膀胱、直肠—阴道、子宫—膀胱）的手术治疗；难治性的腹水、脑膜转移的水脑的分流手术；骨折的固定、骨水泥植入，乃至于难治性的疼痛的处置等，都是外科治疗在缓和性照顾（Palliative Care）上很重要的任务。

对于全身严重转移的患者，如大肠癌、乳腺癌，由于全身性治疗的进步，局部原发部位肿瘤在适当时机的手术切除，或许不一定对患者的存活有很大的助益，但可以避免后续全身性治疗遇上瓶颈时，局部原发肿瘤的恶化导致的难以处理的痛苦和对生活质量的困扰，这种状况下的外科手术处置即是一种预防性的缓和性照顾。

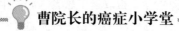

曹院长的癌症小学堂

肿瘤外科的角色

@癌症的诊断：

　切开性切片、切除性切片。

@癌症的治愈性手术。

@癌症患者的缓解性处置。

@癌症预防手术（高危人群中的高危人群）。

放射线治疗（放疗）

手术治疗、放射线治疗、全身性抗癌治疗，以及支持性照顾／缓和性照顾是癌症治疗的四大支柱。外科手术治疗和放射线治疗都属于局部区域性的治疗，亦即治疗癌症局部区域的病灶和转移的局部病灶。

放射线治疗俗称电疗。放射线直接作用于细胞的 DNA，让细胞失去分裂的能力，停止生长，或让细胞自行死灭，对于癌细胞的作用较正常细胞来得强，因而被用于癌症的治疗。一般在癌症治疗上最常用的是，利用直线加速器产生高能量 X 线（Photon，光子线）的体外照射，穿过身体表面，聚焦在肿瘤部位，将癌细胞杀灭。

放射线治疗机器和技术日新月异，发展的主要重点不外乎是提高癌症局部区域的控制成效，延长患者的存活期，并降低照射过程对正常组织、器官的影响，使患者在治疗过程中及治疗后对生活质量的影响最少。各种不同种类的放射线治疗方法，俗称"刀"，不同形式的"刀法"推陈出新，大家肯定在各种媒体的宣传上见过，如计算机刀、螺旋刀、迅弧刀、快弧刀、锐速刀、诺力刀、真光刀、伽玛刀等，虽然都称为"刀"，但与外科的开刀无关，而是放射线治疗的利器，以"刀"为名，肯定是强调它的精准。

体外远隔放射线治疗的另一类利器，不是利用光子线，而是采用粒子线照射的质子刀（Proton knife）、重粒子（Heavy particle）放射线进行癌症的治疗。二者都具有独特的布拉格峰效应（Bragg peak effect），放射能量集中释放在肿瘤部位，对正常的组织有踩刹车的功能——照射目标的后方正常组织接收到的放射剂量极低，可避免不必要的辐射伤害。如果对正常组织影响小，就可以提高针对肿瘤的治疗剂量，发挥更好的治癌效果。不同放射线的相对生物效应，即放射线治疗发挥的力道，质子刀略高于光子线，为光子线的 1.1 倍，而重粒子为光子线的 3 倍、质子刀的 2.7 倍，较不受肿瘤内缺氧环境的影响，对于光子线有抵抗性的癌症干细胞也具杀伤作用。

放射线治疗在治癌的目标上大致分为根治性／治愈性、缓和性两类。缓和性放射线治疗主要是处理肿瘤局部或转移部位导致的症状、阻塞或出血，如脑转移、脊椎压迫、骨骼转移、管道阻塞（上呼吸道、食道、上腔静脉等）、肿瘤出血等。对于治疗利器的选择，如果是以缓和性的症状缓解为目标，且患者的存活期不长，个人认为原则上采用保险核准给付的治疗模式即可。

根治性／治愈性的目标之下，放射线治疗常与其他的治疗协力合作，包括外科手术治疗、全身性的治疗（化学治疗、靶向治疗、免疫疗法等），而且随着全身性治疗的进步，同时带给放射线治疗更多发挥的空间，也提高了放射线治疗在根治癌症上的角色地位。然而这么多种类的放射线治疗方法，患者和家属常很难在众多的利器中挑选，如果考虑要采用自掏腰包、花大把银子的治疗方式时，此时征询第二意见是明智的选择。放射线根治的癌症很多，繁不详载，临床上常应用的癌症治疗，如头颈部肿瘤、鼻咽癌、乳腺癌、肺癌、食道癌、肝癌、直肠癌、肛门癌、宫颈癌，以及因患者身体状况不适合手术的局部肿瘤、少处转移的部位等，都是放射线治疗可以发挥确定性治疗疗效的最适对象。

◎ 为了救命，放射线治疗要承担的代价

有些患者一听说要做放射线治疗，就联想到会有嘴巴破、口干、吞咽困难等不良反应，这样的印象多半来自头颈部肿瘤或鼻咽癌患者的经验，纵使自己要治疗的部位是直肠癌，还是会把这些无关联的印象照单全收，用来吓自己。其实放射线治疗的不良反应、毒性，绝大多数与放射线治疗的部位有关。

慢性后遗症绝大部分也与治疗的部位息息相关，依部位常见的慢性后遗症是：认知能力下降（脑部）；口干、吞咽困难（头颈部、鼻咽）；性功能障碍、血尿、便血（子宫颈、膀胱、直肠）；此外，皮肤和肌肉萎缩、纤维化，是不同部位接受放射线治疗后都要承受的后遗症。而二次性原发癌症，即另一个与原本治疗的癌症无关的癌症，也常发生在放射线治疗的部位。但二次性癌症若为血液性癌症，则与治疗的部位无关（表4-1）。

表 4-1　放射线治疗常见的急性不良反应、毒性，以及慢性后遗症

放射线治疗部位	急性不良反应、毒性
脑部	头痛、掉发
头颈部、鼻咽	口腔疼痛、喉咙疼痛、口干、吞咽困难
肺脏、食道	恶心、呕吐、吞咽疼痛、咳嗽
乳房	皮肤灼伤、刺痛
直肠、膀胱、子宫颈	腹部不适、腹泻、排便或排尿不适
放射线治疗部位	慢性后遗症
脑部	认知能力下降
头颈部、鼻咽	口干、吞咽困难；皮肤和肌肉萎缩、纤维化
子宫颈、膀胱、直肠	性功能障碍、血尿、便血；皮肤和肌肉萎缩、纤维化

听闻这些不良反应、后遗症，肯定有不少患者会很恐惧进而对接受治疗裹足不前。其实这些不良反应并不是每个人都会发生，而且急性不良反应多是暂时性的，随着时间推移，身体本身的复原力就可以修复这些不适症状。

患者面对治疗的选择时，常常受困于对治疗不良反应、后遗症的过度害怕，而忽略了治疗选择乃是攸关生命的决定，应该是两害相权取其轻，却常常本末倒置做出错误的选择，反而让疾病进展到不易治疗甚至不能治疗的程度，才悔不当初，到头来再多的懊悔也为时已晚。多年临床服务，我看过许多这样的案例，实在令人不胜唏嘘。

 曹院长的癌症小学堂

放射线治疗

@主要的确定性治疗。

@手术前的引导性治疗。

@手术后或全身性治疗后的辅助性治疗。

@缓和性治疗。

全身性治疗（化学治疗、抗激素治疗、靶向治疗、免疫疗法）

癌症筛检的普及和抗癌药物的发展是现今癌症治疗成绩进步的主要推手，而抗癌药物治疗是经由口服或注射投予药物来治疗罹患癌症的患者。抗癌药物包括细胞毒杀性化学治疗药物、靶向治疗药物、抗激素治疗药物、免疫治疗药物等。

若以使用目的来区分，全身性治疗可分为以下几类：

1. 以全身性治疗为主体的治疗。

a. 以治愈性全身性治疗为确定性治疗，根治癌症。

　　b. 以缓和性全身性治疗延长患者生命，解除患者因癌症所招致的痛苦，并改善患者的生活质量。

2. 癌症确定性治疗前的先行治疗（前导性或新辅助性全身性治疗）：先使用全身性治疗让肿瘤变小，让后续的放射线治疗或手术治疗更有治疗的空间。

3. 辅助性全身性治疗针对局部确定性治疗（如手术或放射线治疗）之后再给予的全身性治疗，目的是减少癌症复发的概率，以及提高患者的存活率。

4. 全身性治疗与放射线治疗并用：进行放射线治疗的同时给予全身性治疗，能提升患者的癌症对于放射线治疗的敏感度，让放射线治疗局部区域性控制的效果更好。

　　患者和家属被告知需接受全身性治疗，尤其是化学治疗时，虽然可能怀着惊吓、不安、彷徨的心绪，然而在同意治疗之前仍需与医疗人员沟通、了解几个问题：

1. 为何要接受全身性治疗？全身性治疗的目标为何？

2. 将使用哪些药物？

3. 每次治疗需要多久？多久进行一次（每个循环）？一个疗程有几个循环？持续多久？

4. 治疗的方式为何，口服还是注射？治疗的地点在哪里，住院、门诊还是在家里？

5. 治疗期间可以继续工作或上课吗？

6. 治疗后身体会有哪些改变，可能有哪些不良反应或不舒服？

7. 如何避免或减轻不良反应？

8. 在家里如有问题或不舒服，应如何处理或跟谁联络？

确定医疗团队于治疗时及治疗后，已为您的安全及身体状况做好设想与准备，将有助于减缓不安的心绪，顺利完成全身性治疗的疗程。

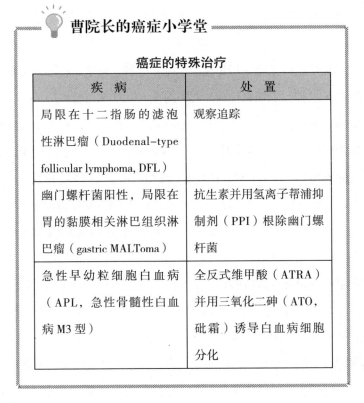

曹院长的癌症小学堂

癌症的特殊治疗

疾　病	处　置
局限在十二指肠的滤泡性淋巴瘤（Duodenal-type follicular lymphoma, DFL）	观察追踪
幽门螺杆菌阳性，局限在胃的黏膜相关淋巴组织淋巴瘤（gastric MALToma）	抗生素并用氢离子帮浦抑制剂（PPI）根除幽门螺杆菌
急性早幼粒细胞白血病（APL，急性骨髓性白血病M3型）	全反式维甲酸（ATRA）并用三氧化二砷（ATO，砒霜）诱导白血病细胞分化

◎ 认识化学治疗

虽然有些人将化学治疗药物与抗癌药物画上等号，但大多数的专家和社会所说的化学治疗药物，乃是专指"细胞毒杀性化学治疗药物"，是抗癌药物中的一种。

人类使用化学治疗药物治疗癌症至今已有超过 70 年的历史，起源于第二次世界大战化学武器芥子气毒气使用的经验，目前已有超过 100 种化学治疗药物。相较于手术治疗和放射线治疗，化学治疗的历史尚属资浅。一般而言，手术治疗和放射线治疗是作用在局部区域的治疗，而化学治疗无论是通过口服还是注射，都经由血液分布至全身，作用在全身，故化学治疗被视为一种全身性的抗癌治疗，用于局部区域性的肿瘤、转移性癌症或避免癌症复发的治疗。

传统的化学治疗主要作用是控制细胞的分裂、增生，在毒杀癌细胞、减缓癌细胞生长及抑制癌细胞扩散的同时对正常的细胞也会有所影响，治疗后可能衍生毒性和不良反应。社会上普遍对化学治疗的毒性和不良反应存在误解，加之治疗前医疗人员的详细说明，以及病友们传述治疗体验过程常着墨在不良反应的描述上，以至于患者在治疗之前便对化学治疗心生担忧，出现"挫咧等"（害怕着坐等不好的事情发生）的心情，因此，化学治疗的不良反应的"恶名"为患者带来"反安慰剂效应"（Nocebo effect）的现象也就不难理解。

我的化学治疗要做到什么时候

吴女士，52 岁，肺腺癌第四期并骨转移，基因检测癌细胞具 EGFR 基因突变，服用第一线靶向药物特罗凯（Tarceva, Erlotinib）后，肋膜积水消失，肺部肿瘤大幅缩小，下背痛完全缓解，血液内肿瘤标志物也降至正常范围。每天一颗靶向药，她能享受一般的生活，也曾与家人一起到日本旅游。一年半后，她下背部疼痛复发，肺部肿瘤逐渐变大，肿瘤标志物也在爬升，由于癌细胞出现对靶向药物的抗药性，疾病恶化。

再次接受变大的肺部肿瘤切片检体的基因检测，发现其 EGFR 基因新增 T790M 的点突变。在医师的建议下，她参加新药临床试验服用 AZD-9291（泰瑞沙），疾病得到缓解，但半年后，肺癌仍脱离控制，持续恶化。

之后换成化学治疗，每三周进行一次，其肺癌又再次得以控制，疾病趋于稳定，吴女士也跟好友去了几趟国内外旅游。治疗似乎没有残留任何不良反应或对日常生活造成困扰，然而每三周一次的回诊、接受门诊化学治疗，使吴女士的心理上总有一股莫名的压力，尤其等待各种检查结果出炉时，等着看报告变成一种煎熬。没有限期的持续回诊、治疗，使吴女士不免疑惑："别人的化学治疗都有固定疗程，我的治疗要到何时才能停？"

像吴女士一样的患者大有人在。罹患癌症已是生命的一大打击，往后的人生更须与医院、医疗团队为伍，定时回诊、定期接受必需的检验检查和治疗，不断提醒自己是个生了病的人，更何况还得接受无法预期何时可结束的抗癌治疗？生活好似因此变得沉重。

癌症的治疗目标，依疾病的种类、疾病侵犯的严重度、患者的年龄和身体状况、主要的器官功能、同时合并的共病、患者的价值观及社会支持系统等，概分为治愈和不可治愈。当然，治疗初始设计的目标会随着疾病的进展和治疗的进步而有所调整，不少时候起先以为有痊愈的可能，经过一段时间的治疗评估，则必须务实地变更治疗目标；也有先前被判定为不可治愈的患者，因为医学的进步而又得到长期存活的机会。

人的灵魂里藏着韧性，罹患癌症当然不是好事，然而为了活着，许多患者仍坚毅地忍受某些苦痛，牺牲某些自由来面对治疗。抗癌，医疗固然不可少，而驱使我们活下去的那股韧性、坚毅更显重要。

治愈性治疗通常有一定的治疗时限

在以治愈为治疗目标的状况下，治疗如进行顺利，常有固定的节奏和疗程。以早期乳腺癌治疗为例，乳房保留手术及前哨淋巴切除手术后，辅助性化学治疗一般要施行 4～8 个循环，放射线治疗当然也免不了。如果乳腺癌细胞呈现 HER-2 过度表现，每三周一次赫赛汀（Herceptin, Trastuzumab）要注射一年，激素接受体为阳性时，抗激素药至少要服用五年，他莫昔芬（Tamoxifen）甚至要服用十年。再以第三期大肠癌为例，手术后的辅助性化学治疗为每两周一个循环的 FOLFOX，需持续半年。第三期黑色素瘤手术后的辅助性治疗为期一年，可以选择干扰素治疗或免疫检查点抑制剂，如果黑色素瘤有 BRAF V600E 的突变，也可以考虑口服的靶向治疗；弥漫性大 B 细胞淋巴瘤的确定性治疗是靶向治疗并用化学治疗每三周一个循环的 R-CHOP，前后要接受六个循环的治疗。这一类治愈性治疗通常有一定的治疗时限，不至于让患者有遥遥无期之感。

当癌症不可治愈时

当癌症已不可治愈时，延长生命、缓解痛苦和解除症状、维持生活质量就成为治疗目标主要的考量。接受治疗的情况下，只要疾病不恶化（因为如果没有治疗，几乎都会逐渐恶化），就称之为癌症受到控制，此时癌症相关的痛苦、身体的症状常可得到舒缓。疾病如能受到控制，治疗就值得继续进行。然而全身性的抗癌治疗，如化学治疗、抗激素治疗、靶向治疗、免疫疗法等，很令人懊恼的是大多会因为癌细胞对治疗产生抗药性，而面临继续治疗也不再能控制癌症恶化的困境。因此，这一类治疗通常没有确切的结束期，需视治疗效果持续评估，且为避免其不良反应造成的破坏性影响，必须考虑更替治疗的方法，权衡治疗成效与不良反应两者间的利弊，尽可能让患者得以维持生活质量，如常生活。

治疗开始的阶段，主治医师应逐步且反复告知，提醒患者和家属有关治疗的目标、治疗所能期待的好处、可能衍生的不良反应或不适，以及治疗的极限和困难等，让患者和家属有正确的认知、因应，对身体和生活做好准备，安排规划，务实面对，不要有错误的期待或过度的担心。因癌症接受治疗只是生活的一小部分，治疗的目的是要能挣得更多的时间，享受一般正常的生活，不要被癌症绑架，误以为疾病、治疗是生活的一切而受桎梏。

2012 年，美国哈佛医学院的一份研究报告指出，1274 位转移性肺癌或大肠直肠癌患者，在接受缓和性治疗时，有高达七八成患者误以为自己接受的是治愈性治疗，直到疾病反复缓解、恶化、更换治疗方法，才渐渐意识到自身疾病的严重性及不可治愈。此刻人生纵有不少未竟之事，恐也因身体状况变差而成无法实现的遗憾。

医患沟通中，坦诚告知病情、预后，以及治疗能做及做不到的限制，是门不容易的课题，但也是维护患者知情同意后共同决定、选择治疗的基本功课，切勿为了省事而轻率为之。

 旁观者清　赵可式教授怎么说

苦海无边，回头是岸

39 岁的林先生初诊断为直肠癌时，就已经远端转移到肺。手术、化学治疗、放射线治疗反反复复做了许多次，他一直以为所有的治疗都是为了"痊愈"，以后再也不是一个癌症患者，而是健康人了！从来没有任何一位医师告诉过他，确定诊断之际，他的癌症就已经无法治愈，所有治疗都是为了能控制癌症恶化的速度，延长生命！

当有一天，他的病情急速恶化，进入临终阶段时，他很懊恼："早知苦海无边，回头不是岸，我就要好好地准备一切！为什么没有医师告诉我实话？"

医师怕抹杀了患者的希望，或怕患者不肯接受有不良反应的治疗，而常给予虚假的希望。但瞒得了一时却瞒不了一世，此种虚假的希望常给患者／家属造成无法弥补的遗憾。

真诚地据实娓娓道出，以及适时、充分的医患沟通，才是真正同感共情的仁医啊！

◎ 化学治疗的不良反应

提到化学治疗，许多患者害怕的不是疾病本身，反而是治疗中因化学治疗药物的不良反应所引发的痛苦。临床上也常见少数患者在化学治疗开始前已出现预期性不适，甚至呕吐等对化学治疗"挫咧等"的惊慌反应，这种刻板印象让人对它闻之丧胆。

化学治疗有哪些常见的不良反应

从化学治疗的施行过程来看，开始注射化学治疗药物后，要观察患者是否有输注性反应（如发热、胸闷、血压下降、呼吸困难等）、注射部位的血管疼痛，以及当天是否出现急性恶心、呕吐的状况。接下来几天常见的急性不良反应大抵可分为症状性的不良反应，如恶心、呕吐、睡眠障碍、食欲不振、打嗝、味觉改变、便秘、下痢、疲累，以及治疗开始的第一周至第二周，可能出现口腔黏膜发炎、下痢、发热、掉发等患者主观感觉的不舒服症状或客观上看得见的变化证候；另一种不良反应则是通过检测所发现的器官、组织的指数异常，如骨髓功能抑制所引起的贫血、白细胞数下降、血小板数下降、肝功能或肾功能异常、电解质失衡等，同时也要留意有无并发危险的感染症和出血状况。

有不少化学治疗期间的不良反应并非是化学治疗药物的原因，而是化学治疗时并用的一些预防化学治疗不良反应的药物所惹的祸，像是短期间使用类固醇引起打嗝、浮肿、皮肤长痘痘、睡眠障碍、血糖或血压易偏高，或是抗组胺导致口干、嗜睡，这些不良反应在停药后就会缓解。

化学治疗不良反应的发生与使用的药物种类、剂量、患者的耐受性、身体和营养状况有关，每位患者皆有个别差异，不是每个人都会发生，而患者没有出现不良反应，并不表示治疗没有效果。一般而言，这些急性不良反应一旦发生，可借助药物来缓解症状的不适感，而这些症状经过数日后也能借由人体与生俱有的疗愈本能自行修复。然而遗憾的是，有少数患者在化学治疗过程中因为不良反应的痛苦，而延后、中断或拒绝再接受后续的治疗。其实患者据实告知医师治疗后的不适感、不舒服症状后，因为每个人对药物的反应及不适感的感受性有个别差别，医师确实难能实际体会，有时会将之归因于患者的焦虑、紧张而错估患者的实际感受，若能仔细了解评估后再行药物上的调整，应该可以大幅减缓治疗的不适感。医师不会故意让我们难受，医师错估我们的不适症状肯定也很内疚，身为患者，我们需要尽可能明确地陈述自己的不适症状，让医师有机会为我们客观地评估，把治疗做好。

发热

发热是感染（细菌、病毒、真菌等微生物）最常见的证候，也是癌症患者常遇见的问题。传统上所谓的发热是指一次测量的口温高于 38.3 ℃，或间隔一小时以上，两次的口温都高于 38 ℃。有些患者，尤其是老年人、体弱营养不良者，或使用类固醇者，纵使有明显或严重的感染，发热的证候并不会太明显。

有些癌症患者的发热是癌症的副肿瘤综合征，不是癌症以外的原因，而是癌症本身所引发的。某些情况下，抗癌化学治疗、细胞激素［如 α 型干扰素（Interferon α）、介白质素-2（Interleukin-2）］，或输血也会引起短暂的发热反应。新型的免疫治疗，如双特异性抗体（Bispecific antibody）或嵌合抗原受体 T 细胞治疗，产生的细胞因子释放综合征（Cytokine release syndrome），发热是很常见的表征。

癌症患者发热，要先区分是否有中性粒细胞低下（Neutropenia），中性粒细胞数是白细胞总数乘以白细胞里中性粒细胞所占的比例，如白细胞总数（White blood cell count, WBC）为 3000/mm³，而中性粒细胞（Neutrophils）占所有白细胞的 15%，中性粒细胞绝对值（Absolute neutrophil count, ANC）则是 450/mm³。

中性粒细胞低下依 ANC 值分为：

第一级：轻度，$1000/mm^3 \leqslant ANC < 1500/mm^3$

第二级：中度，$500/mm^3 \leqslant ANC < 1000/mm^3$

第三级：重度，$ANC < 500/mm^3$

中性粒细胞低下定义为 $ANC < 500/mm^3$ 或 $ANC \leqslant 1000/mm^3$，且预估两天内会下降至 $ANC < 500/mm^3$，是癌症患者发生细菌感染最重要的危险因子。

中性粒细胞低下期间，发热一定要视为严重的感染，是一种癌症患者的急症，也是最让肿瘤科医师睡不着觉的状况。当然要依严重的感染来治疗，发热只是一个警讯和提醒，如果只有中性粒细胞低下，没有感染、没有发热，患者不会有任何不舒服。但一旦发热，就得当成感染处理，因为那是最紧急、有高度生命危险的状况，绝对不能只是服用退热药观察而已，必须就医处理。

化学治疗过后一段时间，如果有发热或身体不适，一定要尽快到急诊接受紧急的处置。由于中性粒细胞低下，纵使有感染，但发炎反应不明显，只有 40%～50%的患者在临床上能察觉有确定的感染来源，最常见的部位包括肠道、呼吸道和皮肤；20%～25%的患者有菌血症。感染严重程度与中性粒细胞低下程度、时间长短、患者身体状况、癌症的种类，以及感染的微生物都有密切的关系，切忌只是给退热药。一般而言，中性粒细胞低下发热有 2%～5%的致死风险，一定要赶紧评估和治疗，尽快给予经验性广谱抗生素，时效对于患者的预后、能否脱险有绝对的关系。白细胞生成素（G–CSF，粒细胞集落刺激因子）的投予能缩短中性粒细胞低下的时程，让中性粒细胞提早回升，降低感染的危险。下一回合的治疗，应依治疗的目标适度调低药物的剂量，或预防性投予 G–CSF，减少中性粒细胞低下的风险。

曹院长的癌症小学堂

中性粒细胞低下并发热

20%～25%　微生物学上确定为感染（最常见的是菌血症）。

20%～30%　临床上明确的感染，但无微生物学上的证据。

50%　　　　并未发现明显的感染源。

中性粒细胞低下持续性发热

发热持续超过 4～7 天、侵入性真菌感染的频率高，可考虑经验性给予抗真菌治疗，等微生物培养的检验结果出来后，可从经验性给药改成针对性给药。

化疗脑

部分癌症患者接受治疗中或治疗后，会感觉脑袋空空、记性变差，常会出现如"到了某地竟想不起来要做什么""某个人的名字怎么想都想不起来""常忘了钥匙、眼镜、钱包……放在哪里""不断重复问同样的问题"等情况发生，与治疗前的状态相比，专注力、记忆力和思考方式等认知功能出现变化，这样的症状俗称"化疗脑"（chemo brain）。

谨慎来说，化疗脑是指"癌症相关的认知功能障碍"。化疗脑这个名称容易让人望文生义，以为是化学治疗药物所导致，其实除了化学治疗，癌症本身、抗激素治疗、开刀手术、放射治疗，以及癌症治疗衍生的贫血、新陈代谢异常、电解质失调、感染症、疲惫、睡眠障碍、焦虑、忧郁等，都可能影响认知功能。此外，年长、合并其他疾病、健康状况不佳、脑部"认知储备"（cognitive reserve）能力较低者是较易发生化疗脑的族群。

一般而言，化疗脑的认知功能变化都很轻微，通常只有患者本人或周遭亲友才能察觉，且一段时间后多会自行缓解，仅少数患者会持续较长时间或感觉到明显的变化。生活、工作较为简单的患者对于化疗脑未必有明显感受，倒是经常处理繁杂事务者一旦患了化疗脑，影响可能较为明显，不难想象其承受的困扰与压力。

要如何检测化疗脑呢？神经心理认知功能的检测工具是目前最常用来评量是否有化疗脑及其严重程度的方法。近几年，脑部功能性核磁共振检查及正子扫描计算机断层检查的研究，虽然发现有化疗脑的患者其脑部相关位置有结构性和功能性的缺损，但尚不能作为诊断有无化疗脑的工具，也不能借此来预测化疗脑的产生和进展。不过，这些研究结果已让更多专业人士相信癌症相关化疗脑存在的事实。

目前临床肿瘤界普遍使用的癌症治疗毒性评估，也将化学治疗相关认知功能障碍（chemotherapy-related cognitive impairment）中的记忆力和注意力障碍列为正式的毒性评估项目，然而认知功能状态评估在临床上常被忽略，不少专业人士仍对此半信半疑。

究竟癌症患者罹患化疗脑的比率为何？由于疾病的差别、治疗模式的不同及检测工具不一，各家研究结果为 10%～50%不等，差距很大。由此看来，确立诊断标准是化疗脑研究的重要课题。化疗脑绝大多数症状是轻微、暂时性的，并非每位接受癌症治疗的患者都会发生，因此患者不需为此过度担忧而影响治疗意愿。只是有此知识，万一发生化疗脑，患者及家属也不至于太过忧虑。

化解认知功能短路的方法

尽管还无法事前防治化疗脑，也不能在察觉后即刻治愈，但在癌症治疗过程中仍有不少的作为，能协助患者度过这段日子。

首先，将患者的身体状况调整至最佳状态是必要的功课，患者在家人和医护人员的协助下，须尽力做好以下事项：

1. 健康、均衡、自然的饮食。
2. 充分的休息和充足的睡眠。
3. 适度的身体活动和运动。
4. 矫正患者的贫血。
5. 治疗患者的感染症。
6. 矫正电解质的异常、新陈代谢及内分泌失衡。

面对生活和工作，要教导、协助患者和家属运用一些方法来应对记忆力、专注力和思考力失能的生活，如：

1. 利用笔记、手机备忘录或便利贴记下生活中的大小事，免得忘记。
2. 主动求助于亲友、同事，不要羞于依赖他人的协助。
3. 每天常用的东西尽量放在显眼、方便的同一位置。
4. 列出要执行事项的顺位，同一时间只专注一件事，勿一心多用。
5. 允许自己犯错，不要太苛责自己。

患者平时可多演练能刺激、提升精神的活动，如填字游戏、数独、计算机游戏等；此外，医师也可照会精神心理专家评估是否运用神经生物反馈的认知治疗，通过辅具进行强化脑神经功能的复健。必要时，依患者认知障碍的严重程度，适度使用刺激中枢神经系统的药物进行治疗。

一般而言，化疗脑对日常生活不会有太大影响，若对需通过认知功能运作的事情明显感觉困难，患者可能会在生活和工作上陷入窘境，感觉挫败、沮丧，甚至影响生活质量和工作表现。患者若发现已形成困扰，应主动向家人、同事和医疗人员寻求协助；家人、亲友和同事察觉患者在接受癌症治疗时或治疗后，如有记忆力、专注力和思考方式上的障碍，也应主动伸出援手，表达支持，协助患者化解生活和工作上的困窘。

曹院长的癌症小学堂

化学治疗看不见的不良反应

食欲不振、恶心、味觉异常、疲惫、末梢神经障碍、认知功能障碍、精神层面的压力、失眠、疼痛等。

化学治疗难以启齿的不良反应

排便异常、性功能障碍、经济毒性（高额的自费压力）。

记录不良反应，请医师评估解决之道

社交媒体的普及，使各种病友群如雨后春笋般建立和成长，患者能从其他病友的分享中看到很多疾病治疗和生活的经验。有位患者在第一次化学治疗之前，就在病友群听了别人的意见，买了不少保健品，来预防可能发生的治疗不良反应。她来到门诊和我谈起，我们逐一检视她将要用到的化学治疗药物，发现她想要预防的那些不良反应，在她的疾病治疗过程是不会发生的，花大钱买一堆无用的保健品，白白当了冤大头。

另一位患者则是在网上看见有病友晒出她接受某种药物治疗后发生严重不良反应的照片，想着自己接下来的治疗也要使用同一种药物，就吓得好几天都睡不着觉，既担心又害怕。其实患者在网上看到严重的不良反应是极少见的，但受到的惊吓却久久挥之不去，从而影响接受治疗的意志和心情。

治疗前医师对于不良反应的说明常常是重点式的，往往没有充分的时间听患者的提问和对不良反应的担心。我的建议是，鼓起勇气，占用医师一点时间，向主治医师提问自己接受的治疗可能会有哪些不良反应，生活上需要

注意、避免哪些事，并为自己做癌症治疗日记，记录身体的变化、影响，提供给医师参考，也能帮助医师看见、评估有哪些不良反应对您的身体造成危害和生活层面的影响，进一步寻找解决之道。

◎ 支持性照顾

如何做好不良反应的防治，强化患者继续接受治疗的信心，以顺利进行和完成治疗，也成为医师的重要课题。

支持性照顾大幅降低治疗的不良反应和风险

近年来，支持性照顾（supportive care）已是抗癌治疗中不可或缺的伙伴。**所谓支持性照顾主要是针对癌症本身或治疗癌症所引起的身心不适症状和风险的预防，使患者较少痛苦、较无风险地完成癌症治疗。**虽然有时并不能完全避免化学治疗及某些抗癌药物的不良反应，但是相较于过去，当今化学治疗的不良反应和风险已有大幅改善。以前形容患者接受化学治疗好比在办一个宴席，呕吐、恶心是必定会来的上宾，而今已渐少见它们的出现。

随着化学治疗和支持性照顾的进步，大家熟知的化学治疗的不良反应已大幅降低，不少患者在接受治疗的同时能免于治疗的痛苦，且能享有正常的生活。一个疗程几个循环的化学治疗之后，患者体重不但没有减轻反而增加的人不在少数。

由于目前化学治疗的方法极多元，单纯的化学治疗、化学治疗并用靶向治疗、化学治疗并用免疫检查点抑制剂，或化学治疗与放射线治疗同步合用，已是常见的治疗方式。多元的治疗方式帮助提升治疗效果的同时，也可能带来不同的、更多样化的不良反应。目前各医疗机构有关化学治疗的卫教手册，说明的多为过去传统上一般常见，而因为支持性疗法的进步，现今已较少发生，且不是每个患者都会发生不良反应，反而甚少提及现在常用的治疗方式导致的新问题，更别谈针对患者目前所接受治疗的个别性问题。因此，治疗前医疗专业人员要贴切地提供个别卫教指导，让患者和家属有更切合实际的认知，做好必要的准备。

化学治疗期间，医疗人员也要密切关注不良反应所衍生的危险，以及对患者健康和生命的威胁，虽然支持性治疗在感染、出血等方面的防治已让风险降低很多，然而对于年长、身体状况或营养状况不佳，合并糖尿病、心肺血管疾病或肝脏、肾脏功能障碍的患者，当然绝对不能低估化学治疗的风险。

台湾有些医疗机构设有癌症患者专线，由专业人员提供 24 小时无休的咨询服务，其主要的初衷是降低癌症患者接受抗癌治疗时的风险，将患者的安全维护从医疗院所延伸到出院返家后的照顾。

其实癌症治疗能够获得今天的成绩，支持性照顾的进步和介入癌症的治疗功不可没。没有周全的支持性治疗，抗癌的治疗常无法发挥充分的作用，它让患者在接受抗癌治疗的安全上更有保障，癌症及治疗所带来的主观症状上也得到很大的舒缓。绝大多数的患者在治疗前对于人云亦云的不良反应都心怀恐惧和担忧，然而随着支持性治疗的进步，过去那些令人闻之却步的不良反应已大幅减少。近年来在临床工作中还遇过不少患者做完化学治疗之后，反而因为几乎没有什么不适症状或只是较轻度、短暂的不舒服，相较于隔壁床或其他病友来得轻松，而心理上有不可置信感，甚至是罪恶感。

由于支持性治疗的进步越来越能够避免影响生活质量的化学治疗不良反应和危险，患者甚至可以在门诊接受化学治疗而不必住院，且治疗期间仍可正常上班。然而接受化学治疗或返家后，患者若出现不适症状，也绝对不要怕麻烦或因症状轻微而隐忍着不打扰医疗人员，有些情况可能是危险不良反应的开端，必须小心应对，切不可掉以轻心，必须向医疗人员请教好回家后若出现不适症状或证候的处置和应对方法。

◎ 靶向治疗

特异分子的靶向治疗

　　52 岁的黄女士是位家庭主妇，平日生活作息规律，从不抽烟，家人也都不抽烟。近一个多月来，黄女士快走、爬楼梯时会喘，且日渐加剧影响了日常生活。胸部 X 线检查显示黄女士右侧肺部肋膜积水，经由胸腔内镜取得肋膜病灶的切片检查，病理诊断为肺腺癌，临床上尚无侦测出明显的转移，疾病侵犯严重度为第四期 A，Mla（ⅣA，M1a），对切片检体进一步做基因分析，确定有 *EGFR* 基因的突变。黄女士接受每日口服一颗表皮生长因子接受体酪胺激酶抑制剂（EGFR 抑制剂）一周多后，呼吸困难的症状得到明显改善，右侧的肋膜积水也显著减少。目前她持续服用药物已超过十年，除皮肤有过些许的疹子，并无其他不良反应，生活作息如常。

　　像黄女士这样的病情、治疗方式是台湾常见的临床案例，她的例子说明，针对具有特定靶的的癌细胞，给予对的药物治疗就能达到对症下药的效果。

　　癌症的全身性治疗中，大家熟知的化学治疗主要作用于分裂、增生的细胞，通过毒杀细胞来达成治疗的效果。由于能有效扑杀癌细胞的化疗药物剂量，恰与会伤害正常细胞的剂量太相近，因而治疗癌症的同时也常会影响身体内正常的细胞，尤其是增生较快的细胞，所以，临床上常见的影响便是落发、黏膜发炎溃疡、骨髓造血抑制、血液细胞数目下降等不良反应。化学治疗对身体伤害的恶名，也是不少人望而却步的原因。

　　如何找出癌细胞和正常细胞之间的差别，针对癌细胞独有的特质着手去处理癌症，这让癌症医疗像是一门充满艺术感的专业，也一直是癌症治疗研究的重点之一。分子生物和基因科技的进步，让癌症科学家可以经由解析癌症发生及进展的分子机转，找出不少癌症独特的基因异常。可以说"分子异常"是驱动整个癌细胞运作的主要程序，就像是驾驶癌症列车的司机（驱动型基因突变），癌细胞已习惯于追随这位司机，对于癌症基因的异常所带动的运作模式已经上瘾（oncogene addiction），且非得追随它，否则就会死机，不能运转。若能阻断这类分子异常的运作，便可以使癌症列车停止运转。当然这套模式也应用在癌细胞之外，借由影响癌细胞的周边微细环境，如使用抗血管增生或免疫治疗的靶向药物，来摧毁癌细胞的存活和扩展。

靶向治疗是瞄准并消灭细胞内外微环境中特异分子的治疗方式，这些特异分子是协助癌细胞存活、生长和扩展的关键要素，比起正常细胞，癌细胞更需要依赖这些特异分子来维生。靶向药物可以终止这些分子的作用，遏制或减缓癌细胞的存活、生长和扩展，以达到治疗、控制癌症的效果。

靶向治疗药物的分类

靶向治疗药物有两大类，一类是小分子的药物，以口服为主，能穿透到细胞内，甚至也有某些药物可以穿透血脑屏障（Blood Brain Barrier, BBB），在脑内有一定比例的浓度，有助于脑转移癌症的治疗处置。另一类是单克隆抗体，针对细胞表面的抗原或接受体作用，需注射使用，因为是大分子，无法进入细胞。有一些单克隆抗体携带有毒化学物质——抗体药物复合体，在抗体接触到细胞后会产生毒杀细胞的效果。

 曹院长的癌症小学堂

何谓血脑屏障？

血脑屏障是指隔开血流和脑部的屏障，它是由脑部微血管壁和神经胶质细胞所编织的细胞层，屏障的微细间隙可让小分子，如水、氧、二氧化碳、麻醉剂等由血流扩散至脑部，这道屏障同时也能阻隔外来有害物质，如细菌、某些抗癌药物等穿透进入脑部。

靶向治疗药物依靶的概分为：针对癌细胞外围肿瘤微环境的靶的，以血管新生和免疫系统为主，血管新生抑制剂阻断癌细胞的补给线，也改善肿瘤的微环境，有利于其他治疗模式的抗癌作用；新型的免疫治疗，如免疫检查点抑制剂，作用于癌细胞外面的免疫细胞，开启攻击癌细胞的免疫系统；而直接作用于癌细胞的靶向药物，其靶的包括驱动型基因变异产生的异常蛋白质、癌细胞增生、凋零相关的分子、调节基因表现的分子、癌细胞表面抗原（单克隆抗体、抗体药物复合体、双特异性抗体）（表4-2）。

表 4-2　靶向药物的分类

抗激素药物
直接作用于癌细胞
癌细胞内驱动型基因变异导向的药物
癌细胞增生、凋零相关分子导向的药物
调节基因表现的药物
癌细胞表面抗原导向的抗体
——抗体药物复合体（毒素、放射性核素）
——双特异性抗体
作用于癌细胞外肿瘤微环境
抗血管增生药物
免疫检查点抑制剂

抗激素治疗是最古老的靶向治疗

今年85岁的王女士，约莫30年前乳腺癌复发，病理诊断为肺脏转移，因激素接受体为阳性（ER+、PR+、HER-2阴性）参加了当时（20世纪90年代早期）一个针对停经后转移性乳腺癌的第三期临床试验，实验组的药物是在动物实验中抗雌激素强度远高于他莫昔芬的屈洛昔芬（Droloxifene），对照组的药物则为转移性乳腺癌的标准治疗用药他莫昔芬。

王女士属于服用屈洛昔芬的实验组，治疗后的影像评估为完全有效反应（CR），但两年后临床试验的期中分析，发现反应率（RR）、无恶化存活时间（PFS）两项评估，两组间并无显著差异，因而提早终止试验，王女士只得继续服用他莫昔芬，并持续服用已经超过 25 年，至今过着如常生活。

很多人常常会误以为，治疗的不良反应愈大，抗癌效果应该更好，没有不良反应肯定是没有效果。有些化学治疗的不良反应犹如枪烟炮雨，把人打得稀里哗啦，而抗激素药物是直捣黄龙的靶向治疗，其不良反应相对较温和，也因人而异，在转移性乳腺癌、前列腺癌中的有效反应时间都比化学治疗来得长，专业年资较长的肿瘤科医师，执业生涯中肯定有过几位受益于抗激素治疗而得以长期享受生活的患者。

癌症治疗中，大家耳熟能详的内分泌治疗或称为抗激素治疗，其实是最古老的靶向治疗，普遍且有效地被用于治疗乳腺癌、前列腺癌、甲状腺癌和子宫内膜癌。

预测疗效的生物标记——伴随式诊断检测

乳腺癌细胞若含有"激素接受体"［雌激素接受体（ER）或黄体激素接受体（PR）］就可使用抗激素药物来治疗。激素接受体阳性、HER-2 阴性的乳腺癌中，30%～40%的患者有 *PIK3CA* 基因突变；有突变者，使用抗激素药物并用 PI3K 抑制剂，能提高抗激素治疗在转移性乳腺癌的成效；如果乳腺癌细胞表面上"第二型人类表皮生长因子接受体"（HER-2）过度表现，则适合使用拮抗 HER-2 的靶向药物，如赫赛汀、泰立沙、帕捷特、赫赛莱、来那替尼、图卡替尼、Enhertu 等。乳腺癌细胞激素接受体的表现形态、*PIK3CA* 基因有无突变，或 HER-2 是否过度表现，都是关键性预测疗效的生物标记。

肺腺癌检体通常要进一步分析是否有 *EGFR* 基因突变，因为有 *EGFR* 基因突变的肺腺癌患者（占亚洲地区肺腺癌的 50% 左右），对于靶向药物表皮生长因子接受体抑制剂 [如易瑞沙、特罗凯、吉泰瑞（Giotrif, Afatinib）、泰瑞沙] 的效果，较没有突变的肺腺癌患者高出甚多。目前 *EGFR* 基因是否突变是肺腺癌很重要的预测疗效的生物标记，能准确地预测靶向治疗的效果（表 4-3）。

表 4-3　肺腺癌预测疗效的生物标记（Predictive biomarkers）

预测疗效生物标记	占肺腺癌比例
EGFR 突变	45%～55%
KRAS 突变	8%～15%
G12C	3%～4%
ALK 融合	3%～5%
MET 突变或增幅	3%～4%
HER-2 突变或增幅	1%～5%
PIK3CA 突变	2%～3%
BRAF 突变	1%～3%
ROS1 融合	1%～3%
RET 融合	1%～2%
NRG1 融合	1%～2%
AKT-1 突变	0.6%～1%
NRAS 突变	0.5%～1%
NTRK 融合	1%
FGFR 融合	0.2%
MEK-1 突变	<1%

大肠癌肿瘤细胞 *KRAS* 基因突变与否，是转移性大肠癌患者使用抗体型靶向抗 EGFR 药物爱必妥或维必施治疗能否有效的预测因子。没有突变的大肠癌患者才有可能在含有爱必妥或维必施的治疗中得到治疗的效果，如果大肠癌患者的 *KRAS* 基因有突变，爱必妥或维必施难以发挥疗效。

妥善应用预测疗效的生物标记，即伴随式诊断检测（companion diagnostics tests），筛检出有治疗效果的患者或疗效不彰的患者，能减少资源的浪费，避免不必要却要承担不良反应的治疗，也能协助癌症医疗专家在治疗上做出更精准的选择。

 曹院长的癌症小学堂

伴随式诊断检测
检测生物标记，预测（predictive）是否能在相对的靶向治疗药物中得到好处，以及是否有严重不良反应的风险。

靶向药物的不良反应、毒性

化学治疗是作用于长得相对较快的癌细胞和正常细胞，而靶向治疗是作用于支撑肿瘤细胞存活、生长、扩展的分子上，理论上对正常细胞的影响相较化学治疗来得少。由于植入性行销借由媒体的宣传，各类靶向药物被渲染成如神奇的仙丹，似乎只有好处，没有太多不良反应，大家也被洗脑，以为有靶向药物的治疗就是好的，甚至常会有过度的错误期待。一般患者、家属一听到要以靶向药物治疗，接受度都很高，甚至也常主动要求使用靶向药物治疗。然而实际上靶向药物种类繁多，不能一概而论，而其不良反应、毒性与一般的化学治疗也有所不同。

对皮肤的不良反应是不少靶向药物共有的不良反应，如皮肤干燥、皮疹、水泡、手足综合征、头皮的皮疹、指沟炎等，对患者的生活质量影响甚巨。腹泻也是很困扰患者的不良反应，甚至会影响患者按时按量服用药物的意愿。此外，恶心、呕吐、疲惫、蛋白尿、血压升高、伤口愈合不良、头发变白、血液细胞数量降低、肝功能异常等，也是使用靶向药物常见的不良反应。

靶向药物并非百分之百安全的药，偶尔也会导致严重的不良反应，比如间质性肺炎、严重的中毒性肝炎、动脉栓塞、出血、胃肠穿孔等，虽然比例不高，但还是偶尔会发生，很难事先评估、预知发生严重不良反应确切的危险因子。使用靶向药物的过程要保持警觉，若其间发生严重的身体不适，要将药物导致不良反应的可能性列入考虑，停止继续使用，并做好因应、救急的措施。在此慎重建议，服用靶向药物的患者要熟读药物的说明书，尤其是不良反应的部分，身体有任何异常时，要实时跟医疗人员沟通，自己熟知正在使用药物的相关知识，随时保持警觉，才是自我保护之道，这是接受靶向药物治疗的患者不能掉以轻心的细节。

癌细胞对靶向药物也会出现抗药性

2001年美国食品药品监督管理局核准上市的格列卫（Glivec, Imatinib），用来治疗慢性骨髓性白血病（CML）慢性期的患者，使绝大部分患者得以不必接受高危险性的异体造血干细胞移植（俗称骨髓移植），而能享受与一般人无异的正常生活，且近九成的患者的生命也与一般人无异，是癌症治疗的一大突破，也奠定了靶向治疗的地位。癌症医疗专家们期待这种治疗模式能将癌症治疗带到像治疗高血压、糖尿病等慢性疾病的理想境界。

然而，绝大部分靶向药物并非如格列卫治疗慢性骨髓性白血病患者这般美好，狡猾的癌细胞似乎法力无边，经过一段时间后都会对靶向药物产生抗药性，保护癌细胞本身免于靶向药物的攻击。因此针对转移性癌症使用靶向药物治疗，纵使治疗初期可以改善或稳定病情，但在疾病控制一段时间后绝大多数都会恶化。

用易瑞沙、特罗凯或吉泰瑞治疗具表皮生长因子接受体基因突变的肺腺癌，疾病的无恶化存活时间（progression free survival, PFS）中间值为 9 ~ 13 个月，亦即一半的患者服药治疗，疾病会超过这段时间后才恶化，而另一半的患者在这段时间之前就已恶化。先前提到的案例——黄女士服用 EGFR 抑制剂的靶向药物已超过十年仍未恶化，而台湾天主教枢机主教单国玺服用靶向药物治疗肺腺癌，也在超过五年时间后才恶化，是属于超过存活时间中间值而仍然有疗效的患者。其实临床上可以见到越来越多超过十年病情仍未恶化的患者，然而癌细胞对靶向药物产生抗药性，原本的靶向药物不再能有效控制癌症，是绝大多数使用靶向药物治疗的宿命，一旦恶化，如何破解癌细胞的抗药性是靶向抗癌治疗发展上很重要的研究课题。

以具 *EGFR* 基因突变的肺腺癌患者接受第一代或第二代 EGFR 抑制剂为例，治疗之后患者的症状得到缓解，肿瘤也明显缩小，但过了一段时间，药物不再能有效控制肺腺癌的发展，疾病恶化，表示肺腺癌对原本的用药产生抗药性，治疗碰上瓶颈。抗药性的产生有不少机转，其中比例最高的是，*EGFR* 基因外显子（exon）20 有 *T790M* 的突变，而 *T790M* 突变的治疗克星是第三代 EGFR 抑制剂泰瑞沙。因此碰上前述抗药性状况时，通常会再由恶化的组织切片或恶化时血液的液态活体检测检查 EGFR 外显子 20 有无 *T790M* 突变，如果有，接续泰瑞沙的治疗就是很适当的选择。从 *EGFR* 基因突变的肺腺癌对第一代或第二代 EGFR 抑制剂产生抗药性的研究中发现比率不低且可以治疗的 *EGFR* 基因外显子 20 的 *T790M* 突变，再度为患者找出活路，可说是抗药性研究的典范，也是抗药性研究发展的模式之一。

靶向治疗，不得随意停药

60 岁的魏女士被诊断为慢性骨髓性白血病，疾病处于慢性期，服用格列卫已经超过 15 年，病情一直都很稳定。有一天魏女士回诊，听到血液检查中的白细胞数值竟高达 36 500/uL（正常值＜10 000/uL），当场情绪失控，惊吓得失声大哭。原来，魏女士认为自己服药那么久了，病应该都已经好了，就偷偷自行停药三个月之久！这回的检查数值吓坏她了，她只有继续服用原来的药物，幸好疾病仍能得到控制。

58 岁的郑女士是肺腺癌第四期患者，有 *EGFR* 基因突变，服用第一代 EGFR 抑制剂特罗凯后，疾病很快得到控制，每天服用一颗靶向药物已九年，只有些微的皮疹不良反应，病情稳定，过着如常的生活，然而有一天因为癫痫发作送来急诊，脑部计算机断层呈现疑似几颗肺癌转移脑部的病灶，详细询问下，得知郑女士自行停用靶向药物已有两个多月。

周小姐 21 岁时被诊断出患有慢性骨髓性白血病，服用格列卫七年多。周小姐打算结婚生育，回门诊做了评估、讨论。血液检测确认周小姐的疾病已达分子学上的完全缓解，为了生育计划暂时停止药物治疗，并密集追踪疾病分子学上的变动。停药一年多后，疾病没有变化，仍然维持分子学上的完全缓解。如今，周小姐也顺利怀孕生子。由于疾病没有复发的迹象，除了持续追踪，就没再继续服用靶向药物。

靶向治疗如其名，是针对癌细胞的靶的，或癌细胞之外靶的发挥作用，直接或间接达到抑制癌细胞的效果。由于除了少数疾病如慢性骨髓性白血病的靶向药物有停药的可能外，其他严重癌症的靶向药物一旦还有控制疾病发展的效果，就得不间断地服用，持续服用靶向药物已超过十年，长期与癌共存的患者越来越多。若是贸然自行停药，发生像魏女士、郑女士这般疾病又回头的情况自然可以预见，然而能否像她们一样再度控制疾病是任谁也无法保证的。

靶向治疗是治癌的万灵丹吗

病理上诊断虽是同一种癌症，其实病况相当多样化，罹患同一种癌症的不同患者，各自癌细胞基因的变化迥异，说明不同患者间致癌的个别差异性，也道出依癌细胞靶的特性选择适当靶向治疗的重要性。

靶向药物治疗并用其他治疗模式在临床上已相当普遍，包括化学治疗、抗激素治疗、其他靶向药物、免疫疗法、放射线治疗及手术治疗等，然而有不少是适应证外使用，或实证医学强度为 C 或 D 级，意图提升治疗的效果是可以被理解的做法，然而合并药物的使用，在不良反应、毒性、生活质量的影响上，都需谨慎评估。靶向药物虽然没有化学治疗的不良反应，但是仍有不少作用在癌细胞以外，针对靶的和靶的外所衍生的不良反应、毒性。由于靶向药物大都需长期服用，其不良反应、毒性的处置就很重要，以免影响与癌共存的生活质量。

纵使靶向治疗在抗癌治疗上仍未能称得上是万灵丹，但已是癌症治疗一个新生的主流模式，分子医学的跃进及靶向治疗的发展使得癌症个别化治疗（Personalized treatment）逐渐成为可能（表 4-4、表 4-5）。

表 4-4　靶向治疗用药的范例（上）

靶的 HER-2 导向的靶向药剂
抗体，注射：
赫赛汀（Herceptin, Trastuzumab）
帕捷特（Perjeta, Pertuzumab）
抗体药物复合体，注射：
赫赛莱（Kadcyla, Ado-Trastuzumab Emtansine, T-DM1）
Enhertu（Fam-trastuzumab Deruxtecan）
小分子，口服：
泰立沙（Tykerb, Lapatinib）
来那替尼（Nerlynx, Neratinib）
图卡替尼（Tukysa, Tucatinib）

表 4-5　靶向治疗用药的范例（下）

治疗肝癌的靶向药剂
小分子，口服：
多吉美（Nexavar, Sorafenib）
拜万戈（Stivarga, Regorafenib）
乐卫玛（Lenvima, Lenvatinib）
癌必定（Cabometyx, Cabozantinib）
抗体，注射：
欣锐择（Cyramza, Ramucirumab）
欧狄沃（Opdivo, Nivolumab）
吉舒达（Keytruda, Pembrolizumab）
泰圣奇（Tecentriq, Atezolizumab）+安维汀（Avastin, Bevacizumab）
欧狄沃（Opdivo, Nivolumab）+逸沃（Yervoy, Ipilimumab）
吉舒达（Keytruda, Pembrolizumab）+乐卫玛（Lenvima, Lenvatinib）

◎ 癌症的免疫治疗

"最近很容易感觉累，可能免疫力下降。""近来免疫力低，很容易感冒。"不少人常将身体的不适归因于免疫力低下。

对于免疫力，社会大众似乎都有一个很相近又笼统的概念，坊间媒体广告、养生保健，乃至与健康相关的文章也常提及，"增强免疫力"一词与健康似乎成了焦孟不离的惯性用语，但如果进一步深究，一般所言的"免疫""免疫力""增强免疫力"到底是什么？免疫力是否能检测定量？如何去定量它以说明增强或降低？人们对这些问题的理解其实相当模糊，也讲不出个所以然，"免疫力"成了许多人可以意会却难言说的名词。

免疫系统，是生物体保护自身、避免异物入侵的防御机制之一。有不少病毒感染，如麻疹、B 型肝炎（乙肝）病毒等，被感染后，大多数人会因此获得免于同一类病毒感染的免疫能力。目前诸多疫苗接种的原理便基于此，在人体尚未被感染之前，通过施打疫苗等人为方式在人体内发展出一套防御能力，日后接触该病菌时就能免于感染。

然而得过癌症的体验者，似乎不能因此而免于再罹患另一个新的癌症。对于癌细胞，人体免疫系统究竟扮演何种角色？

免疫功能不全或衰竭的状况，如先天性免疫障碍、艾滋病，或接受器官移植长期服用抗排斥免疫抑制药物的患者，罹癌的概率较一般人来得高，恰也指出免疫力在防堵癌症形成上扮演了重要角色。

癌细胞来自身体正常的细胞，是内贼叛变，它保留了绝大部分正常细胞的特质，当然较容易被自己的免疫系统视为己出而包容它的存在与坐大，但是癌细胞也含有病毒感染留下的痕迹，或基因突变而表现异于正常细胞的产物，这些都可能被免疫系统视为异物而发动免疫反应，癌症免疫学学者在罹癌患者身上也确实发现针对癌细胞抗原具有免疫反应的存在。

此外，由异体造血细胞移植治疗癌症的成效，以及器官移植后并发淋巴瘤（来自捐赠者细胞的癌症）的案例来看，通过输注捐赠者淋巴细胞的方式能有效治疗源于自己（捐赠者）淋巴细胞的淋巴瘤，同时也显示了免疫系统在牵制癌症形成中的角色和地位。

人体免疫系统对于癌细胞的防御扮演着举足轻重的角色，虽然人体并未因此不再受癌细胞攻击，然而抽丝剥茧从免疫系统与癌细胞错综复杂的互动机制进一步发展出免疫疗法，却也开创了癌症治疗的另一条路。

被动式免疫疗法与主动式免疫疗法

在医院工作的医护人员不慎被 B 型肝炎病毒带原患者的抽血针头扎伤，若该人员血液中没有 B 型肝炎病毒的抗体或抗体量很低，注射 B 型肝炎病毒免疫球蛋白（含高浓度的 B 型肝炎病毒抗体），以阻断 B 型肝炎病毒的入侵感染，是很典型的被动式免疫疗法。而我们从小陆陆续续接种的疫苗，则是属于主动式免疫的预防措施，主动诱发免疫力产生，以防堵各种病菌的感染。

几十年来，免疫治疗被视为抗癌的第四类疗法（继手术、放射线、抗癌药物疗法之后），癌症的免疫治疗包括被动式（passive）和主动式（active）。

被动式免疫疗法是直接将抗体或免疫细胞输入体内攻打癌细胞，犹如直接输入抗癌部队到体内，其中不少靶向治疗的单克隆抗体药物已在癌症治疗上崭露头角。美国的罗森伯格（Steven A. Rosenberg）医师利用输注各种不同类型的淋巴细胞治疗癌症，是被动式免疫疗法的先驱。近年利用基因工程组装嵌合抗原受体（Chimeric Antigen Receptor, CAR）系统，壮大患者自己的 T 细胞以强化其辨识及攻击癌细胞的战斗力，嵌合抗原受体 T 细胞免疫疗法（CAR-T）在治疗难治性白血病、恶性淋巴瘤、多发性骨髓瘤等血液性癌症中已获成效，是癌症治疗令人振奋的捷报。

主动式免疫疗法是借由强化体内原有的部队，充分发挥战斗力，包含癌症疫苗、细胞激素、破除癌症的免疫抑制等手法，以提高免疫系统的预防或抗癌能力。如 B 型肝炎病毒或人乳头瘤病毒的疫苗能有效避免各自的病毒感染而预防该病毒相关癌症的发生，是主动式免疫疗法应用于癌症预防的典范。

虽然直接治疗癌症的疫苗被寄予厚望，但目前尚未确认其成效，其中主动式免疫抗癌治疗的细胞激素疗法，如 α 型干扰素及介白质素-2，虽出现逾 20 年，但其在癌症治疗中的角色已日渐式微。2010 年，美国食品药品监督管理局核准用于治疗转移性前列腺癌的 Sipuleucel-T，也是一种主动式免疫疗法。

免疫治疗的关键：突破免疫抑制的运作

免疫系统是人体对付外来侵犯者很重要的自我防卫机制，好比驻守体内、抵抗外侵内犯的部队，可概分为两种：一为遇到外来侵犯者立即群起攻之的反应部队；一为抗衡反应部队以避免其攻击过头，伤及自身的抑制部队，就像是免疫系统的刹车器，对于免疫反应部队有着制衡的作用。

在癌症形成与免疫系统的互动中，免疫反应部队势必全副武装以歼灭癌细胞，但癌细胞也非省油的灯，它不仅可以卸除免疫反应细胞的武装，也能鼓动免疫抑制细胞来对抗免疫反应，以弱化攻击癌细胞的力道，犹如对免疫系统挑拨离间，让系统内的反应与抑制这两个部队自相残杀，甚至获得免疫抑制细胞的支援，癌细胞因此趁势坐大。坊间诸多号称可增强免疫力的保健食品、方法，本意在于期待增强抗癌的免疫反应力，殊不知抑制抗癌的免疫细胞也可能因此被滋养得更强壮，"猪不肥，肥到狗"，反而得不偿失，无助于对抗癌细胞。

突破免疫抑制的运作是癌症免疫治疗的关键。癌细胞与免疫抑制结盟，避开了克制癌细胞的免疫反应部队，使得身体的免疫反应细胞无从发挥克癌、制癌的攻击力量，是癌细胞能狡猾地规避免疫系统监控的重要机转之一，也是传统免疫疗法难以奏效的可能原因之一。

唤醒免疫细胞对癌细胞进攻

莎伦·贝尔文（Sharon Belvin）22岁时（2004年），在每天的跑步运动中发现有点儿喘，左侧锁骨下有硬块，切片检查确定罹患恶性黑色素瘤第四期，已有肺部转移。她与高中同窗结婚，但生活因为疾病发生很大的改变。传统的治疗并不能控制莎伦肺部转移的病变，2004年底又发现脑部的转移，莎伦虽然也接受了脑部肿瘤的切除手术和脑部的放射线治疗，但疾病仍然持续恶化。纽约纪念斯隆-凯特琳癌症中心的肿瘤内科医师杰德·沃尔乔克（Jedd Wolchok），建议莎伦加入临床试验，使用一种新药——CTLA-

4 抗体的免疫检查点抑制剂逸沃（Yervoy, Ipilimumab）。2005 年 9 月开始的第一次治疗，莎伦并没有很明显的不良反应，而治疗后的第一次评估，影像上发现肺部的转移竟然消了 60%。放射科医师从未见过治疗如此有效的黑色素瘤患者，他不敢相信，只好打电话给沃尔乔克医师，请他确认这位患者是否是原来那位黑色素瘤患者。莎伦·贝尔文是接受逸沃免疫检查点抑制剂的患者中，第一位达到完全有效反应（CR）的患者，之后纵使停止免疫检查点抑制剂的治疗，莎伦的疾病也都未再恶化，而且此间还生了两个孩子。

CTLA-4 是 1987 年由法国学者皮埃尔·戈尔施泰因（Pierre Golstein）的团队发现的淋巴细胞活化的负向调节分子，即 T 淋巴细胞活化的免疫检查点。美国免疫学家詹姆斯·艾利森（James Patrick Allison）教授研发 CTLA-4 的抗体逸沃，在动物实验上发现抗癌的效果。

2006 年沃尔乔克医师带着参加临床试验使用逸沃而病情大幅改善的莎伦·贝尔文女士去看艾利森教授，两人一见面，激动地喜极而泣，紧紧拥抱，莎伦还撞掉了艾利森教授的眼镜。艾利森教授深为自己的发明能拯救垂危的生命而感动。

日本免疫学家、京都大学的本庶佑教授，早年就读京都大学医学院时有位同学因胃癌过世，这个事件使他更坚定朝研究领域发展的心愿，毕业后他选择投入基础医学研究，专心一志地在其研究领域耕耘。他所带领的研究团队在日本免疫学研究方面居顶尖地位，1992 年他的团队在偶然的机会中发现 PD-1（一种免疫检查点）能负向调控免疫的功能，避免免疫系统的过度反应。免疫系统能分辨"自己"和"非自己"，发现"非自己"的存在会立即反应去排除异己，对于"自己"则不会做出反应——主要是由于体内存在各种负向调节的机转。免疫细胞上存在各类的免疫检查点，这些检查点便是其中一种具负向调控功能的元素。

癌细胞来自患者自己的细胞，有很多"自己"的部分，也有一些"非自己"的部分，如病毒的抗原、基因突变的产物等，这些都是在自己身体里原本不存在的，身体的免疫系统理应奋力排除弃之，然而狡猾的癌细胞善用很多手法，让身体的免疫系统对它下不了手，或力道不足以毒杀它。其中某些部分是因为负向调控牵制免疫系统，阻挠免疫系统发挥抗癌的作用。艾利森教授发现免疫检查点 CTLA-4，本庶佑教授发现免疫检查点 PD-1，免疫检查点犹如免疫系统运作中发挥力量攻击"非自己"和"自己"的刹车器，让免疫系统不能发动攻击。两位教授都是由点去突破，利用这些免疫检查点的抗体去松开刹车器，启动免疫系统去攻击癌细胞。

一个多世纪之前，人类就开始试图利用免疫系统去控制癌症，但都没有令人眼睛为之一亮的成绩，也就未被注意。两位教授在药物开发的过程中也有此雷同的际遇，由于免疫治疗在癌症治疗上长期没有突破性的发现，美国和日本的大型药厂没能慧眼识出免疫治疗的未来前景，起初都缺乏兴趣，直到两位教授有此革命性突破，才开始受到瞩目。他们二位也因为免疫检查点抑制剂在癌症治疗领域的成就，而获得 2018 年诺贝尔生理学或医学奖的殊荣。这也是此奖项首次颁给癌症治疗领域的杰出贡献者。

新型免疫疗法（免疫检查点抑制剂）开启癌症免疫治疗的转折点

近年来，医学研究陆续阐明癌症能成功规避免疫系统监控的机制，科学家也相继在免疫抑制的机转中找到免疫治疗切入的关键靶向，通过解除免疫抑制对免疫反应的束缚，使免疫系统能充分发挥破坏癌细胞攻击的能力。此类新型免疫靶向治疗的开发中，逸沃带头展现其在转移性黑色素瘤上的疗效，拔得头彩，于 2011 年获得美国食品药品监督管理局（FDA）核准上市以来，已经有七种免疫检查点抑制剂取得 FDA 的核准（至 2020 年 6 月前），每种免疫检查点抑制剂都各有其适应证，无论是单独使用或与其他药物合并使用，整体而言，在黑色素瘤、头颈癌、肺癌（小细胞、非小细胞）、乳腺癌、食道癌、胃癌、肝癌、肾癌、泌尿上皮癌（肾盂、输尿管、膀胱)、宫颈癌、皮肤癌(默克细胞、鳞状细胞癌)、霍奇金淋巴瘤、纵隔腔原发 B 细胞淋巴瘤、具有高度微卫星不稳定性(MSI-high)或核酸错配修复缺损(MMR-deficient)的癌症,以及肿瘤突变负荷量(tumor mutation burden, TMB)高的癌症等疾病治疗上已获得显著成效。最知名的例子是 90 岁的美国前总统卡特(Jimmy Carter)于 2015 年 8 月证实罹患黑色素瘤,当时癌细胞已转移到脑部、肝脏等其他部位,后来他表示在对抗致命的皮肤癌黑色素瘤,接受放射线治疗和免疫疗法药物 PD-1 抗体吉舒达(Keytruda, Pembrolizumab)抗癌同年 12 月 6 日便发表声明表示他的治疗效果相当好,已经看不到脑部的癌细胞了(表 4-6)。

表 4-6　免疫检查点抑制剂

免疫检查点	抗　体	FDA 核准
CTLA-4	逸沃(Ipilimumab)	2011年
PD-1	欧狄沃(Nivolumab)	2014年
	吉舒达(Pembrolizumab)	2014年
	(Cemiplimab)	2018年
PDL-1	泰圣奇(Atezolizumab)	2016年
	巴文西亚(Avelumab)	2017年
	英飞凡(Durvalumab)	2017年

2013 年,《科学》(Science)杂志将癌症免疫疗法评选为当年人类十大科学突破的首位,主要是表彰解除免疫抑制的疗法在癌症治疗上的成就。新型癌症免疫疗法的目标是恢复免疫系统在抗癌反应上的运作,而非直接作用于癌细胞。利用调整免疫系统来治癌已非梦想,虽然免疫抗癌治疗仍有诸多待解问题,但新型免疫疗法的初步疗效正在改写癌症免疫疗法的篇章,也为癌症免疫疗法的突破开启转折点。

谢先生 54 岁时（2020 年）被诊断为肺腺癌第四期（肝脏和骨骼转移），基因检测并无可以使用靶向治疗的靶的基因的突变，PDL-1 表现阳性。患者接受每三周一个循环的免疫检查点抑制剂并用化学治疗，进行四个循环的治疗后，治疗前呼吸喘及下背部疼痛的症状明显改善，计算机断层扫描的影像检查显示左侧肋膜积水完全消失，肺部原发和肝脏转移的病灶也明显缩小，接着谢先生就转回门诊接受每三周一次的免疫检查点抑制剂的治疗。治疗中只有轻度的皮肤炎和甲状腺功能低下的不良反应，并无其他不适，谢先生也回到职场，过着如常的生活。

陈先生 72 岁罹患食道癌，接受手术治疗三年后发现肝脏转移性复发，那时免疫检查点抑制剂刚进入台湾不久，陈先生接受建议开始每三周一次的免疫治疗，在第四次注射前的腹部计算机断层检查显示，肝脏转移的病灶明显缩小，之后每三周一次到门诊接受注射治疗。虽然肝脏有些病灶并未完全消失，但针对那些仅存的病灶，可辅以射频消融术的局部烧灼。陈先生接受两年的免疫检查点抑制剂的治疗，出现轻度皮疹的不良反应，此后食道癌已不再是他健康上的问题。

卓先生 50 岁时（2020 年）发现局部严重口腔癌，接受手术及术后放射线治疗同步并用化学治疗后，局部区域的病灶都很稳定，不料治疗结束还不到半年就发生转移性复发，颈部正前下方、胸壁正前上方有一颗拳头大的皮下肿瘤，两侧腋下淋巴结也各有多颗转移性病灶。卓先生开始接受免疫检查点抑制剂并用靶向药物表皮生长因子接受体的单克隆抗体爱必妥，每两周一次注射，很快，原本明显看得到、摸得着的三处病灶都逐渐缩小，半年后就停掉靶向药物，只接受每两周一次的门诊注射免疫检查点抑制剂，疾病终于缓解。合并靶向药物治疗期间，卓先生有明显皮疹、甲沟炎和腹泻，单独使用免疫治疗药物后，症状改善，也无明显不良反应，卓先生重回忙碌的职场生活。

癌症对于免疫检查点抑制剂单独使用的有效反应率，纵使是适应证内的疾病治疗使用，大多落在 10%～30%，亦即免疫检查点抑制剂对于治疗癌症的效果并不是很高。对免疫检查点抑制剂单独使用反应最好的癌症包括霍奇金淋巴瘤、默克细胞皮肤癌、结缔组织增生性黑色素瘤、具有高度微卫星不稳定性或核酸错配修复缺损的癌症。

预测免疫检查点抑制剂疗效的生物标记

免疫检查点抑制剂单独使用，除了少数的癌症外，一般而言，它的疗效其实并不是那么令人满意，而它最主要的卖点是，有一部分癌症患者能获得其他的全身性治疗不容易达到的持久性反应（durable response）。由早期的第一期临床试验，针对转移性非小细胞性肺癌第四期，已无治疗选择的患者，单独使用免疫检查点抑制剂存活五年以上者占 16%～20%，这已经是相当不容易的成绩。那么，哪些人会从治疗上得到好处？对哪些人来说可能帮助不大？有没有哪些可以预测疗效的指标（Predictive markers），以避免遗漏掉可能有效的患者，而给可能无效的患者增加不良反应的负担？

预测生物标记之一——PDL-1 的表现高

肿瘤病理切片检体计数癌细胞，癌细胞旁浸润的免疫细胞或所有细胞的 PDL-1 表现，是目前临床上最常使用的预测性生物标记，预测癌症对 PD-1 抗体或 PDL-1 抗体的免疫检查点抑制剂的反应。FDA 于 2018 年就曾针对严重泌尿上皮细胞癌（如膀胱癌、输尿管癌）PDL-1 表现很低的患者，给予第一线单独使用免疫检查点抑制剂的治疗提出警示，因为比起第一线使用化学治疗的患者，第一线单独使用免疫检查点抑制剂者的存活反而比较差，因此，针对严重泌尿上皮细胞癌考虑单独使用免疫检查点抑制剂的患者，PDL-1 的检测也就不可或缺。

整体而言，PDL-1 的表现愈高，免疫检查点抑制剂的疗效就愈好，但是也有例外，有些 PDL-1 表现很低的患者，治疗效果却很好。

预测生物标记之二——肿瘤突变负荷高

癌症的肿瘤突变负荷（TMB）即肿瘤细胞基因突变的量。突变负荷量愈高，免疫检查点抑制剂的效果愈好。例如肺癌中，抽烟的患者基因突变负荷量比较高，因此，对免疫检查点抑制剂的反应较不抽烟的患者就更高。FDA于 2020 年 6 月核准免疫检查点抑制剂适用于肿瘤突变负荷量高的固态恶性肿瘤。

预测生物标记之三——微卫星不稳定性高，或核酸错配修复缺损

王先生 68 岁时（2020 年）被诊断出大肠癌第三期（切除的淋巴结 23 颗中有 7 颗受到侵犯），接受术后辅助性化学治疗。治疗结束一年后就发现转移性复发（后腹腔淋巴结及骨骼转移），开始进行靶向治疗并用化学治疗，不到两年就出现抗药性，最难受的是骨骼转移引起后颈部和上背部的疼痛，为此王先生曾经接受局部缓和性放射线治疗，但数月后疼痛再度出现，混合几种止痛药物才勉强控制疼痛。肿瘤细胞的基因分析显示他的核酸错配修复缺损（MMR deficiency），于是开始接受每三周一次的免疫检查点抑制剂注射，治疗后骨头疼痛的症状逐渐改善，止痛药也都停了，腹部计算机断层检查显示后腹腔肿大的淋巴结明显萎缩，治疗半年后追踪的正子扫描计算机断层检查几乎看不见任何癌细胞的亮点，治疗过程也没有任何不良反应。

微卫星体（microsatellite）是基因组中的短串联重复序列，细胞分裂时，若 DNA 复制发生错误，正常细胞会修复 DNA 的错误，如果修复的酵素（mismatch repair, MMR）缺损，微卫星不稳定性（MSI）升高（MSI-high），矫正修复的能力丧失，会导致微卫星体重复序列产生特征性的变化。微卫星不稳定性（MSI）的状态，大概可以分为微卫星体稳定（microsatellite stable, MSS）、微卫星不稳定性低（MSI-low）、微卫星不稳定性高（MSI-high）。临床上会检查 MSI 是否升高，或检查 MMR 的表现是否有缺损，如果 MSI 升高或 MMR 缺损，表示使用免疫治疗的效果通常较可

期待，是预测免疫检查点抑制剂疗效很重要的生物标记。

肿瘤是否具有微卫星不稳定性高（MSI-high）或核酸错配修复缺损（MMR-deficient），影响免疫检查点抑制剂治疗癌症的疗效甚巨，不分肿瘤的来源，已是免疫检查点抑制剂的适应证之一。

以往，美国食品药品监督管理局（FDA）核准抗癌药物的适应证都是针对特定部位的癌症，而2017年FDA首度核准免疫检查点抑制剂适用于具有微卫星不稳定性高或核酸错配修复缺损的癌症，并不特别限定癌症的类别，这对癌症治疗是很大的突破。因此，临床考虑是否使用免疫检查点抑制剂（ICIs）治疗癌症之前，检测肿瘤细胞的微卫星不稳定性（MSI）或核酸错配修复（MMR）状况，已成为必要的程序。

预测生物标记之四——热肿瘤

癌细胞盘踞的区块，在显微镜下观察，并非所有的细胞都是癌细胞。癌细胞周边或穿梭其间的细胞、组织，由血管、淋巴管、纤维母细胞、免疫细胞等正常细胞及细胞外的基质（stroma or matrix）所组成的微环境（microenvironment）构成。肿瘤可以改变微环境，而微环境也能影响肿瘤的成长和扩散，癌细胞和微环境的交互作用影响癌细胞的命运、癌症的预后，以及癌症治疗的成效。

免疫检查点抑制剂的抗癌疗效也与癌细胞周边免疫细胞的量和质有密切关系。癌细胞周边免疫细胞量多、密度高的肿瘤，属于具有免疫反应的肿瘤，又称为热肿瘤（hot tumors）。免疫细胞和癌细胞对峙，似乎意味着两军交锋，免疫细胞已做好备战、攻击的态势。相较于癌细胞周边免疫细胞寥寥无几的癌症，如胰腺癌、前列腺癌等不具有免疫反应的冷肿瘤（cold tumors），热肿瘤对免疫检查点抑制剂的疗效较好。临床上认为热肿瘤也是一种预测疗效的指标，有些研究试图将冷肿瘤转成热肿瘤，期待借此改善免疫检查点抑制剂对于原本冷肿瘤的治疗效果。

预测生物标记之五——肠道内微生物群

身体免疫细胞有六七成分布在肠道，消化器官可说是免疫系统的大本营，而且肠道内有维持人体健康不可或缺的 500 多种、约 100 兆个细菌，这个庞大的微生物群（microbiome）可抑制病原菌的增生。

身体各部位的微生物群和疾病的关系，乃至于对疾病治疗效果的影响，是近年很热门的研究课题。2015 年发表在《科学》杂志的两篇动物（老鼠）试验的研究发现，肠道微生物群会影响免疫检查点抑制剂对癌症的疗效：抗生素的使用会降低免疫检查点抑制剂的效果，而粪便移植（将疗效好的老鼠的粪便移植到疗效不好的老鼠体内）能恢复对免疫检查点抑制剂的反应。在后续的人体研究上，也同样发现免疫检查点抑制剂治疗前使用抗生素的患者，对于免疫检查点抑制剂的反应比没有使用抗生素者来得差。

目前临床上用于预测免疫检查点抑制剂治疗效果的方法并非十全十美，如何寻找到更精确的预测生物标记，是免疫检查点抑制剂在临床应用上很受瞩目的研究议题。

免疫检查点抑制剂的不良反应、毒性

免疫检查点抑制剂比起传统的化学治疗，不良反应、毒性较少，患者也较容易接受，但是它仍然有不良反应，除了起初注射时的输液反应（infusion reaction）以外，最常见的不良反应是因为免疫系统的刹车器被松开，免疫细胞不只是攻击癌细胞，也会攻击健康的细胞。依受攻击的健康细胞的部位会出现不同的症状，如果皮肤受到攻击会出现皮疹，胃肠道受到攻击会有腹泻症状，肺脏受到攻击会并发肺炎，心脏受到波及会出现心肌炎等症状，内分泌系统如甲状腺、肾上腺、脑下垂体、胰脏的内分泌细胞受到攻击，则会出现内分泌功能障碍，这些都是免疫系统过度反应所导致类似自体免疫疾病的表现。免疫检查点抑制剂单独使用时可能产生严重不良反应（第三、第四级）的概率为 10% ~ 15%。

合并其他模式的治疗，如两种免疫检查点抑制剂并用，或并用化学治疗，或并用放射线治疗，或并用靶向治疗，严重不良反应的比例就更高。目前并无预测因子来预知谁会发生不良反应或谁不会发生不良反应，只能提高警觉，一旦发生严重不良反应就要暂停免疫药物，尽快接受治疗。

自从 2011 年 FDA 核准 CTLA-4 抗体逸沃治疗转移性黑色素瘤以来，免疫检查点抑制剂在癌症治疗中的角色发展相当快，不只是晚期或转移性癌症的后线治疗，在不少晚期或转移性癌症上也晋升为第一线治疗法。而且在确定性治疗，如开刀手术，或放射线治疗后的辅助治疗中，也有一定的地位，甚至在确定性治疗前的前导性治疗上也纷传捷报。

免疫检查点抑制剂的合并治疗，是免疫检查点抑制剂应用在癌症治疗中不可避免的主流趋势，包括并用传统的化学治疗、靶向治疗、放射线治疗，以及两种不同免疫检查点抑制剂的合并使用，或合并其他免疫疗法。在免疫检查点抑制剂合并治疗的发展中，也有合并使用引起毒性增加导致临床试验终止的案例。如英飞凡（Durvalumab，PDL-1 抑制剂）合并靶向药物易瑞沙治疗肺腺癌，产生更多比率的肝毒性；英飞凡合并靶向药物泰瑞沙治疗肺腺癌，导致间质性肺炎的毒性增加，都影响这两个临床试验后续的发展。

2016 年，15 个国家参与了针对新诊断多发性骨髓瘤第三期的跨国临床试验，目的在于评估瑞复美和皮质类固醇（Dexamethasone）的基本治疗处方再加上免疫检查点抑制剂吉舒达（PD-1 抑制剂）是否能提升治疗的成效。一年半后 FDA 要求该试验进行期中分析，结果发现加入免疫检查点抑制剂的实验组死亡率为 4%，比起对照组的 1% 要高，FDA 也在当时终止同类所有免疫检查点抑制剂并用瑞复美于多发性骨髓瘤的临床试验。

实证背书的癌症新型免疫疗法

免疫检查点抑制剂并用其他的抗癌治疗模式，如化学治疗、靶向治疗、放射线治疗，或两类免疫检查点抑制剂的合并使用，或并用其他实证有效的免疫疗法，已经是免疫检查点抑制剂目前癌症临床试验和临床实际诊疗中的热门处方，FDA 也已核准 CTLA-4 抗体并用 PD-1 抗体在黑色素瘤、肾癌、肝癌和非小细胞肺癌治疗中的使用（2020 年 6 月前）。此外，免疫检查点抑制剂并用靶向药物的治疗也已在肝癌、肾癌等癌症的治疗上获得 FDA 的核准，目前对各类癌症的治疗是临床研究的焦点。开发阻断其他免疫检查点，或阻断免疫负向调控的靶的，是未来免疫治疗发展的重要方向。

虽然免疫检查点抑制剂并用其他治疗，确实在不少癌症治疗中得到令人振奋的效果，然而相对就得承担更多的不良反应和毒性。在临床上选择合并使用药物治疗的依据，要以大型临床试验确定该合并使用安全无虞为首选，此外还要有伦理上不伤害原则的考量。

免疫疗法已经确定是抗癌全身性治疗很重要的利器，免疫检查点抑制剂、双特异性单克隆抗体（bispecific monoclonal antibodies）及嵌合抗原受体 T 细胞（CAR-T）疗法都是实际被证实有效的新型免疫疗法。

双特异性单克隆抗体其抗体的一边是导向癌细胞的表面抗原，另一边是针对免疫细胞（如 T 细胞或自然杀手细胞）的表面抗原，将免疫细胞带至癌细胞近旁，攻击癌细胞，且针对急性淋巴性白血病、恶性淋巴瘤有实际证据的成效，已进入临床上的应用。

CAR-T 细胞疗法是患者自己的免疫细胞导入能认识癌细胞的装备，犹如给免疫细胞装上导航，一路将免疫细胞带到肿瘤的近旁，直接出手攻击癌细胞，是目前在急性淋巴性白血病、恶性淋巴瘤、多发性骨髓瘤等血液性癌症的治疗上有确证的疗法，也是临床上抗癌的治疗利器。

这两种免疫疗法有个类似的不良反应，就是在治疗过程，免疫细胞会释出过量的细胞激素（cytokines）导致细胞激素风暴（Cytokines storm），治疗上需谨慎防治。

双特异性单克隆抗体和 CAR-T 细胞疗法在临床上的适应证，目前都仅适用于血液性的癌症，在常见固态性癌症如乳腺癌、肺癌、大肠直肠癌、胰腺癌、前列腺癌等的治疗上尚未见到令人振奋的成果，对固态性癌症治疗的开发，自然也是免疫疗法研究中极热门的课题。

鱼目混珠，未经证实有效的免疫疗法

由于坊间借壳宣传的免疫疗法泛滥，日本《文艺春秋》杂志 2020 年 3 月的特辑《扭曲医疗的假科学》（医疗を歪める"ニセ科学"），其中有两篇文章与日本坊间癌症免疫疗法有关。一篇是资深记者岩泽伦彦的《昂贵的癌症免疫疗法让人不寒而栗的现实》（超高额"がん免疫疗法"戦栗の实态），揭露在日本自由诊疗的风气下，医师滥用裁量权，给出不实的假象，欺骗正游走在生命边缘的患者，耗费超高额的金钱接受没有证实有效的免疫疗法。作者称这类疗法为"诈欺的医疗"，患者、家属成了肥羊被生吞活剥，是欺诈医疗下的受害者。此文给了我们四个启示：① 媒体广告、文章暗藏错误虚假的信息；② 不要相信搜索网站上的广告信息；③ 治疗前、治疗后的照片常是引人上当的陷阱；④ 癌症治疗说明会是诱惑患者的洗脑大会。

另一篇文章是诺贝尔生理学或医学奖得主本庶佑教授执笔的《正确认识免疫疗法》（"がん免疫疗法"の正しい理解のために），文章中谈到免疫检查点抑制剂在抗癌中成功发挥免疫能力的科学事实。免疫疗法被自由诊疗的诊所滥用，各种没有科学实证的免疫疗法鱼目混珠，也是打着抗癌免疫治疗的旗号。他沉痛地谈到自由诊疗本着尊重医师的裁量权，医师理应具有高度自律和专业责任，却反而做出违反伦理的商业行为。

本庶佑教授认为，日本民众健康意识虽然很高，但是缺乏健康科学的素养，没办法在医疗信息的瀚海中做出正确的分辨，正是对普遍缺乏科学素养的社会敲出警钟。难怪日本国立癌症研究中心网页给一般民众看的部分，在免疫疗法的介绍中特别标明其所谈、所指之免疫疗法，是经科学证明有效的免疫疗法，而不是那些未经实证的免疫疗法。

台湾对日本各方面的接受度一向很高，日本的各种乱象也顺势进入台湾，台湾民众的科学素养、智识能够做出理智的判断吗？日本的医疗乱象应是我们最好的借鉴。

魏则西事件：你认为人性最大的恶是什么

魏则西生前是西安电子科技大学的学生，20岁大二那年（2014年）被诊断为晚期恶性滑膜肉瘤（synovial sarcoma），接受过化学治疗和放射线治疗，然而疾病仍持续恶化。他在网上搜到武警北京市总队第二医院肿瘤生物中心有关树状细胞-细胞激素诱导杀手细胞（DC-CIK）免疫细胞疗法的广告，花费人民币约20万元接受该项治疗，但终究徒劳无功。

魏则西于2016年4月12日辞世，他过世前在网上发文《你认为人性最大的"恶"是什么？》，揭露了自己那段时间的心路历程。他的故事令人惋惜，这起涉及伦理、道德和法律的医疗事件，在社会上引起很大的震撼。

魏则西的事件只是社会的一个缩影，从他身上，我们看到很多患者、家属在被告知疾病已达末期后，理性上或许可以理解，但情感上大多难以面对，舍不得也不愿放手，去寻求效果未经确认的疗法，几乎是很多患者和家属共有的经历。对一个已近溺毙之人还落井下石，给予假希望，骗取大笔金钱，便是人性最大的恶！魏则西的事件是个警世故事，提醒我们勿盲目相信未经实证的任何治疗。

精准医疗

苏珊·古芭（Susan Gubar），美国作家、文学批评家，63岁时（2008年）被诊断为卵巢癌，接受了手术及术后的化学治疗。2012年癌症复发，其癌细胞具 *BRCA* 基因突变，参加聚腺苷二磷酸核糖聚合酶（PARP）抑制剂他拉唑帕尼（Talazoparib）第一期临床试验，疾病得到控制，至今已过 8 年，仍继续写作。她在《纽约时报》的专栏《与癌共存》（*Living with cancer*）是我喜爱的周末必读。

琳达·博伊德（Linda Boyed），神经科职能治疗师。52 岁（2017 年）那年与家人去夏威夷度假时感到身体异常疲累，回家后疲惫感仍挥之不去。有一天，她发现皮肤变黄，去医院检查确诊肝内胆管癌，且已扩散转移到身体其他部位。由于疾病严重，手术治疗已不是一个适当的选项，化学治疗的成效也相当有限。肿瘤科医师建议她接受安宁疗护，不要做癌症治疗，她和她的先生虽然理解，但也很难接受这么残酷的事实。随后他们夫妻造访俄亥俄州立大学的癌症中心寻求第二意见，在那里接受标准的化学治疗，但治疗效果有限，很快出现抗药性。由于她的肿瘤基因检测发现有 *FGFR* 基因的融合突变，于是她参加了罗伊乔杜里（Sameek Roychowdhury）医师安排的临床试验，开始接受 FGFR 抑制剂英菲格拉替尼（Infigratinib）的治疗，虽然肿瘤没有完全消失，但已停止继续恶化。琳达有感而发，她说："癌症彻底改变了我的生活，而靶向药物的治疗让我重获良好的生活质量。"目前她视身上的癌症为慢性疾病，虽不能治愈，但能被控制。2019 年 5 月她欣见儿子高中毕业，进入俄亥俄州立大学就读，于此，人生又进入另一阶段。

截至 2020 年 6 月，FDA 已核准两种 FGFR 抑制剂个别用于治疗具有 *FGFR* 基因异常的膀胱癌和胆管癌。

◎ 精准医学应用于癌症医疗的时代已来临

精准医学的基本观念是依照个人的基因、生活形态和环境，个别性规划订制的健康照顾。一个多世纪前，输血时利用捐赠者与患者的血型配对，即是一项最古老的利用精准医学工具的例子。

基因医学的跃进以及不断扩充的健康数据库，让精确的个人化照顾在临床上成为可行，开启了精准医学的时代。2001 年，科学家完成第一位人类基因排序，经过约 20 年的时间，基因排序检测需要花费的金钱和时间已大幅削减和缩短，基因排序的检测已经进入临床应用，在许多情况下成为临床不可或缺的工具。

癌症的精准医疗是借由患者肿瘤组织或血液的基因检测，分析是否有靶向药物对应的基因突变，如果肿瘤细胞具有分子靶的，就可选择针对该靶的的靶向药物进行治疗。琳达·博伊德的癌症旅程正是精准医疗的典型范例。

美国联邦医疗保险及医疗补助服务中心（CMS）于 2018 年允许严重癌症患者接受癌症次世代基因定序（NGS）的基因组检测；日本国民健康保险在 2019 年 6 月也针对罕见癌症和标准治疗遇到瓶颈的晚期癌症患者给付 NGS 的基因组检测，因此，2019 年在日本被称为癌症基因医疗元年。借此癌症精准医学，患者能针对自己癌症基因的异常寻找用药的可能。如果有用药可能的特定基因异常，就有机会参加以该基因异常为收案标准的临床试验——篮子试验（Basket trial）；如果没有适合的临床试验可参加，而患者又积极寻求抗癌治疗，找寻扩展使用方案（Expanded access program）或选择自费适应证外使用的治疗也是可以尝试的路径。

传统的癌症临床试验是以癌别为收案的标准，而"篮子试验"也称为水桶型临床试验，只要经由基因组检测具有相同基因突变或生物标记，不论癌症的种类，患者就能接受同样的药物，并监控治疗的成效和安全性。

 曹院长的癌症小学堂

精准医学的临床试验：篮子试验
将带有相同基因突变或生物标记的不同癌症，全都放在同一个篮子里，同样使用针对该基因突变或生物标记为靶的的靶向药物治疗的临床试验。

靶向治疗是精准医疗的基石，随着基因检测的进步，以及靶向药物开发的扩展，肯定越来越多的癌症细胞分子异常能够被确立，可以使用靶向药物治疗的可能性增加，找到有效靶向药物的机会也一定会越来越高，逐步落实精准医疗的精髓：对的药物、对的剂量、对的时机，使用在对的患者身上。

曹院长的癌症小学堂

精准医疗的精髓

对的药物、对的剂量、对的时机，使用在对的患者身上。

◎ 液态活体检测（液态切片）

组织切片是确定癌症诊断的标准，对于疾病的预后、治疗的选择与决定也是很重要的信息，但是因为其侵袭性，且受限于疾病的部位和患者的身体状况，通常只能在一个部位或局部取得，不能反映患者肿瘤内存在细胞间的差异性及肿瘤之间的差异性，而且临床上也大多只能在少数的几个时间点去做切片，例如初诊或疾病复发时。

液态活体检测是抽取患者体内的体液，如血液、唾液、尿液、胸腔积液、腹水、脑脊髓液去做检测，临床上最常做的是血液的液态活体检测，简单易行，几乎很少有侵袭性。血液里有来自肿瘤及正常组织剥落、分泌或细胞死灭后释放的物质，能够提供肿瘤特性的线索，这些物质包括细胞、细胞碎片、游离的 DNA、RNA 及外泌体（exomes）。

目前针对癌症临床应用上最常做的液态活体检测，是血液中循环肿瘤细胞（Circulating Tumor Cells, CTCs）及循环肿瘤 DNA（Circulatory tumor DNA, ctDNA）检测（表 4-7）。

高龄孕妇产前检查中羊膜穿刺取得胎儿细胞，及早诊断胎儿是否有遗传性疾病，是大家所熟知、已行之多年的液态活体检测在非癌状况下的应用。

血液中循环肿瘤 DNA 只占循环中全部游离 DNA（cell-free DNA, cf DNA）的一小部分，在罹患严重癌症的患者血液内，绝大多数都可侦测到，当然因癌别而略有差异，超过 75％可以测得的癌症包括：胰腺癌、卵巢癌、大肠直肠癌、乳腺癌，而有些癌症能够侦测到的比例比较低，小于50％，如脑肿瘤、肾癌、前列腺癌、甲状腺癌。但有些患者血液中微量的肿瘤 DNA 也混杂着来自患者白细胞突变的基因，尤其是患者有克隆性造血（clonal hematopoiesis）时。

表 4-7　基因检测的目的

阶　　段	基因检测目的
健康	癌症筛检，是否带有遗传基因突变
初诊断癌症	分子学上的分类，起始的靶向治疗、免疫疗法或临床试验，是否为遗传性肿瘤综合征
治疗结束后，进入缓解	监测治疗的效果，残存疾病的侦查
癌症复发，转移性癌症	侦测疾病复发，探查新的、可以治疗的关键性靶的

液态活体检测对于各种不同期别的癌症能协助评估患者的预后、复发的风险，也能提供治疗的选择与决定，监测疾病的进展、治疗的成效，是判断治疗是否达成微细残存疾病（Minimal Residual Disease, MRD）阴性很重要的工具。以抽血检查来筛检和诊断早期癌症更是液态活体检测发展的热门焦点。

液态活体检测在癌症临床上的应用，以非小细胞性肺癌中的肺腺癌为例，亚太地区的肺腺癌约有五成具有 *EGFR* 基因突变，来自血液的液态活体检测 *EGFR* 基因突变的结果，与来自肺腺癌肿瘤组织的基因检测，一致性相当高。

严重肺腺癌的患者如果组织检体不足，可以抽血检测 *EGFR* 基因是否有突变，起初是针对具有突变的患者使用第一代或第二代抗 EGFR 靶向药物治疗的依据。而使用第一代或第二代抗 EGFR 靶向药物治疗后，如果疾病恶化表示对上述靶向药物产生抗药性，这其中有约五成是 *EGFR* 基因出现新的突变，即外显子 20 出现 *T790M* 的突变。EGFR 具 *T790M* 突变的肺腺癌，治疗上要转换成第三代抗 EGFR 靶向药物泰瑞沙。在癌症恶化时常常不容易重新由病灶部位取得组织检体做检测，此时抽血做液态活体检测就相对简单迅速，患者也少承受切片检查的痛苦。

治疗后的评估

无论是门诊还是住院的全身性抗癌治疗，治疗后大致可以从主观症状的变化、肿瘤的变化和治疗的不良反应三个方面评估。

 曹院长的癌症小学堂

癌症患者治疗后的评估

@疾病的症状、缓解症状用药、新的症状。

@肿瘤的变化：

　理学检查。

　影像检查。

　肿瘤标志物。

　代谢性评估（PET-CT）。

　液态活体检测。

　微细残存疾病（MRD）。

@治疗引起的不良反应。

◎ 症状的评估

从问诊的对话中，了解以下信息：原本癌症相关的症状是否有改善或更严重？缓解症状的药物在治疗后有无改变？缓解症状的药物，如止痛剂的使用，是增加还是减量？是否有新的症状？是治疗引起的还是与肿瘤有关，或由另一个不相关的原因所致？

◎ 不良反应的评估

不良反应的评估就得做全身性的评估，包括问诊、身体理学检查、血液及生化的检验，以及影像检查。不良反应毒性的评估，最常用的工具是美国国家癌症研究所（NCI）制定的"常见不良事件评价标准"（CTCAE），对全身各个系统逐一审视评分，评分等级分为 0～4 分，0 分表示无不良反应，1 分表示轻度，2 分表示中度，3～4 分则属于严重不良反应，会影响到日常生活及生活质量，乃至有健康、生命上的威胁。

如果不良反应、毒性达严重不良反应等级（即 3 分或 4 分），常须暂停治疗用药，待不良反应缓和或解除后再继续治疗，日后如重新使用，常须依患者状况减低剂量，或不得再使用。

◎ 疗效的评估

治疗后对于癌症疗效的评估，身体理学检查是最简单、方便、随时可行的方法，视诊和触诊很容易发现表浅病灶的变化是否变小、变大或没有明显变化，或是又出现新的病灶。

很多人都知道血液中的肿瘤标志物（TM）可以用来评估治疗疗效，然而，并不是所有癌症都刚好有对应的肿瘤标志物。若这个癌症刚好有对应的肿瘤标志物，那么，简单通过血液检查就可监测疾病变动。一般来说，如果抗癌治疗产生效果，肿瘤标志物会下降，然而临床上也常见指标先上升再下降的现象。因此短时间内的升降变化，有时很难断定抗癌治疗是否产生效果，必须观察一阵子才能做出正确评估。此外要注意的是，并不是所有癌症患者的肿瘤标志物都会升高，切不可将肿瘤标志物的数值用来作为评估治疗效果的主要依据。

◎ 影像检查的评估

影像检查是评估癌症治疗效果最常用、最被信赖的依据，如果影像的异常完全消失无踪，称为肿瘤对治疗完全有效反应（CR, Complete Response）；如果肿瘤明显缩小，或有些已消失，称为部分有效反应（PR, Partial Response）。完全有效反应加上部分有效反应，称为有效反应率（RR, Response Rate）。达到有效反应的患者，称为有反应的患者（Responders）。如果肿瘤的大小及数量变化不大，称为稳定（SD, Stable Disease），因为癌症如果不治疗，应会持续变大、恶化，所以有反应加上稳定表示疾病得到控制（Disease Control）。一般来说，如果癌症能得到控制，临床上患者的主观症状大多会得到改善；如果癌症不能得到控制，肿瘤变大或变多，称为恶化（Progressive Disease）。

通常在化学治疗和靶向治疗后，影像上的变化多能反应治疗的效果，而免疫疗法比较特殊，如假性恶化（Pseudoprogression），这种状况在初期的评估时，肿瘤变化似乎是恶化，但过一阵子再评估，就发现肿瘤明显缩小，或数量变少。由于疾病对治疗其实是有反应的，只是初时影像评估看不出来，反而像是疾病恶化的显像，这种使用免疫疗法治疗后，评估时出现影像与肿瘤实际状况上有落差的情况，在使用免疫疗法作为手术前的前导性治疗时尤为明显，如肺癌、泌尿上皮癌、乳腺癌等癌症在前导性免疫治疗后，影像检查显示变化不大、稳定，或部分有效反应的患者，其中有不少竟然是病理学上已达到完全反应、显微镜下看不到癌细胞踪迹的案例。

曹院长的癌症小学堂

免疫检查点抑制剂治疗癌症可能的结果

@稳定（Stable）：肿瘤的变化不大或没变化。

@持久性反应（Durable Response）：肿瘤缩小，且持续一段时间。

@假性恶化（Pseudoprogression）：影像上肿瘤起先变大，随后缩小。

@非持久性反应（Nondurable Response）：肿瘤起先缩小至有效反应的程度，随后再恶化。

@疾病恶化（Progression）：肿瘤变大。

@疾病快速恶化（Hyperprogression）：肿瘤急速变大。

新药临床试验中影像检查评估疗效的时程，通常是每两月一次。如：

郭先生治疗后第一次（治疗 2 个月后）评估，肿瘤比治疗前更大，称为恶化。赵小姐治疗期间第一、二、三次评估，肿瘤大小、多寡都没有明显变化，称为处于稳定状态（SD），第四次评估（治疗 8 个月后），影像检查发现肿瘤变多，疾病恶化了（Progression），则赵小姐接受此治疗的无恶化存活时间（PFS）为 8 个月。汪先生接受治疗期间，第一次影像检查评估肿瘤明显缩小，为部分有效反应（PR），第二、三、四、五、六次影像检查结果，都与第一次的结果无差别，仍处于 PR 状态，第七次影像检查结果比第六次检查结果严重，评估为疾病恶化，亦即他接受此治疗的无恶化存活时间为 14 个月，疾病有效反应的时间（Duration of Response, DOR）为 10 个月。蒋女士接受治疗期间的第二次评估（治疗 4 个月后），肿瘤完全消迹，达到完全有效反应（CR），影像检查发现已无肿瘤存在，称为无病或无癌

（Disease Free, or Cancer Free）。治疗三年后，影像检查发现新的病灶，亦即疾病恶化，或称疾病复发（Relapse, or Recurrent，只有达到无病状态后疾病又恶化，才能称为复发）。蒋女士接受此治疗的无恶化存活时间为三年，她的无病存活期（Disease Free Survival, DFS）为 30 个月。

患者或家人在癌症旅程的不同阶段，常会问及还有多少时间可以活，亦即"整体存活期"（Overall Survival），这也是临床试验中比较不同治疗方法之优劣的依据。整体存活期呈现的数据都是以中位数（median）的数值来表示，例如药物使用后的无恶化存活时间为 16 个月，16 个月即代表其存活时间的中位数，意思是接受此治疗的患者，有一半的患者在 16 个月内会恶化，另一半的患者在 16 个月之后才会恶化。不过，中位数的数据只是一个大概值，不能以此来说明个别情况。存活超过 1 年、2 年、3 年、5 年的比率有多少，也是评估疗效上很重要的指标（表 4-8）。

表 4-8　治疗效果评估

反应 时间	完全 有效反应 （CR）	部分 有效反应 （PR）	稳定 （SD）	恶化 （PD）
整体存活期（OS）	√	√	√	√
无恶化存活时间（PFS）	√	√	√	√
至恶化的时间（TTP）	√	√	√	√
疾病得到控制的时间（DDC）	√	√	√	
疾病有效反应的时间（DOR）	√	√		
无病存活期（DFS）	√			

OS: Overall Survival；PFS: Progression Free Survival；TTP: Time To Progression；DDC：Duration of Disease Control；DOR：Duration of Response；DFS：Disease Free Survival

时间皆以中位数（median）表示，即一半的患者不到中位数，一半的患者超过中位数

曹院长的癌症小学堂

第四期的癌症并不尽然是令人闻之绝望的病，还是有痊愈的可能的。

有些癌症在治疗期或治疗结束后，会通过正子扫描计算机断层检查（PET-CT）评量癌细胞的代谢状态，借此调整后续的治疗方法。

借由液态活体检测，在不同的时间点去定量这些血液循环中的癌细胞或分子异常，便是以精准医疗的方法评估治疗的效果。

要达到治愈癌症的目标，利用血液或骨髓液态活体检测，确认已不能侦测到癌细胞或癌细胞产物的踪影，称为微小残留病阴性（MRD negativity, Minimal Residual Disease negativity），是绝对必要的。目前如白血病、多发性骨髓瘤等血液肿瘤，达成持续、长期的微小残留病阴性，是治愈癌症前的必要条件。

◎ 五年存活率 = 痊愈吗

罹患癌症，大部分人会关注"五年存活率"这个字眼，常会问道："如果癌症患者存活超过五年，或癌症治疗后超过五年都没有复发，是否就表示这个病已经痊愈？"

随着治疗的进展，治疗的方式越来越多，癌症患者一面接受治疗，一面与癌共处，存活超过 5 年、10 年的人，比比皆是。美国著名作家兼评论家苏珊·桑塔格（Susan Sontag），42 岁（1975 年）时就被诊断出晚期乳腺癌，她在 72 岁时去世，但她并不是因为乳腺癌过世，而是因为另一个新发生在她身上的血液性癌症"骨髓增生异常综合征"（Myelodysplastic

Syndrome，MDS。血癌的一种，是急性骨髓性白血病的前身）而过世。

以乳腺癌为例，有不少学者认为，超过 20 年没有复发就算痊愈，但近年针对英国和澳大利亚的乳腺癌患者所做的调查发现，有一些乳腺癌患者竟然在诊断、治疗结束超过 23 年之后才复发，不过绝大多数的癌症复发多在治疗结束 5 年内发生。

"五年存活率"这个说法不能用来回答癌症是否痊愈，但可以把五年存活当作是基准线，针对不同癌症、不同期别、不同机构、不同种族，乃至于不同国别间的病患，来比较他们之间的差异和特性。五年存活率也可以当作一个指标，用来监测癌症防治的进步。以转移性黑色素瘤为例，其五年存活率在 2010 年之前是 7%，2019 年的报告指出，接受免疫检查点抑制剂单独使用是 44%，两种免疫检查点抑制剂合并使用为 53%。再以转移性肾细胞癌为例，其在 2010 年之前是 10%，2019 年的报告指出，接受免疫检查点抑制剂单独使用是 28%，足见医学的进步可救活更多的生命。另一个有趣的现象是，纵使是预后很差的疾病状况，五年存活率也绝少显示是零，足见同一种癌症本身，其实存在相当显著的差异性。

另一个常见的指标是"整体存活期"，一般是以中位数来表示，如果整体存活的时间是三年，表示有一半的患者活不过三年，另一半的患者会活超过三年。然而，推断常与事实有很大的差距，用这样的数据去推断个别患者还有多少时间可以活，偏差率太高了。

由于癌症早期诊断、及早治疗，以及治疗的进步，存活超过五年的癌症体验者相当多。有不少癌症体验者会将癌症确诊后满五年视为一个里程碑，以庆祝自己的重生，嘉许自己走过这趟漫长、辛酸路的勇气和力量。不过有些体验者可能误以为满五年就表示癌症已经痊愈，或是被健康保险署终止重大伤病身份的核给就是病好了，而不再继续追踪。确实，由于手术后辅助性治疗的进步，让复发率降低或复发时间延后，因此超过五年后才复发的体验者大有人在，而转移或晚期的癌症患者也因为治疗的进步，治疗已超过五年仍在继续治疗的癌症体验者越来越多。虽然治疗的进步让许多癌症体验者安然度过五年存活期，但凡事戒之在急，切莫因过了五年就急着远离医院、远离医师，若因疏于追踪而错过及时发现异常、及时处理的机会，那就懊悔莫及了！

当治疗碰到瓶颈：绝望之际的癌症医疗

2018 年 4 月，《纽约时报》记者吉娜·科拉塔（Gina Kolata）发表了一篇题为"绝望之际的癌症医学：当患者面临死亡，有些治疗癌症的医师求助于免疫疗法（免疫检查点抑制剂的免疫疗法）"（"Desperation oncology: When patients are dying, some cancer doctors turn to immunotherapy"）的文章。免疫检查点抑制剂并没有前列腺癌的适应证，而且也没实证显示对于转移性前列腺癌有疗效的报告。文章报道了美国新奥尔良杜兰大学医学中心的奥利弗·萨托（Oliver Sartor）医师，对已经没有治疗选项的转移性前列腺癌患者施予免疫检查点抑制剂治疗的伦理争议。

癌症患者处于绝望之际，已经没有实证有益的抗癌治疗选择，最中肯的建议当然是选择放下，不再针对癌症做无意义、没被证实有助益的治疗。治疗无效，药物却仍然会给身体带来毒性、不良反应；不做抗癌治疗，此后的生活因为不需再承受不良反应，疲惫、虚弱反而会慢慢改善，而让患者再享有一段有质量的生活。

"真的没有办法了吗？"患者或家属在这个阶段常有如此疑问。因为不舍、心急，不易放下，此时寻求各种可能的方法，像是第二意见、另类疗法、求助神明等，在所难免。这段想尽办法求奇迹的过程，对有些患者、家属而言，或许是必须走上这么一回，寻求尽力而为后，才能说服自己正视事实。

◎ 绝望之际，寻求出路的正道

站在实证医学的立场，被医师告知治疗出现瓶颈之际，我建议患者和家属还可以做：

一、寻找有无适合的临床试验是很重要的功课，可以上"台湾药物临床试验信息网"、"NCI Clinical trial"网站（clinicaltrials.gov）搜寻，再与主治医师讨论。

二、询问医师有无新药的恩慈使用（Compassionate use）或扩展使用方案，如有适合，又是使用者免付费的新药资源，是再好不过的机会。医师也应依患者的疾病状况，留意国外的厂商有无适合患者且又有扩展使用计划的新药，可主动介绍给患者了解、建议尝试，并协助提出申请。

 曹院长的癌症小学堂

何谓"恩慈使用"？

简单说，就是从人道的角度，使用试验新药。

对于已无其他药物可治，又不符合某项临床试验招募条件的重症患者，允许其使用仍在临床试验阶段，尚未核准上市，但可能会给患者的治疗带来益处的新药，是为恩慈使用。扩展使用方案，是恩慈使用的一种途径。

以中国台湾为例，癌症患者得以经由恩慈使用取得新药，大致上有三种情形：

一、刚好适合患者使用的新药正值开发的后期，有国际性的扩展使用方案。

二、该药在国外已经核准上市，中国台湾正在申请T-FDA核准的流程中，在T-FDA核准前，药厂让适合的患者免费使用（长期使用或只有一段时间使用），当然药厂的另一个目的是借此让医师有上手的机会，增加使用的临床经验。

三、由主治医师以患者个人身份，向国外原厂药厂直接申请个人扩展使用方案，这种情形近年来越来越多，同时也须向该国和本地药监部门提出申请，取得核准后才能使用。

三、如果您尚未接受过免疫检查点抑制剂的治疗，可以跟主治医师商讨这类疗法对您病况的适当性。

四、如果您尚未接受过基因组定序的检测（癌症精准医学的诊疗），可以跟主治医师商讨这类诊疗对您病况的适当性。

五、搜寻被重新定位（Repurposing）的药物信息。

1. 有少数属于非癌症用药，但被报告有可能具有抗癌效果。

2. 有少数抗癌药物经调整使用剂量或使用方式，而发挥不同的抗癌效果。

六、搜寻抗癌药物于适应证外的使用信息。在对身体没有伤害、经济不造成负担、不影响生活质量的前提下，是可以尝试使用的方法。

七、国外如果有适合患者使用的新药已核准上市，但无扩展使用计划，在经济不造成负担的情况下（需自费），可请医师经由医院以患者名义向药政单位申请。

八、参考个案报告（Case reports）的经验（个案报告的实证医学强度低，是五级中的第四级，应用在患者身上的推荐等级为 A~D 四个等级中的 D 级）。

九、信任主治医师个人经验的裁量（实证医学强度低，为第五级，推荐等级为 D 级）。

现今网络发达，搜寻信息已是轻松、便利之举，通过搜索关键词，从网络中搜寻各地与您有同样癌症，并对某些治疗特别有效的案例，将之提供给您的主治医师参考，讨论尝试使用的可能性。网络的无远弗届，正确使用可以让我们从他人的经验中得到学习，也是我们可以为自己做的功课。

◎ 医疗极限非绝对，而是相对的

患者因疾病遇到医疗极限的瓶颈而陷入绝望，这一状况常常不是绝对而是相对的，依国家的区别、资源的多寡、医学进步应用的实时性，而有很大的差异。

近年来，不少发达国家积极发展癌症精准医疗，如荷兰的 CPCT-02（Center for Personalized Cancer Treatment）计划为癌症患者做全基因组定序，搭配药物再发现计划（Drug Rediscovery Protocol, DRUP）为癌细胞有关键基因异常的癌症患者寻求药物治疗的可能。日本国民健康保险在 2019 年 6 月针对罕见癌症及标准治疗已经遇到瓶颈的癌症患者，给付癌症次世代基因定序的基因组检测，发现有关键基因突变的患者，再搭配国家型的临床试验计划，为患者寻求治疗的机会。

2019 年日本厚生劳动省核准，由国家医疗保险给付昂贵的 CAR-T 免疫细胞疗法，用于治疗复发、难治性急性淋巴性白血病和弥漫性大 B 细胞淋巴瘤，估计一年给付 216 位患者，预计支出 70 亿日元；而美国联邦医疗保险及医疗补助服务中心于同年（2019）8 月也同意给付。

◎ 治疗出现瓶颈时，医患间应做的沟通

　　张女士 63 岁时因腹胀就医，诊断为卵巢癌第三期 C，术后接受六个循环的辅助性化学治疗，停药三个月后腹膜腔转移复发，随后接受化学治疗并用靶向治疗，连着三线的治疗，每一线能控制疾病的时间都很短。转来我的门诊后，我们一起回顾她的治疗历程，体认当中遇到的瓶颈，向她分析后续抗癌治疗的可能方法、利弊与不确定性，张女士决定尝试使用她以前未用过的化学治疗，但仍然无法有效控制疾病。这期间张女士每次来门诊，腹部的不适以及内心的焦虑、痛苦，都让她不停地抱怨，诉苦到久久不肯离去。后来我们决定尝试改用低剂量抗癌药物（metronomic therapy，即"节拍疗法"，指采用小剂量化疗药物较频繁地给药的化学治疗方法，该疗法主要适用于晚期肿瘤患者）服用，张女士的症状竟意外地很快得到缓解，肿瘤标志物 CA-125 以及影像检查也都恢复正常，长年服用效果依然。近来每次来门诊，她就催促着赶快检查，好能快些回去照顾孙子，诉苦、抱怨不适的话语自此跟着消失。

　　不少肿瘤内科医师在应该选择放手、不再建议抗癌治疗之际，在不影响患者身体和生活质量下，会尝试持续使用低剂量抗癌药物一段时间，为患者再寻求延长生命的机会。

　　如果治疗开始出现瓶颈，考虑换一个方法，此时必须向患者和家属沟通继续治疗的考量和选项，同时尽力把癌症治疗或不治疗的利弊有条有理地说清楚。若是继续治疗对患者而言已无加分效果，要诚恳地让患者和家属了解此时治疗对身体已是弊大于利，不针对癌症做治疗也是一种合理、对患者不造成伤害的选择。

然而，癌症治疗的日新又新及癌症医疗诸多的不确定性，使癌症的处置常常是昨是今非，也常不只有单一的选项，"末期"的定义随着医疗科技的进步而被重新检视，"多做多好"的观念也开始被颠覆，在许多状况下，医疗处置的为与不为，需借助医疗专业的判断，做得适宜、恰当是善用；做得过头，对身体造成负担和伤害便是医疗的恶用。

虽然绝大部分患者、家属并不具备完整的医疗知识，但请切记，医师向患者和家属清楚分析、说明，是医师的伦理与责任，患者清楚了解医疗建议后再做出选择，是患者的权利也是其对自己负责任的表现。

◎ 医疗的哀愁：永远充满着不确定性

美国作家丽莎·亚当斯（Lisa Bonchek Adams）是三个孩子的妈妈，37岁时（2007年）被诊断为乳腺癌，2012年乳腺癌转移性复发，在纽约纪念斯隆-凯特琳癌症中心积极接受抗癌治疗，并参加过几种新药的临床试验。罹患乳腺癌后丽莎·亚当斯在其博客和推特撰文发表自己的疾病状况、病情变化、治疗情形、身体痛苦、心理变动、情绪感受等个人体验，曾有过一天发出约两百篇文章的记录，总计发文已超过17.6万次，并有超过1.5万追随者，丽莎·亚当斯于45岁（2015年）时辞世。

艾玛·凯勒，英国《卫报》专栏作家，也是乳腺癌体验者，在推特上与丽莎·亚当斯对话后，于2014年1月8日在《卫报》发表丽莎罹患晚期乳腺癌的现状，及其对丽莎使用社群网络展现自己的利弊分析和伦理考量，并形容丽莎的行为是临终病床上的自拍和死亡的呐喊。由于艾玛事前并未告知丽莎要撰写专栏之事，有违媒体报道伦理，《卫报》旋即在网站上撤除此篇文章。

比尔·凯勒，艾玛的先生，《纽约时报》专栏作家、前《纽约时报》执行编辑，曾获普利策奖。在其妻的文章刊出四天后（2014年1月12日），他于《纽约时报》专栏中对丽莎面对严重末期疾病采取英雄式积极奋战到底的态度发表看法，并以其八旬岳父面对转移性前列腺癌接受缓和医疗处置为例，提出在积极抗癌之外，也有平和面对、安然接受的选择。这对夫妻各自发表的文章在大西洋两岸引发了相当热烈的讨论。比尔于2014年2月离开他工作了30年的《纽约时报》，与这篇文章的争议性似乎不无关联。

凯勒夫妇的两篇文章引起的主要讨论焦点，事关不可治愈的癌症末期患者何时该选择放下、不再接受抗癌治疗的"大哉问"。

对于不能治愈的癌症患者，在确定诊断时是否要开启抗癌的治疗，或已治疗一段时间，是否要持续原本的治疗，或改变治疗方式继续治疗，端赖癌症的种类和严重度、患者的身体状况、共病的情形、以前治疗的经历，以及患者、家属的价值观和医疗人员的评估、判断，如果治疗的结果很明显是弊大于利，做出不治疗或中止抗癌治疗，绝对是合理、不伤害患者的选择。

然而治疗之前，由于医疗不确定性的限制，我们其实很难准确评估治疗是否会带来好处，即便不能延长生命，是否能帮助缓解癌症所招致的痛苦？是否能改善生活质量？是否会发生让患者难以承受的不良反应、毒性？

医师对治疗计划的选择所凭借的是临床试验结果的实证，然而患者在后线的治疗或身体状况不佳时，治疗的成效和利弊如何，仅根据以往临床试验提供的实证信息来预估，其实极为有限。此时，主治医师多年累积的临床经验，常是碰上这个阶段时赖以判断的依据。

不可否认，医师偶尔会轻忽治疗的风险，尤其身体状况在被疾病和治疗摧残成虚弱耗竭时，某些在身体状况良好时稀松平常的处置，此时反而可能带来要命的并发症和风险。临床试验的资料和实证是医疗处置上的主要参考，但临床试验的受试者多是甲等体能的病患，而我们在实务上面临的有不少是乙等、丙等，甚至丁等体能的病患。对于丙等、丁等体能的患者，如何给予合适的抗癌治疗，目前很少有这类临床试验能为我们提供处置介入的参考，而常常是依医师个人有限的经验做出判断。

由于针对不能治愈的癌症，治疗的处方都只能有一段时间的控制效果，癌症得以控制的这段时间，痛苦症状通常可获得缓解，患者也能享有正常的生活。但是这类癌症终究还是会对曾经有效的治疗产生抗药性，一换再换治疗方法，辛苦在抗癌路上走了一遭，终归挡不住癌症的恶化以及对健康和生命的侵袭。

医师毕竟不是神，对于已是不能治愈的癌症，评估、建议的治疗方式纵然是基于对病患利弊的衡量来考虑，然而能控制的病况也几乎只是一时而已。有不少患者、家属因为这样的结果，认为辛苦治疗根本无意义，甚至后悔接受治疗，而抹杀了治疗曾经带给患者的一时的疾病缓解、在家人的陪伴下曾过着一段如常生活的时光。

◎ 放手与不放手的挣扎

针对不能治愈的癌症，如果缓和性的抗癌治疗在延长患者生命、缓解患者症状、改善患者生活质量上都有很大的困难，抗癌治疗似乎已至尽头，应是选择放手的时刻。

当患者进入末期癌症，选择放手不再做抗癌治疗后，有部分患者原本有的虚弱疲累感反而会逐渐改善，这些身体不适感或许并非全肇因于癌症所致，有些是因接受抗癌治疗所带来的不良反应影响。此时身体可能有一段时间会变得舒畅，体力也慢慢恢复，这时候若患者转而使用另类疗法，便可能将身体的舒畅感与另类疗法联结，误以为是另类疗法让疾病、症状得到改善。其实癌症仍在持续恶化、扩散、进展，症状的好转并非另类疗法的关系，而是与停止抗癌治疗、身体不用再承受药物的不良反应有关，可预见再过一段时间，疾病所引起的身体症状就会再找上门。

然而在临床上我们也常见到，对医师而言，告知抗癌治疗对患者已是弊多于利，考虑停止进一步抗癌治疗的选择，有时其难以启齿的程度远远高于告知罹癌诊断，最简单的反而是再开立另一个治疗方法，直到患者或家属察觉患者身体状况已恶化而主动提出不再治疗。

也有些状况是，即便治疗已至极限，患者或家属想要继续治疗的期待却像看不到尽头，细察其心境，常是因为对未来还有某些期待，如希望看到小孩毕业或结婚、等待孙子诞生等，因此到其他医院寻求第二意见，或不切实际、祈求奇迹式的勉强继续治疗者，也时有所见。

面对癌症治疗已至尽头，家属对亲人身体的担心，对于即将面临诀别的失落、哀伤和恐惧，其精神、心理上的压力比起患者有过之而无不及，因此有不少家属很难接受"不再治疗"，认为这么做等同放弃亲人的生命，"有在治疗"反而带给患者和亲人一种假象的安慰。家属因为放弃治疗的罪恶感，这个时候常常为着寻求希望，遍寻各种可能方法，纵使它提供的是错误的希望，也宁可选择放手一搏，当然受骗、事后懊悔的例子也就屡见不鲜。

每位患者都是独一无二的，都有其独特的疾病病情、疾病的进展、共病的状况、身体的功能、身体的不适与痛苦、对生活质量不同方面的在意和需求、对于生活与生命的意义与价值的判断等，每位患者的决策因此皆有其个别性的考量。

然而，对于严重、不能治愈的癌症患者，于开始全身性化学治疗、继续治疗或改变治疗处方时，都要仔细评估治疗的利弊，与患者和家属坦诚地沟通、讨论，尊重患者的价值观和选择。如果患者或家属执意要做医师认为不妥且对患者有害的治疗时，医师也应本着不伤害患者的基本伦理，勇敢地提出专业见解，甚或拒绝。医学伦理上有四大原则：自主原则、行善原则、不伤害原则、公平正义原则，医师应尊重患者的"自主"，但是反过来，患者也应尊重医师的"自主"。医师本着专业知识能给予患者的诊疗，是不能被勉强的。

曹院长的癌症小学堂

晚期癌症（Advanced Cancer）

指局部晚期或转移性的严重癌症，包括末期癌症，但并不等于末期。

晚期癌症并非全然不能治愈。

末期癌症（Terminal Cancer）

严重或威胁生命的癌症，可以治疗，但无法治愈。

末期状态（Terminal Condition）

末期癌症患者，因症状严重到威胁生命、迈向临终，称之末期状态。

◎ 放手需要爱与勇气

加拿大肿瘤内科医师协会于 2014 年 10 月列出十项明智抉择的清单，其中第三项提及严重癌症患者不可能因化学治疗而得到益处时，应避免化学治疗，聚焦在症状的缓解与缓和照顾（Palliative Care）。

美国临床肿瘤学会推荐的美国版明智抉择，通过消费者报道通告社会大众、患者和家属，如果先前的治疗已经不再发挥效果，且没有实证有效的治疗方式，而患者的身体功能不良（丙等或丁等体能）、无法照顾自己，且大多时候需卧床或坐轮椅，或患者不适合参加临床试验时，应考虑中止抗癌的治疗，转而寻求处理患者症状的支持性或缓和性照顾。

美国和加拿大明智抉择活动所列出的指引，不一定是非照着做不可的铁律，而是鼓励医师依循这些指引，与患者和家属充分讨论、沟通，寻得合理适当的医疗共识。

由于靶向治疗和免疫治疗有相对较少的严重不良反应、毒性，对生活质量的影响也较轻微，近年来有越来越多已至癌症末期，甚至是已至末期状态的患者，选择接受靶向治疗或免疫治疗再给自己一次机会，然而也几乎多是徒劳无功。

继续抗癌治疗，或选择放下、中止治疗，其分寸的拿捏，常需患者、家属和医师间开诚布公地沟通讨论，对于治疗目标不要有过度的期待，同时要清楚治疗的极限和治疗可能带来的风险和意外。

◎ 治疗三问

癌症好发于年长族群，伴有共病（comorbidity）的比例相对就比较高。例如，胡先生 70 岁，胸部 X 线影像发现右侧肺部有 2 cm 的肿块，但患者是位"老烟枪"，有严重的慢性阻塞性肺疾病（COPD），近年来走路都会上气不接下气，如何针对肺部的肿块去做诊断和治疗呢？

林女士 75 岁，肝硬化（C 型肝炎病毒感染）严重的患者，发生过两次食道静脉曲张并发出血，腹胀、腹水、肝脏发现 3 cm 大的肿块，下一步该如何处置呢？

主要器官的功能如果严重受损，储备量（Organ Reserve）很低，纵使肿瘤不是那么严重，身体的状况也根本经不起任何稍有侵袭性的治疗。癌症治疗前必须仔细做好身体状况及主要器官功能的详细评估，不能为了治病救命而让患者难以好好生活，医疗不只是要治病、救命，也要帮助患者在治疗后能够过着如常的生活。

然而，对于治疗决策的选择，患者和家属常受到自身特质、人生观及价值观、对疾病预后及后续进展的理解、家庭内互动和决策模式的影响。面对已是晚期、末期阶段的患者，医师如何为患者找出有加分效果的治疗方法、为患者多争取一段有生命质量的时间？这时的后续治疗方法，在思考逻辑上，我个人会习惯性问自己三个最基本的问题。

首先，患者还有多少本钱呢？

诸如疾病的种类、严重程度、身体状况、年纪、主要器官的功能、以前接受的治疗、这些治疗的效果、产生哪些不良反应及对患者生活的影响、患者自我照顾的能力、家庭的支持系统和患者的社会资源等。

其次，目前还有哪些武器可用呢？

患者目前的病况还有哪些治疗方法？这些方法预期可为患者带来哪些好处？它们的限制及不良反应是什么？这些方法是短期的，还是可能要长期使用的？这些方法给患者经济上造成的负担如何？

最后，患者及家属对于疾病预后的理解为何？

患者及家属是否知道医疗的有限性？是否明白后续介入处置的目标及其可能带来的风险、负担？

自问自答后再一一检视，若是治疗已没有加分可能，只有减分的后果，便得和患者、家属一起放手，停下没有益处的治疗，将目标转向如何让患者保有生活质量的积极处置。如果治疗还有加分的可能，才能提出继续治疗的建议选项；若是患者、家属也选择继续抗癌性的治疗，此时很重要的议题之一是，必须引导患者、家属理解医疗存在着高度不确定性，常常期待医疗能达到加分的效果，结果却可能事与愿违，甚而造成患者生命质量上的负担，患者、家属和医疗人员为此要有共识和心理准备。

医保以往医疗的支付上仅针对包括检查治疗等医疗处置的部分，2012

年台湾地区"健保署"新增给付缓和医疗家庭咨询费，既是鼓励医师通过召开家庭会议进行患、医间的沟通，协助家庭成员了解患者的病情进展，寻求治疗选择的共识，也借此了解彼此的想法。

◎ 为自己做好末期医疗的准备，是送给挚爱至亲最好的礼物

面对生命进入末期的冲击，有些患者奋力呼求着：

我想活下去，真的没有办法了吗？

一定要延长我的生命，或许能够等到新的治疗方法，也说不定会有奇迹出现……

帮我再撑一段时间，我要参加儿子的婚礼，还想看到孙子出生……

然而也有些患者在生命困境中兀自清明：

既然没有多少时间，我要回去和我爱的人在一起共度最后的人生！

治疗对我只剩下严重不良反应，我不愿浪费生命在医院与药物为伴！

随着医疗科技的进步，有不少不可治愈的末期癌症患者在治疗的支持下，生命得以延长。然而疾病进展的轨迹终究会来到生命尚存最后半年至一年左右的阶段，通常此时身体功能和健康状况会慢慢地衰退，直至过世前2~3个月，会出现快速衰退的情形。在身体功能和健康状况逐渐衰退的过程中，一些不可预测的意外随时可能发生，如感染、败血症、肿瘤出血、胃

肠出血、电解质和代谢异常、误咽窒息、脑转移、肺栓塞、脑卒中等紧急状况。一旦发生，常常危及患者生命，而且也常让患者失去判断、做决定的能力，纵然得以好转复原，再次发生的概率仍然很高，反复发生，患者的身体功能就退化得更快，这也是患者和家属都要事先有的认识和准备。

当疾病无法控制，身体状况也逐步进入生命末期状态，到底要选择放弃，还是继续抗癌治疗呢？这时候，患者和家属的心理会在两个极端的选项间来回摆荡，很难下决定。人是会后悔的有灵生物，家人如果帮患者做了决定，无论是什么样的决定，事后会有不少人无法释怀：这个决定是患者要的吗？真的是好的决定吗？进而懊恼自己当初为何不多听听患者自己的意见。其实，患者如果能自己做决定，就能减轻家人做决定的责任和负担。

患者的治疗已出现瓶颈，遇上医疗的极限，冀求医学的进步能带来曙光，纵使在绝望之际有了治疗的选项，虽又重燃希望，然而会有效吗？又能控制多久呢？摆在眼前的几乎是完全的未知、完全不能确定的未来。此时，我们得告诉自己，最务实的做法是，企求最好结果的盼望，同时也要做最坏结果的打算。

如果患者尚未想过自己的医疗意向，此时也是开启预立医疗照护计划（Advance Care Planning, ACP；日本的 ACP 命名为人生会议）、完成预立医疗决定（Advance Directive, AD）的时机，借以捍卫自己在疾病和生死交关、人生最后阶段之际的医疗想法和决定，同时也可通过指定医疗委任代理人来维护自己的意愿。纵使已经完成 AD，也要常常拿出来审视，依着不同的情境，再次确认自己的想法，并做出让自己能安心的调整。

身为患者，在自己头脑清楚、精神尚佳、活动自如时，如果能为自己、为家人、为最亲近的人做出准备，将是送给我们的挚爱至亲的一份最好、最贴心的礼物，也是我们自身很重要的课题、任务和责任。

安宁疗护运动的普及，使越来越多的人意识到临终生活选择、生活质量的重要性。医师需有足够的明智及勇气，在适当的时机诚实地告知患者、家属有关疾病的严重性和抗癌治疗的困难，让患者和家属有机会朝向善终生活做安排、规划，这也是引领患者平安走向人生终点的开始。

◎ 向奥利弗·萨克斯学习面对死亡

英国神经学专家，81 岁的纽约大学医学院神经学教授奥利弗·萨克斯（Oliver Sacks），其多本著作中以《错把妻子当帽子》（*The Man Who Mistook His Wife for a Hat*）及曾改编成电影的《无语问苍天》（*Awakenings*）最为世人熟知。2015 年 2 月，萨克斯在《纽约时报》意见编辑栏撰文《我自己的生命》（*My Own Life*），讲述了自己九年前发现眼睛黑色素瘤（其后接受的治疗导致患侧失明），最近检查得知已多处肝脏转移，癌症复发的故事。

生命只剩几个月，萨克斯说自己可以选择如何度过，他将要以最丰富、最深邃、最有成效的方法活着。面对死亡，萨克斯并非没有恐惧，但死亡近在眼前绝不意味着生命就完了，他反而强烈地感觉自己活着，希望在这段有限的时日深化自己和亲友的情谊，向所爱的人道别，有更多的写作、旅行，还希望对知识有更新的领悟和见解。萨克斯说，自己仅剩的人生已经无暇去关注外界的纷纷扰扰，不愿把时间耗用在不重要的人和事上。

死亡之于人已是必然，但人却又如此惧怕死亡。奥利弗·萨克斯面对死亡的即将到来，他的豁达承受、真情告白的勇气及睿智的选择，着实令人动容，是极为珍贵的生命学习。

癌症是相当多样化的，每位罹癌的患者都有各自独特的生命故事，面对不可治愈的癌症，在走向死亡的路途上，生命好似被切割成不同却又连续的片段，行在其中，每位都经历不同种类、不同程度的症状和痛苦，疾病和治疗对每个人带来的冲击也都各自相异。癌症患者末期时不必然都能如《英国医学杂志》（*BMJ*）前主编理查德·史密斯（Richard Smith）所说"死于癌症是最好的死亡"那般优雅从容面对，大多数人仍难以摆脱疾病或治疗的痛苦和恐怖，甚至有些死亡是相当悲怆的。然而，我们或许可以试着学习奥利弗·萨克斯，面对生命所余无几时，多些对生活层面的安排与投入，这不仅可以分散对恐惧的关注，生活也将在行动中展现出品质、意义。

医疗人员陪伴患者最末的人生，如何提高患者的生活和生命质量，是需要时时放在心上的医疗指导原则，沟通对话的议题已不只是医疗，更要适时提醒、引领患者关注生活的趣事，做些可达成的计划，同时也善用团队的力量，把患者身心的症状和痛苦降到最低，尽最大力量让患者可以过着如常、想要的生活。

人都是独特、不可取代的个体，有自己人生的旅程，过自己的生活，经历自己的死亡。面对死亡，没有哪一种方式或准备是绝对适用，绝对好的，唯有不断自省、学习，向生命谦卑于自己，希望终能锻炼出承受的勇气。

◎ 除了死亡那一天，其他的每一天我们都活着

德国哲学家海德格尔（Martin Heidegger）有句名言："人是向着死亡的存在。"史努比的创造者，美国漫画家查尔斯·舒尔茨（Charles M. Schulz）借着史努比和查理·布朗的对话传递了饶富趣味又耐人寻味的生活哲理。

> 查理："总有一天我们都会死！"
> 史努比："是的！但在那一天来临之前的每一天，我们都活着！"

医疗科技不断进步，对我们的生活、生命形态也有极大的改变，但我们尊重、爱惜生命，追求善生善终，始终是不变的。每天可以是愁眉苦脸、唉声叹气，也可以选择为最亲近的人留下深刻、美好的回忆，扮演好自己的角色，负责地实践自己的任务，感恩充实地过每一天。别忘了，除了死亡那一天，其他的每一天我们都活着！

第五章 拦截癌症来敲门，从生活细节做起

"为什么会得癌症？""为什么会是我？"这几乎是每位患者、家属都会问的问题。确实，了解癌症的成因，是癌症防治、扑灭癌症的第一步。而越来越多关于癌症成因的研究，也让我们更加了解、认识引发癌症的危险因子。

癌症是可以预防的

会不会得癌？有不少人认为遗传是很重要的原因，甚至有些人很天真地认为，自己的亲人都没有罹患癌症，自己不可能得癌症。癌症流行病学的研究发现，生活形态的危险因素在致癌因素中占着极大的分量，当然有些患者的癌症，遗传因素也是很重要的原因。大部分的癌症，借由调整一般日常的生活习惯，多可以防止癌症的发生，甚至也能预防罹癌患者的癌症复发。

癌症是谁都有可能罹患的疾病，但是癌症不是突然发生的，几乎都是引起癌化的危险因子经年累月累积而导致的。然而生活中要将致癌的危险因子完全排除是不可能的，也没有所谓用了就绝对不会得癌症的神奇妙方存在。通常，随着年龄增长，罹患癌症的风险就会上升，癌症预防的目标是尽可能

降低罹患癌症的风险，并非虚幻地梦想着没有癌症。

要从我们的环境、饮食、身体活动等日常生活中去找出罹癌的原因，实际上是有困难的。正确的认识来自流行病学研究累积的实证信息、建议，身体力行，贯彻落实，切勿三分钟热度追随媒体报道的防癌热闻，任何行动若只有短暂的热度是难以成事的，要长期持续养成习惯，让它成为生活日常的一部分。

癌症可以预防吗？真的可以吗？不少人肯定对这个问题抱持着半信半疑的态度！确实有不少罹癌患者，年纪在 30~40 岁，还很年轻，没有罹癌的家族史，没有抽烟、喝酒、嚼槟榔的习惯，生活很规律，每天锻炼一个多小时，询问后也没有发现致癌的风险因子，为什么年纪轻轻就罹癌？确实令人费解。罹患癌症的患者中，不少人并没有明确的致癌危险因子，这也是许多患者的疑惑。

◎ 改变生活形态，降低罹癌风险

1964 年，美国卫生与公众服务部针对抽烟第一次提出警告，当时美国成年人抽烟盛行率约 40%，1990 年盛行率约为 25.5%，2017 年则降至约 14%。同时，美国癌症死亡率 1990—2017 年也下滑近三成（美国每 10 万人中癌症死亡率 1990 年为 216 人，2017 年为 152 人）。戒烟成效被认为是最大的功臣，也说明改变生活习惯对癌症预防的可行性、有效性和重要性。

在移民癌症流行病学的研究中，发现一个有趣的现象：移居他国者，其好发癌症也会"在地化"。瑞典有一套"瑞典人家庭癌症数据库"，涵盖超过 100 年的瑞典完整人口资料，其中有 179 万来自外国出生的移民，是研究移民族群各种疾病状态很重要的数据库。移民癌症的研究始于半个世纪之前，研究发现这些移民历经一两个世代后，好发的癌别竟变成相近于其所移住的国家，这些研究发现为理解人类致癌的环境因素提供了线索。举例来说，20 多岁的年轻移民，其罹患癌症的形态和相关的生活行为，几乎在 20 岁之前就已确定；更年轻的移民移住到新的环境后，癌症的罹患率发生改变，在新环境居住的时间也影响罹癌的风险，且在瑞典（移住国家）出生的第二代移民，其癌症罹患的状况与瑞典人（移住国家的国民）一样。

早年由日本移住夏威夷的日本人，从其 1960—1997 年癌症罹患变动的流行病学研究发现，第二代、第三代移民的好发癌症，相比在日本罹患率高的胃癌、食道癌、肝癌、宫颈癌明显降低，而当时在日本罹患率偏低的乳腺癌、大肠癌、前列腺癌，这些第二代、第三代日裔移民则与夏威夷本地住民的罹患率逐渐相近。

从移民癌症流行病学的研究，可以了解生活环境、生活形态在致癌上具有很重要的影响，也说明调整我们的生活环境和生活形态，可以降低罹癌风险，并有预防癌症的可能性。

近年来，由于 B 型肝炎（乙肝）病毒疫苗的注射以及 C 型肝炎（丙肝）病毒感染的治疗，有效地降低了肝癌的罹患率和死亡率；而人乳头瘤病毒（HPV）疫苗的注射，也大幅减少了 HPV 的感染，间接降低了宫颈癌的罹患率。在 HPV 疫苗注射外，通过宫颈抹片检查的宫颈癌筛检，能有效减少宫颈癌的罹患，是大家熟知的方式，在发现癌前病变就先治疗，也能早期诊断，早期治疗。宫颈抹片检查在世界上很多地区都能发挥其第一级和第二级预防宫颈癌的成效。

癌症的可预防性，了解癌症的关键性成因和危险因子，改变生活形态，做出正确的防范措施，是癌症预防的第一步。

国际癌症研究中心

国际癌症研究中心（International Agency for Research on Cancer, IARC）

是隶属于世界卫生组织（World Health Organization, WHO）的一个跨政府机构，1965 年设立于法国里昂。当时欧美正值霍乱瘟疫流行，戴高乐将军高瞻远瞩，力主 IARC 的创立，以研究人类致癌的成因。IARC 是目前世界上最大的癌症研究机构，主要任务是进行癌症病因，以及全球癌症流行病学的调查和研究工作。它强调流行病学研究在癌症防治上的重要性，不定期出版单行本（Monograph），发表刊载致癌研究的结果（这些研究报告已是公共卫生专家、学者、各国卫生行政部门在癌症防治政策拟定上极为重要的科学依据），是世界上公认的最具公信力的机构（表 5-1）。

 曹院长的癌症小学堂

国际癌症研究中心的四个主要任务

@监测世界上癌症罹患的状况。

@探究人类癌症的成因。

@阐明癌症发生的机转。

@开发科学性的策略以防治癌症。

表 5-1　IARC 关于致癌物质的分类

类　别	致癌程度	致癌证据	
		人　体	动物实验
Ⅰ（第一类）物质	对人体会致癌	充分	充分
ⅡA（第二 A 类）物质	对人体极可能致癌	有限	充分
ⅡB（第二 B 类）物质	对人体可能致癌	有限	不充分
Ⅲ（第三类）物质	致癌性无法分类	不足	不足
Ⅳ（第四类）物质	对人体极不可能致癌	有证据支持，缺少致癌性	

IARC 致力于癌症流行病学的研究，目的是找出各种癌症发生的危险因子，从而导入预防的措施，借此抑制癌症的发生率和降低癌症带来的负担。IARC 指出，人类的癌症成因 80% 与环境因素有直接或间接的关联，突显癌症疾病的可预防性、可介入性。

IARC 将物质、混合物或长期暴露的状况与致癌的关联性做出分类，一般而言，是属于定性的，而不涉及暴露的量和时间，也不分风险的高低。其分类为：

第一类（Group Ⅰ）：确定对人体会致癌，如抽烟、饮酒、嚼槟榔、B 型肝炎病毒、C 型肝炎病毒、人乳头瘤病毒第 16 及第 18 型、停经后服用雌激素、户外空气污染、黄曲霉素等，属于第Ⅰ类致癌物。

第二 A 类（Group ⅡA）：对人体极可能致癌，如红肉、超过 65℃ 的热饮、男性激素、长期接触染发剂（如美发师／理发师）、轮值夜班等，属于第ⅡA 类致癌物。

第二 B 类（Group ⅡB）：对人体可能致癌，如电磁波暴露（包括手机使用）、泡菜、腌渍蔬菜等，属于第ⅡB 类致癌物。

第三类（Group Ⅲ）：在人体和动物实验中的致癌证据不足，致癌性无法分类，如染发剂、咖啡、茶等，都属于第Ⅲ类。

◎ 轮班工作者，罹癌风险高

2007 年底，IARC 的工作小组公布了一项报告，报告中指出：破坏昼夜作息节奏的轮班工作，被列为是极可能致癌（第ⅡA 类的致癌物）的生活形态。

轮班工作者因为昼夜颠倒，破坏了生理周期系统，改变睡眠形态，抑制褪黑激素（Melatonin），进而影响内分泌系统的运作。在欧美，约有 1/5 的工作人口从事着会影响睡眠周期的轮班工作，大部分研究多以护理人员以及航空公司的飞行员和空服员为对象。

IARC 的此项报告虽然只发表在《柳叶刀肿瘤学》（*Lancet Oncology*）杂志上，尚未正式出版其研究的专论单行本，丹麦在 2009 年就已据此提出国家补偿计划：倘若过去 20 年每周至少有一次轮值夜班的护理人员和飞行工作人员，在没有其他致癌危险因子的状况下罹患乳腺癌，将可以被视作是职业病，而得到国家的补偿。

IARC 2019 年 6 月再次将夜间轮班工作归类为第ⅡA 类致癌物，虽然 IARC 的工作小组认定夜间轮班与乳腺癌的罹患有正相关，但是不同研究间的结果差异和偏差仍不能完全排除。此外有些研究也显示夜间轮班工作和大肠癌、前列腺癌的罹患有正相关，但是因为研究数量少，且研究结果并无一致性，不能排除巧合和偏差的可能。

整体而言，第ⅡA 类极可能致癌物，在致癌证据上，人体方面的证据是有限的，但在动物实验上则有充分的致癌证据。

◎ 室内日晒机的致癌风险

在欧美国家，许多追求古铜色肌肤的女性，喜欢使用日晒机的紫外线照射来取代海滩上的日光浴。IARC 发现，这种室内日晒机与西方国家年轻妇女族群中突升的黑色素瘤有密切的关系，因此在 2009 年 7 月将日晒机的危险性，从原本列为极可能致癌（第ⅡA 类致癌物）的等级，提升为确定会致癌的第一级危险物。IARC 的一纸声明也让美国食品药品监督管理局（FDA）对室内日晒机的使用规范进行了修改，限制了室内日晒机的使用。

从以上两个事件，足见 IARC 在国际上具有举足轻重的地位，其讲求科学、客观、公正、中立的立场，备受各国推崇与肯定，是全球癌症防治工作中相当具有权威性的国际机构。

曹院长的癌症小学堂

国际知名的致癌物确认（Carcinogen
Identification）机构网站

@国际癌症研究中心（IARC）

　https://www.iarc.fr

@美国国家环境保护局（U.S. EPA）

　https://www.epa.gov

@美国国家毒理学计划（National Toxicology Program,
　NTP）

　https://ntp.niehs.nih.gov

@美国加州环保局（CalEPA）

　https://calepa.ca.gov

致癌的危险因子

罹患癌症的危险因子是指能增加罹癌概率的任何事物。危险因子有内在与外在之分。内在的危险因子是无法避免或调整的，如性别、年龄、遗传基因等，年纪越大，由于基因易生突变，罹癌概率也随之增加。而很多与生活习惯、环境因素相关的因子则属外在的危险因子，通常通过调整生活形态，避免这些危险因子，能有效降低癌症发生的概率。具有高危险因子的人，并不表示一定会得癌症，只是罹癌风险比较高。

不过，也有很多癌症患者完全没有癌症家族史，也无不良嗜好，且饮食均衡、勤运动、作息正常、体重正常，找不到任何危险因子，却罹患了癌症。这种情形在乳腺癌、大肠直肠癌、不抽烟的肺癌等病患中，并不罕见。

◎ 烟是一级致癌物

戒烟的重要性

医院虽然是政府明文规定的禁烟场所，但还是经常看到有病患在户外、中庭，甚至楼梯间偷偷抽烟。看到这种情形，其实医疗团队和家属都很担心和焦急，劝说这些患者戒烟并不是一件容易的事。

青少年时期，或糊里糊涂，或禁不起诱惑，烟就这样一天一天地抽起来，并且成为生活的一部分。抽烟的人一口一口吞云吐雾，不胜其乐，兴奋又爽快，不愿去想每天抽烟和我们的健康有任何瓜葛。马克·吐温说过："戒烟是很容易的事，我一年戒过好几十次。"林语堂先生在其短文《我的戒烟》中，描述戒烟像是断绝灵魂的清福，那段期间犹如灵魂的战斗，很生动地描绘了自己戒烟后短期内生理和心理的昏迷与难熬，字句间道尽戒烟的困难。

烟草原产于中南美洲，是哥伦布由新大陆带给欧洲的礼物，融入民众的生活，成为社会文化的一部分，再由欧洲推遍全世界，明朝时在中国也风靡朝野。抽烟对于人类健康影响的议题，在 19 世纪就有研究者提出，并指出抽烟危害健康，直到 20 世纪中期才发现抽烟会影响我们的健康，尤其是罹患肺癌很重要的成因。

抽烟需付出 10 年的寿命代价

牛津大学著名公共卫生学者理查德·多尔（William Richard Shaboe Doll）以英国 34 000 位男性医师为特定对象，长期追踪研究抽烟与寿命、健康的关系。本来只是 5 年的研究计划，结果持续了 50 年。比起没有抽烟的医师，抽烟的医师要付出 10 年的寿命代价，这其中戒烟者依其戒烟时的年龄，愈早戒烟的医师，愈能追回较多的寿命。抽烟会增加 24 种疾病的死亡风险，除了帕金森病的风险下降以外，其他慢性呼吸病、心血管病、脑血管病、消化性溃疡、肝硬化、自杀等风险都会增加，在癌症方面，与口腔癌、咽喉癌、食道癌、肺癌、胰腺癌、膀胱癌、胃癌、白血病、直肠癌的死亡风险有关。

日本国立癌症研究中心针对 9 万名 40 ~ 69 岁的民众追踪 8 年发现，抽烟者肺癌的发生率是不抽烟者的 5 倍，其他的癌症如胃癌等约为 1.5 ~ 1.6 倍。戒烟能降低抽烟者肺癌的发生率，不过得要戒烟 20 年以上者，罹患肺癌的风险才约略降至与不抽烟者相近，甚至 60 岁才戒烟的民众也较不戒烟者能多活几年。日本的研究也发现，抽烟会增加脑卒中、心肌梗死、糖尿病的风险，而戒烟后癌症发生率降低需要较长的时间，但是对于循环系统的疾病和糖尿病，戒烟后马上就会有效果。

生活习惯的改变、调整，当然是愈早愈好，但永远都不会太晚，30 岁以前如果戒掉抽烟的习惯，一生罹癌的风险能降低九成。有抽烟的习惯，罹患了与抽烟相关的疾病，并不会因此减少抽烟对其他健康的危害，如得了肺癌，再患其他癌症的风险及对呼吸系统、心脏血管系统等健康的破坏仍在持续进行。

二手烟的危害

未抽烟者罹患肺癌有 10% ~ 15% 来自二手烟。自己抽烟是生活习惯的问题，自己不抽烟，因为家人抽烟或办公室内同事抽烟，导致被动吸二手烟，则是环境的问题。二手烟与肺癌、心脏病的关系，乃至于儿童的气喘、支气管炎、肺炎，甚至孕妇接触二手烟，影响胎儿成长的危险性，都很清楚地说明了二手烟对他人健康的危害。先生每天抽烟 20 支以上的配偶，罹患肺癌的风险是先生不抽烟的配偶的两倍，尤其是好发于肺部末梢的肺腺癌，且乳腺癌、白血病和淋巴瘤的发生率也会增加。

针对全球每年约有 120 万人因为二手烟而导致死亡，世界卫生组织于 2007 年世界禁烟日（5 月 31 日）呼吁各国制定法律，规范室内职场、公共交通工具、公共建筑物内应全面禁烟。禁烟运动已经是世界潮流，但当时也有不少人担心此举会导致家庭内抽烟增加的反效果。不过随后几个研究发现，学童和志愿者血液、尿和唾液中尼古丁代谢物可丁宁的浓度降了一半，而且也观察到非抽烟者因呼吸系统和心血管功能改善，住院率减少，这可说是脱离烟草社会的成功起步。

香烟造成社会的癌症负担

2018 年，世界抽烟人口约 13.37 亿，每年超过 800 万人的死亡是抽烟所导致的，全球约 15% 的死亡与抽烟有关。近年来全球抽烟人口明显下降，尤其在先进国家抽烟人口下滑较早、较显著，这些地区的肺癌罹患率和死亡率也有降低的趋势，令人担忧的是抽烟对于发展中国家造成的癌症负担。

世界上癌症的死亡率有 22% 以上是抽烟引起的，IARC 将烟定位为一级致癌物。烟草中含有超过 7000 种的化学物质，超过 250 种的有害物质，其中至少 69 种致癌物。有充分的科学证据证实，抽烟可导致口腔癌、口咽癌、下咽癌、鼻腔癌、鼻窦癌、鼻咽癌、食道癌、胃癌、大肠直肠癌、肝癌、胰腺癌、喉癌、肺癌、宫颈癌、卵巢癌、肾癌、输尿管癌、膀胱癌、前列腺癌、乳腺癌、骨髓性白血病等癌症的发生，被证实与香烟有关的癌症也在逐年增加中。另外，抽烟对所有组织形态的肺癌的发生率都有增加的效果，尤其是在肺入口处肺部中间的鳞状细胞癌和小细胞癌更为显著。

得了癌症，更应该戒烟

孤独难熬的抗癌治疗过程里，在戒烟、戒酒、戒槟榔的课业中，戒烟似乎是最困难的，癌症体验者约有一半不能完全戒掉，有 9%～18% 的癌症体验者仍然在抽烟，尽管他们知道抽烟对健康极为不利。罹患癌症，戒烟永远不会太迟。以早期肺癌为例，诊断后戒烟的患者，死亡的风险能够降低一半，除了戒烟对于心脏血管系统和呼吸系统的益处，很重要的是戒烟可以减少癌症复发，改善早期肺癌的痊愈率。另外，得了癌症并不能获得不会再罹患另一个新癌症的免疫力，反而罹患新癌症的概率较高，若是继续抽烟，更会增加罹患另一个新癌症——二次原发性癌症——的风险。对于接受化学治疗或放射线治疗等抗癌治疗的患者，治疗中如果还继续抽烟，会降低治疗的成效，而且会增加治疗的并发症。戒烟不仅对预防癌症、提升癌症治疗疗效有益处，而且确实可以改善癌症患者的预后。

已上瘾的烟瘾族群常需要全方位的介入，包括卫教、药物治疗、认知和行为治疗、团体治疗和社区的辅导。对已经烟不离手的人而言，戒烟自然是考验决心和意志力的工程，最关键的改变动机还是您对自己和家庭的责任感，下定决心做出选择，并且付诸行动贯彻到底，坚持除"三害"（香烟、槟榔、酒）。烟害防治很重要的目标对象是对青少年的预防工作，青少年未来的人生还很长，是国家社会的支柱与希望，避免他们染上烟瘾，拥有健康的体魄，对个人、对家庭、对社会都是很大的助益。

急性疾病如食物中毒、流行性感冒病毒的感染，病因和疾病的因果关系明确，避免接触能预防疾病发生的观念就容易理解和接受。而与生活习惯相关的慢性疾病，疾病的形成乃至于症状的浮现，常要经年的累积，一般生活上很难把某些形态的生活习惯与好几年甚至几十年后的疾病联想在一起，尤其是青少年，因为与慢性疾病离得很远，很难体会这种生活恶习是步向慢性病的"捷径"。生活习惯和慢性疾病的关系，好比健康的储蓄和消费，嚼槟榔、喝酒、饮食没有节制，和抽烟一样，都是对健康的奢侈消费。

电子烟

电子烟被视为戒烟过渡期的替代品，各国的使用人口出现爆炸性的增长。美国临床肿瘤学会在 2019 年所做的民众对癌症相关议题的调查中发现，美国有两成的年轻人使用电子烟，25％的人认为电子烟无害，也不会使人上瘾。实际上，电子烟有许多添加物，部分使用者会出现一般抽烟者身上很少发生的急性肺脏伤害。美国疾病控制与预防中心（CDC）也于2020年2月6日揭露：电子烟在美国引起2807位民众出现严重肺部伤害，且造成68位民众死亡，电子烟对心脏和肺脏会产生危害，而且也会导致上瘾，并不是安全的戒烟工具。至于电子烟是否有致癌的风险，由于问世时间尚短，长期使用的健康风险尚无法确定。

癌症患者若是因为疾病严重、身体已进入末期状况而接受安宁疗护，如果抽烟、喝酒能带来舒适和喜悦，自然不会禁止患者抽烟、喝酒，不过那时候患者常是食欲不佳，想抽烟、喝酒的念头也会下降许多。

◎ 饮酒

饮酒的风险高

流行病学的研究显示，适量饮酒的人可能减少罹患心脏血管疾病的概率，我个人倒认为，适量饮酒的人其日常的生活习惯可能就有益于心脏，而未必真是适量饮酒对心脏有益。有趣的是，饮酒有益心血管健康的报道，正好给嗜好杯中物者多一个饮酒的借口，不过不能忽略的基本前提是，喝酒要适量、有节制。

2017年，剑桥大学发表了一个大型的关于饮酒与心脏血管健康的流行病学研究报告。该研究发现适量饮酒者比起不喝酒者，较不会因为缺血性心脏病（狭心症）、心肌梗死、心衰竭、缺血性脑卒中去就医，但并不是每个人都会有好处。而过量饮酒的人，发生心衰竭、心跳停止、缺血性脑卒中的风险较高。

适量饮酒如果真的对心血管有好处，其好处被认为与酒精增加血中高密度胆固醇浓度和降低血小板凝集有关。然而饮酒对于心血管也有不良的影响，像是增加高血压、糖尿病、心肌病变、不整脉的发生概率。

"喝酒伤肝，不喝伤心！"这句话是爱酒者常挂在嘴边的名言，喝酒解愁、借酒纾压、小酌松心的人还真是不少。也有许多人习惯睡前来一小杯补药酒、葡萄酒、威士忌，酒入腹中后觉得身体热热温温的，好像真有能助眠益身之感，但其实只是一种变相的助眠药。

大家都清楚抽烟有碍健康，是生活中致癌的头号杀手，但对喝酒却存在有益心血管健康的迷思，民众对喝酒会致癌的健康常识似乎很陌生。2017年美国临床肿瘤学会针对一般美国民众对癌症的相关议题进行了问卷调查，发现有七成的美国民众不晓得喝酒是致癌的危险因子。2019年英国的一份针对2100名成年人的调查研究也发现，只有13%的人知道饮酒在健康上有致癌风险的可能。

不少学者认为饮酒并无保护健康的效果，纵使少量饮酒也没有健康上的好处。英国明智的饮酒指引中声明：没有哪个酒精量是完全安全的！最安全的酒精量就是完全不喝酒！在癌症的预防上，喝酒没有所谓的安全剂量。

饮酒在癌症罹患和癌症死亡中的占比依国家、地区而异。全球癌症罹患率有5.5%、癌症死亡率有5.8%是来自饮酒，而西太平洋区域的男性，饮酒占癌症罹患率的9.1%、占癌症死亡率的9.6%，反观中东伊斯兰国家在这两方面都少于1%。至于酒精贡献度最高的癌别，男性是食道癌、女性则是乳腺癌。

饮酒与癌症

在许多国家，饮酒几乎是社交、应酬文化中的必需，这会让我们忽略酒精其实是一种会影响心理、精神状态的娱乐性药物，且有成瘾的风险，还有大约200种的伤害和疾病正是与饮酒有关。

以15岁以上的人口计算，全世界饮酒的盛行率超过1/3。经济状况好的国家与经济状况差的国家，饮酒盛行率分别为70%与18%。

2007年，IARC确认饮酒会导致口腔癌、喉癌、咽癌、食道癌、肝癌、大肠直肠癌、乳腺癌。巴尼亚尔迪（Bagnardi）通过对 572 个研究报告、超过 48 万名癌症个案的综合分析发现，无论是轻度饮酒（每天喝啤酒≤250 mL，或红、白酒≤100 mL）、中度饮酒（每天喝啤酒≤1000 mL，或红、白酒≤400 mL），还是重度饮酒（每天喝啤酒>1000 mL，或红、白酒>400 mL），都会增加罹患口腔癌、喉癌和食道鳞状细胞癌的风险；重度饮酒者罹患这些癌症的风险是没有喝酒者的五倍。

2019 年底，东京大学与哈佛大学合作调查日本人喝酒与癌症罹患的相关性。研究团队调阅了 2005—2016 年日本 38 家医院 63 232 名癌症患者，以及相同人数没有患癌的对照组的临床资料，发现饮酒与罹癌有明显的线性关系，会增加罹患风险的癌症囊括五种常见的癌症，包括大肠直肠癌、胃癌、乳腺癌、前列腺癌和食道癌；所有对象中罹患癌症风险最低的是完全没有饮酒的族群，纵使是轻度或中度饮酒，还是会增加罹癌的风险。

饮酒确实会增加口腔癌、咽癌、喉癌、食道癌、乳腺癌、肝癌和大肠直肠癌的风险，关键原因不在酒的种类，而在酒精量的累积。戒酒之后，罹癌的风险也会随之降低，显示其致癌影响力的可恢复性，但是要回到没有喝酒时的低风险程度，可能需耗时 20~30 年。

有关饮酒会增加癌症罹患的风险，绝大多数人的认知不足或相当薄弱。强化民众认知酒精与致癌的观念，提醒民众禁酒或节制饮酒对身体健康的益处，也是癌症防治很重要的一环。

◎ 槟榔

王先生 42 岁罹患右侧口颊癌第二期，接受了手术治疗和术后辅助性放射线治疗。王先生本来就有抽烟、嚼槟榔的习惯，虽然已经罹患口颊癌，但他仍然戒不掉抽烟和吃槟榔的老习惯。口腔癌患者治疗后戒不掉烟的人不少，但没有戒掉槟榔的还不多见。问王先生为何戒不掉烟和槟榔，他说他的口腔癌与烟和槟榔无关，再追问他为何会罹患口腔癌，王先生竟然回答是口腔白斑引起的，不是烟和槟榔导致的。乍闻之下，还真让我惊讶得一时不知对他从何说起！或许有些人与王先生有类似的认知，不清楚口腔白斑正是香烟、槟榔、酒的杰作。

IARC 发表的《世界癌症报告 2014 版专刊》中载述，IARC 于 2003 年就将槟榔归类为第 I 类致癌物，它会增加人类罹患口腔癌及食道癌的风险，也与咽癌甚至肝癌有关联。槟榔是否会增加罹患鼻咽癌的风险尚无定论，然而嚼槟榔及抽烟族群相较无槟榔、无烟的族群，鼻咽癌的死亡风险较高，尤其是嚼槟榔又抽烟的鼻咽癌患者，死于鼻咽癌的风险为只有抽烟但不嚼槟榔的 3 倍之多。东南亚诸国嚼槟榔的人口都已明显降低，比率较高之处都在乡村及经济贫困的地区。而印度这个国家及中国台湾地区是槟榔盛行率仍然偏高的地区，台湾的槟榔西施在路边贩卖香烟和槟榔的状况也被纳入 IARC 2014 年的专论里。其实台湾在槟榔防治中的成绩斐然，但未被注意到，成年男性嚼槟榔的人数在 2007 年为 17%，2016 年已经下降至 8%。期望未来在 IARC 新的世界癌症报告中，能对台湾在癌症防治上努力的成果记上一笔。

嚼槟榔对于口腔卫生确实是很大的危害，常见牙齿磨损、牙床动摇、牙龈萎缩、牙周病、口腔黏膜下纤维化（导致口腔张开不易）、口腔黏膜白斑症（口腔癌的前身、口腔癌的癌前病变）和口腔癌等。嚼槟榔也影响人的精神、神经系统和心血管系统的健康。

无论是只嚼槟榔，还是槟榔加抽烟，都比一般人更易罹患口腔癌。在台湾，嚼槟榔者罹患口腔癌的风险是一般民众的 10～28 倍，印度则是 2.4 倍；嚼槟榔又抽烟者，罹患口腔癌的风险是一般民众的 89 倍，印度则是 8.47 倍；而香烟、槟榔、酒三者皆有者，罹患口腔癌的风险则是一般民众的 123 倍。其间差异的原因是值得探究的课题。

台湾的口腔癌患者中嚼槟榔者约占 80%，已成为当地公共卫生健康的一大威胁。自 2010 年开始，台湾相关部门针对嚼槟榔或抽烟的民众做口腔癌筛检（口腔黏膜检查），并将之纳入预防保健服务的重要项目，看似领先世界的创举，背后的原因则是，少有国家或地区有如此高的口腔癌罹患率。嚼槟榔制造出这么多口腔癌患者，提出对策以解决问题，肯定是得积极设法不能懈怠的（表 5–2）。

表 5–2　四大致癌生活形态

生活形态	易罹患的癌症
抽烟	肺癌、口腔癌、鼻腔及鼻窦癌、鼻咽癌、口咽癌、下咽癌、喉癌、食道癌、胃癌、大肠直肠癌、胰腺癌、肝癌、肾癌、输尿管癌、膀胱癌、前列腺癌、乳腺癌、宫颈癌、卵巢癌、急性骨髓性白血病
饮酒	口腔癌、口咽癌、下咽癌、喉癌、食道癌、肝癌、大肠直肠癌、乳腺癌
嚼槟榔	口腔癌、食道癌、口咽癌、下咽癌、肝癌
肥胖	食道腺癌、胃贲门癌、大肠直肠癌、胰腺癌、乳腺癌（停经后）、子宫内膜癌、肾癌、甲状腺癌、肝癌、胆囊癌、脑膜瘤、多发性骨髓瘤

◎ 环境中的致癌因素

环绕着我们的外在致癌因素，最典型的是因为职业的关系，长时期暴露于某些特定的物质下而导致癌症的发生。

长期接触石棉，容易罹患间皮瘤（mesothelioma）及肺癌，罹患喉癌、卵巢癌的风险也比较高。一般而言，暴露于石棉环境导致肺癌的产生约需 15 年的时间，间皮瘤可能要更久。抽烟又长期暴露于石棉环境中的人，对导致肺癌的发生有加乘效应。

另一种与石棉同被 IARC 列为一级致癌物的，是名为"苯"（benzene）的化学物质。若长期处于高浓度的苯环境中，易导致急性骨髓性白血病及其他血液癌症，如急性淋巴性白血病、慢性淋巴性白血病、多发性骨髓瘤、淋巴瘤。

一般来说，罹患胆管癌的患者通常在 50 岁以上，然而 2012 年日本大阪市某印刷厂，有多名工作者罹患胆管癌，他们的年纪多在 30～40 岁，检验结果发现，这群工作者罹患的胆管癌基因的突变也比较多。印刷厂的有机溶剂二氯甲烷（dichloromethane）和 1,2-二氯丙烷（1,2-dichloropropane）被认为是导致这群工作者罹患胆管癌的凶手，并在 2013 年被厚生劳动省认定为职业伤害。北欧四国（挪威、瑞典、芬兰和丹麦）职业别疾病登录资料的分析报告也发现，男性印刷业工作者的胆管癌罹患率为其他职业的两倍左右。这个事件，在日本的癌症研究中被视为很重要的课题，并且安排有特定专属的临床试验来提供最先进的治疗。自此，职业上长期暴露于化学物质环境的威胁，也被劳动安全卫生部门积极正视。

染发会致癌吗

很多癌症患者结束治疗后，重新长出头发，常常会问到一个很实际的问题，是否可以染发？有的人可能会联想到 19 世纪末期染料厂的工作和膀胱癌的关系，因此担心染发剂的化学物质是否会借由头皮进入人体，进而对人体的健康造成危害。

曾被提及可能与染发剂有关的癌症包括膀胱癌、血液性癌症（淋巴瘤、慢性淋巴性白血病）以及乳腺癌。美国食品药品监督管理局（FDA）和美国癌症协会（ACS）在 1994 年针对 57.3 万名妇女所做的研究调查指出，使用持久性的染发剂染发，并不会增加膀胱癌的死亡率。2005 年西班牙学者针对 79 篇研究所做的综合分析，也断言并没有强而有力的证据显示染发剂会增加患癌风险。其实接触致癌的化学物质，甚至是职业性的长期暴露，也常要 10～20 年以上的时间才会看到癌症的形成。再由成分方面来看，染发剂的成分自 1980 年以来也已排除不少可能致癌的化学物质。

不过，IARC 于 2008 年的报告指出，美发师、理发师由于职业原因长期且频繁接触染发剂，可能会增加罹癌的风险，建议这群工作者在工作时要戴手套隔离染剂，以减少接触、暴露；至于一般性偶尔使用染发剂的人，并不用过于担心。（IARC 将染发剂归为第Ⅲ类致癌物，美发师、理发师这个职业归为第ⅡA 类。）

虽然染发和致癌的关系并没有一致性的结论，纵使有关系，增加的风险也微不足道。人们在使用时，若是自己染发，全程要戴手套操作，染完后多用水冲洗，那几天多喝开水，不要太频繁使用，如此就能安心染发。

手机

手机自 20 世纪 80 年代早期进入人类生活以来，在世界各地快速普及，目前已经是很多人生活中不可或缺的工具，尤其年轻人每天玩手机一小时以上是很普遍的现象。

很难想象没有手机的生活。1993 年，美国佛罗里达州的居民大卫·雷纳德（David Reynard）在美国有线电视新闻网（CNN）拉里·金（Larry King）主持的节目里吐露自己对手机的情仇，认为手机导致他太太罹患脑瘤，因而病逝。现如今，手机使用对人体健康的影响，乃至于致癌可能性的相关研究也如雨后春笋，在全球各地进行。

有些专家团体在 20 世纪 90 年代中期以后，调查低剂量的射频电磁场（Radiofrequency Electromagnetic Fields）对人体健康的影响时注意到，有必要去研究手机的使用是否对人体的健康造成危害。

于是，由 21 位科学家组成的手机国际研究团体（The Interphone International Study Group）自 2000 年起，在 13 个国家对 2708 位脑部胶质细胞瘤（Glioma）及 2409 位脑膜瘤（Meningioma）患者，以及超过 5634 位的

对照组，分析研究脑部肿瘤和手机使用的关系。

2010 年 5 月发表的研究结果显示，一般而言，手机的使用并不会增加罹患胶质细胞瘤和脑膜瘤的风险，比较值得注意的是只有使用量最高的族群，累积长达 1640 小时以上者（每天使用半小时以上，长达 10 年以上者），胶质细胞瘤的发生率会增加四成，而且好发的位置多在靠近耳朵的颞叶（Temporal lobe），也较常发生在手机习惯使用的同侧头部。靠近手机使用处的听觉神经和腮腺部位的肿瘤与手机使用的关联性，将是下一波研究观察的重点之一。

手机国际研究团体的研究是目前费时最久、规模最大的有关手机与罹癌风险的研究，然而结论的共识和撰写也拖延了四年之久才发表，当时这般谨慎的做法让大家更信服其研究结果，相信手机长时间使用者会增加四成罹患脑部胶质细胞瘤风险的真实性。不过，虽然脑癌在全身的肿瘤中是属于不常见的疾病，纵使和手机的使用有因果关系，增加四成后所占的比例也还是很低，但是因为全球使用手机的人口相当多，手机对于身体健康的影响自然受到更多的关注。

在手机国际研究团体的报告发表后，IARC 于 2011 年 5 月将手机使用归类为第ⅡB 类可能致癌物，即对人类致癌证据有限、在动物实验的致癌证据不充分。手机使用虽不是确定的致癌行为，不过不排除致癌的可能。

然而也有不少学者批判该项研究计划的偏差，WHO 也旋即在同年（2011）6 月的事实单张（Fact Sheet）上载述过去 20 年很多评量手机使用是否有健康风险的研究，结果皆显示手机使用对健康并无不良影响。同年 10 月丹麦发表的针对 36 万名手机使用者的大型研究，也发现长期使用手机并不会增加罹患脑瘤的风险。

2018 年有两个著名的机构先后发表"电磁波对鼠类全身照射的动物实验的研究成果"，一是美国卫生与公众服务部之下的美国国家毒理学计划，其研究是将电磁波全身照射小鼠（mouse）和大鼠（rat），每天照射 18 小时 20 分钟，持续两年。该研究结果显示：电磁波对于小鼠、雌大鼠并无提升致癌的风险，不过，有 6% 的雄性大鼠心脏长出神经鞘肿（Schwannoma）、2%～3% 的雄性大鼠脑部长了胶质瘤，同时发现电磁波也导致 DNA 的伤害（一般认为电磁波是属于低频非游离性放射线，对 DNA 没有伤害），但是，长期处于电磁波照射环境的大鼠却都活得比较长寿。而意大利拉马齐尼研究所（Ramazzini）则通过对 2448 只大鼠照射电磁波，也发现较多雄性大鼠的心脏长了神经鞘肿、雌大鼠脑部长胶质瘤，以及不分雌雄，许多大鼠的心脏都发现神经鞘细胞增生（schwann cell hyperplasia）。

两个大型动物实验的研究发现电磁波导致雷同的致癌现象，研究结果具再现性（reproducible）。难怪有声音希望 IARC 对手机使用的致癌性重新做评估，建议考虑将手机的分类从第ⅡB类调升至第ⅡA类。不过，至今几个主要的机构如美国 FDA、英国癌症研究基金会，都认为最近的科学证据显示：使用手机不会有健康的问题和致癌的风险，但也建议必须要持续监测科学的研究和公卫的资料。

IARC 前所长克里斯托弗·怀尔德（Christopher Wild）认为使用手机并不确定会增加罹癌的风险，但建议观察性研究指出的高使用量以及长时间使用的风险，对于儿童及青少年健康的影响，是值得进一步研究的议题。

进入 5G 的年代，有关使用手机的致癌性、对健康的不良影响，这些议题肯定会延续好一阵子，有待更令人信服的科学实证出现，才能为此议题下定论。倒是孩童及孕妇似乎应避免过长时间接触 3C 产品，好把时间留在关注母婴、儿童的身心健康发展，以及良好生活习惯的养成上。此外，在开车、骑车、走路时更要留意不使用手机，避免发生意外。

游离性放射线

电磁波有其特有的波长、频率或能量，电磁波图谱有最高能量（高频）

电磁放射线的 X 线和 γ 放射线，它们具有足够的光子能量，照射作用在生物系统，能产生分子的游离效应，破坏化学键，属于游离性放射线（Ionizing radiation）；若电磁波的光子能量太低，不足以产生生物分子的游离效应，谓之非游离性电磁波（Non-Ionizing radiation）。以光子能量的高低将电磁波分类，由高至低依次为紫外线、可见光、红外线、微波（Microwaves）、射频（Radiofrequencies）、超低频（Extremely low frequencies）。一般常用的二氧化碳镭射属于红外线范围，手机属于微波范围，广播属于射频范围，核磁共振（MRI）检查属于超低频范围。具有游离性的放射线，除了电磁波中的 α 光和 γ 放射线外，尚有些粒子（Particles），如中子（Neutron, N）、电子（electrons, β particles）、氦原子核（α particles），这些粒子来自宇宙线（Cosmic rays）以及具有放射线性的原子。

游离性放射线在医疗用途上，不只是影像检查需要它，放射线的癌症治疗更离不开它，然而游离性放射线犹如刀之二刃，对于人类的健康也有不良的影响，其致癌的特性更是令人心生畏惧。

1895 年，德国物理学家伦琴（Wilhelm Conrad Röntgen）发现了 X 线。1902 年，就有第一例因为放射线所引发的皮肤癌的报告，放射线致癌的可能性也迅速受到关注。当时受到发现 X 线的重大影响，居里夫人开创放射线理论，进一步发明分离放射性同位素的技术，是史上第一次将放射性同位素用于治疗肿瘤的先驱，也推动了放射线日后在医疗领域的应用。居里夫人一生的伟大成就至今仍为世人传颂，她于 66 岁时因白血病辞世，其同样专长于放射线研究的长女伊雷娜·约里奥-居里（Irène Joliot-Curie），59 岁时也死于与放射线致癌有密切关系的白血病。

通过对第二次世界大战期间广岛、长崎原子弹爆炸（1945 年）的幸存者、接受放射线治疗后的病患，以及在职业性放射线环境中工作的工作人员的研究显示，游离性放射线会增加罹患白血病、乳腺癌、甲状腺癌、肺癌、多发性骨髓癌等多种癌症的风险。1986 年 4 月 26 日发生在乌克兰北部切尔诺贝利（Chernobyl）的核电事故，对人类健康、自然环境影响深远。尤其是欧洲，该事件对人类健康长期最主要的影响就是癌症的发生：至 2006 年，灾难发生时小于 18 岁的人中，有 6848 位罹患甲状腺癌（1991—2005 年），2019 年的报告则修订至有 2 万人罹患甲状腺癌（1991—2015 年）。IARC 也将游离性放射线列为第 I 类致癌物（Group I carcinogen）。

国际放射防护委员会（International Commission on Radiological Protection, ICRP）建议一般大众每年的照射限值为 1 mSv，相关职场的工作人员，5 年累积上限为 100 mSv。

至于长期处于低辐射线剂量的环境，在对人体的危害甚至致癌的风险上，其实人类的经验所知有限。2011 年 3 月 11 日，日本福岛第一核电厂因地震引起设备损毁，辐射外泄，引发低剂量辐射线对人体健康影响的激烈讨论，弄得灾区民众人人自危，人心惶惶。

随着癌症存活者人数的剧增，癌症治疗所带来的致癌的风险也越受到关注。放射线治疗和一部分的化学治疗药剂，都有可能诱发另一个新的癌症。我的一位患者，46 岁的刘老师，五年前因右耳耳鸣，确诊为早期鼻咽癌，接受放射线治疗后身体状况一直都很稳定，直到一个多月前开始出现头痛症状，头颈部接受核磁共振检查发现鼻咽的肿瘤，原本以为可能是鼻咽癌的局部复发，通过进一步的肿瘤组织切片病理检查才确定是骨癌，是另一个新的完全与原本的鼻咽癌不相关的二次原发性癌症，临床上强烈怀疑可能与原本鼻咽癌的放射线治疗的致癌性有密切的关系。

随着多专科整合治疗在癌症治疗上越来越被重视，更多的患者会同时或依次接受化学治疗与放射线治疗，在疗效提升的同时，诱发另一个癌症的风险也相对地因加乘的作用而增加。罹患霍奇金淋巴瘤的儿童患者，接受化学治疗再加上放射线治疗，比起只接受化学治疗的儿童，成年后罹患癌症的概率也比较高。一般而言，儿童患者接受放射线治疗诱发另一个癌症的标准化发生率为 5.2%～6.38%，接受化学治疗合并放射线治疗，发生二次癌症的概率为 7%~12%。放射线治疗诱发的二次原发性癌症，依放射线照射的位置、剂量，以及病患的性别、年纪而有所不同，常见的甲状腺癌、乳腺癌、脑肿瘤、骨癌、恶性软组织肉瘤等，二次癌症是癌症治疗晚期后遗症中严重的问题。

放射线治疗是癌症治疗中很重要的利器，是很多癌症治疗中不可或缺的治疗模式，但是放射线的致癌性又让大家听到"放射线"就心生恐惧，患者对医院内的计算机断层、核子医学扫描或正子扫描等需暴露于放射线中的各种检查望之却步，但是有必要的检查还是不能因噎废食。

经由人类遭遇原子弹爆炸、核电厂灾难的事件，确实都可观察到放射线致癌性的可怕，居里夫人及其女儿也分别因血癌而过世，虽然不知其罹癌是否与她们从事放射线相关工作有关，然而居里家的这两位女性在放射线的致癌性上，是常被提及职业性癌症的实例。

台湾地区十大癌症的危险因子及癌前病变（表 5-3）

表 5-3　台湾地区十大癌症的危险因子及癌前病变

肺癌的危险因子
抽烟；环境因素：二手烟、石棉、氡、厨房油烟、废气、金属类（砷、铬、镍、镉、铍）、游离性辐射线、多环芳香烃、PM2.5 等空气污染；家族病史；停经后激素替代治疗（雌激素和黄体素）；肺部纤维化；放射线治疗的病史；慢性阻塞性肺疾病
肺癌的癌前病变
肺腺癌：肺部非典型腺瘤性增生 肺鳞状细胞癌：支气管上皮异型增生

表 5-3（续）

肝癌的危险因子
B 型肝炎（乙肝）病毒感染、C 型肝炎（丙肝）病毒感染；饮酒；抽烟、肥胖、嚼槟榔；代谢综合征、脂肪肝；受到黄曲霉素污染的玉米、花生、谷类；其他原因之慢性肝炎、肝硬化

肝癌的癌前病变
肝脏腺肿性增生、异生性结节（Dysplastic Nodules）、非典型增生（Atypical Hyperplasia）

大肠直肠癌的危险因子
饮食：高脂、高热量、低食物纤维、红肉、加工肉制品；饮食生活欧美化，如常吃西式快餐；家族病史；身体缺少活动；肥胖；饮酒；抽烟；大肠发炎性疾病，如溃疡性大肠炎

大肠直肠癌的癌前病变
大肠直肠腺肿性息肉

乳腺癌的危险因子
外在性雌激素使用（避孕使用、停经后激素替代治疗）；内在性雌激素暴露（未曾生育、早初经、晚停经、高龄产妇、未哺育母乳）；家族病史；年纪；饮酒；身体缺少活动；肥胖；抽烟；良性乳房疾病（Hyperplasia, Atypical Papilloma）；放射线治疗

乳腺癌的癌前病变
零期乳腺癌（Ductal Carcinoma in situ, DCIS; Lobular Carcinoma in situ, LCIS）

胃癌的危险因子
幽门螺杆菌感染；抽烟；饮食（高盐饮食、腌制食物、加工肉制品）；肥胖；胃部切除手术的病史

表 5-3（续）

胃癌的癌前病变
萎缩性胃炎（Atrophic Gastritis）、小肠性化生（Intestinal Metaplasia）、异型病变（Dysplasia）、胃腺肿息肉（Gastric Adenomatous Polyps）

口腔癌的危险因子
抽烟；嚼槟榔；饮酒；人乳头瘤病毒感染（尤其是扁桃体和舌底部的口咽癌）；慢性发炎；咬合问题（如牙齿常去咬到口腔黏膜）

口腔癌的癌前病变
口腔黏膜的白斑（Leukoplakia）、红斑（Erythroplakia）、异型病变

前列腺癌的危险因子
年纪；饮食：高动物性脂肪、红肉、乳制品、少蔬果；抽烟；缺少身体活动；种族；地域；家族病史

前列腺癌的癌前病变
前列腺上皮内肿瘤（Prostate Intraepithelial Neoplasia）

宫颈癌的危险因子	子宫内膜癌的危险因子
高危险性人乳头瘤病毒感染；初次性行为年纪轻；第一胎怀孕年纪轻；多位性对象；性病病史；抽烟；免疫抑制（HIV 感染、器官移植）	使用雌激素；使用他莫昔芬（治疗或预防乳腺癌）；肥胖；未曾生育；初经早、停经晚

宫颈癌的癌前病变	子宫内膜癌的癌前病变
子宫颈上皮内肿瘤（Cervical Intraepithelial Neoplasia, CIN）	子宫内膜上皮内肿瘤（Endometrial Intraepithelial Neoplasia, EIN）、非典型内膜增生（Atypical Endometrial Hyperplasia）

表 5-3（续）

食道癌（鳞状细胞癌）的危险因子	食道癌（腺癌）的危险因子
饮酒；抽烟；嚼槟榔；习惯高温、热烫饮食；多腌制食物，少新鲜水果；食道疾病，如原发性食道扩张症（Achalasia）	慢性食道逆流症；巴瑞特氏（Barrett's）食道炎；肥胖；饮酒；抽烟
食道癌（鳞状细胞癌）的癌前病变	食道癌（腺癌）的癌前病变
食道上皮高度异型病变（Esophageal High Grade Dysplasia）	巴瑞特氏（Barrett's）食道炎

胰腺癌的危险因子
抽烟；肥胖；缺少身体活动；饮食（红肉、加工肉制品）；糖尿病；慢性胰脏炎；家族病史
胰腺癌的癌前病变
胰脏上皮内肿瘤（Pancreatic Intraepithelial Neoplasia）

◎ 致癌危险因子自查

癌症的危险因子会致癌，但导致癌症的形成并非一夕之间，通常是经年累月逐渐形成，也因此让我们有时间去导正、降低癌症的形成，在要形成之前去破坏它，或刚形成不久时就去摧毁它。

您身边有哪些致癌的危险因子呢？可以矫正吗？矫正这些因子能够降低罹癌的风险吗？

您身边那些致癌的危险因子除了矫正之外，要如何提防这些危险因子造成危害呢？

您有微生物驻扎在身体里吗？像是 B 型肝炎（乙肝）病毒带原？B 型肝炎病毒慢性肝炎？C 型肝炎（丙肝）病毒感染？艾滋病病毒感染？胃有幽门

螺杆菌吗？子宫颈有高风险的人乳头瘤病毒持续感染吗？

您口腔内的舌头或颊黏膜时常和牙齿有摩擦或被咬伤吗？

您过着每天抽烟、饮酒、嚼槟榔的生活吗？二手烟是您每天的威胁吗？

您常喝很烫的汤或饮料吗？

您常吃重咸、腌渍食物、加工食物吗？

您常吃红肉、加工肉品（香肠、火腿、培根、肉松、肉干）、快餐吗？

您常吃精致食物、甜食，常喝加糖饮料吗？

您的工作是久坐少动的吗？

您每天的身体活动量足够吗？

您有例行的运动吗？

您的体重多重？身体质量指数（Body Mass Index, BMI）值有过重或是肥胖吗？

您有糖尿病吗？

您的职场工作会时常接触哪些物质呢？

您的家人或亲戚当中有人罹患癌症吗？是哪一种癌症呢？

改变生活习惯，拦截癌症上身

◎ 拦截癌症，从生活细节做起

我们的选择，决定我们一生的境遇；我们对生活形态、生活方式的选择更影响着我们的健康。世界卫生组织（WHO）宣称，21世纪对人类健康威胁最大的包括高血压、糖尿病、心脏血管疾病、癌症等慢性疾病，这些疾病皆与生活细节有关。

慢性疾病与我们的生活方式、生活形态有密不可分的关系，这个关系并非如微生物感染导致疾病般的直接和急性，而常常是累积后的影响。例如，抽烟的人也许从青少年时就开始抽烟，当时很难预见那个拿起香烟的时刻竟然会就此养成习惯，成为生活中摆脱不掉的一部分。抽烟导致的肺部疾病，赔上了自己的健康甚至生命，虽然悔不当初，但为时已晚。酒瘾以及经常咀嚼槟榔也是一样的情形，我们对生活方式的选择，乃至养成的生活习惯，和慢性疾病有极大的关联。年轻时若让烟、酒、槟榔成为我们的莫逆之交，等到 20～30 年后可能反遭逆袭，进而危害我们的健康。千万别为了享受当下的愉悦，而消耗我们的健康。

饮食习惯的养成也是一样的道理。吃很多才会饱，才有饱足感的满足和享受，一旦吃得不够多，吃不饱，就会很难受，若养成习惯，成为生活舒适区（Comfort Zone），要改变就不是那么简单，尤其加上上瘾的因素，如香烟中的尼古丁和酒精，要一下改掉、戒掉长时间的生活形态，肯定不是容易的事情。其实每天中午少吃半碗饭，一段时间后，让自己晚上也不要吃得太饱，如此循序渐进，减少进食的分量，一两周之后，胃就逐渐习惯，慢慢变成一种健康习性。很重要的一点是，每当您把食物塞进嘴巴之前想一想，吃或不吃，选择权都在您。

养成良好的生活习惯，包括避免有害身体的恶习，其实是非常简单、易行，且符合经济效益的日常之举。

◎ 调整生活习性，操之在己

换上运动鞋，系好鞋带，开始动动，出去走走，不必跑得很快、动得很激烈，或是马拉松般的劳累，逐渐增加运动量、运动时间，最重要的是培养成习惯，让运动成为生活的一部分，动得愈多，对身体的健康就愈有好处。运动也不是非得上体育馆、健身房，在附近的学校、公园走走、跑跑，做做体操，也能达到运动效果，还能享受大自然的滋养带来的身心舒畅感。

您可以选择开车或骑摩托车，也可以选择骑自行车或走路。您可以坐电梯，也可以选择走楼梯，节省能源又健身，一箭双雕，何乐而不为？缺的可能是恒心与毅力，以及克服懒惰的习性吧！

◎ 饮食与癌症

进食是动物生命运作的本能，当然每个人的偏好选择不同。进食除了维持身体的基本运作，"人如其食""病从口入""食药同源"这几句话便道出，我们的进食决定我们的身体，也影响我们的样态和健康，同时也点出食物对身体的影响犹如双面刃。

30多年来有关饮食与癌症的研究，比起心血管疾病、糖尿病等其他与生活息息相关的慢性疾病的研究，是少得多又来得慢。

现代人越来越注重"吃"，要如何吃出健康，要多吃什么东西才能防止癌症及其他疾病，什么食物容易致癌，都是大家非常关注的话题。但是要研究某一种食物或营养对人体的影响，是非常困难的。原因是，杂食性的人类在饮食上有太多的干扰因素，且每个人的营养背景也有差异。欧美关于饮食、营养、生活形态和健康、疾病的研究，着重于比较不同食物形态的效应差别，例如富蔬菜、水果、鱼类、植物油，少肉类、动物性脂肪的地中海式饮食奉行者，通常也是较少抽烟、身体活动多、肥胖少、生活形态较健康的族群，他们的心血管疾病和癌症的发生风险以及死亡风险都显著减少。以下就几种和一般人息息相关的食物种类与癌症预防的关系做一个介绍。

◎ 红肉和加工肉制品

红肉指的是牛肉、猪肉、羊肉等哺乳动物的肉，而加工肉制品包括：培根、火腿、热狗、香肠、腊肉、肉干、罐装肉品、肉松等。

很多流行病学的研究指出，常常食用红肉和加工肉制品，会增加罹患大肠直肠癌和胰腺癌的风险，男性较女性更明显，而常常食用加工肉制品也会增加胃癌的罹患风险。

红肉在高温处理下，会产生异环胺（heterocyclic amines）和多环芳香烃（polycyclic aromatic hydrocarbons），二者都是会破坏 DNA 的致癌物，与大肠直肠癌和胰腺癌的致癌有关；另外，红肉里的脂肪，会刺激胆汁酸的过量产生，在大肠、直肠里能引起细胞的增生，和大肠直肠癌的致癌有关。

添加亚硝酸盐（nitrite）的肉制品含有亚硝基化合物（N-nitroso compounds），会增加罹患大肠直肠癌、胃癌和胰腺癌的风险。在大肠、直肠里，亚硝酸盐的碱性会促进 DNA 的破坏；在胃里，亚硝酸盐和胃酸交互作用，产生致癌的亚硝基化合物，且加工肉制品一般含盐量高，属于高盐食物，会更加恶化幽门螺杆菌引起胃癌的致癌性。

IARC 将红肉归为第ⅡA 类致癌物质，而加工肉制品的致癌风险更高，为第Ⅰ类致癌物质。

◎ 糖分的摄取与癌症

现代人注重养生的越来越多，如何维护身体的健康，低糖、低碳水化合物，乃至于无糖饮食是很常被提及的议题，这在减肥的族群里几乎是基本的信念。糖类与癌症的相关性也是相当热门的话题，常听到糖能致癌、糖会让癌细胞长得比较快，因此担心罹患癌症、担心癌症复发、焦虑癌症恶化的患者，采取限制饮食的方法，如低糖、无糖饮食、间歇性断食。但是癌症患者接受治疗期间有足够均衡的营养，将有助于身体的康复，若在饮食上做限制，减少碳水化合物的摄取，相对的，身体必要的维生素和优质纤维就会随之减少，加上治疗期间可能导致患者体重减轻，营养补充不足，对身体添增压力，此时若过度限制饮食，营养不均衡，也会不利于身体的复原。

对体外癌细胞株的研究发现，癌细胞消耗糖的能力为正常细胞的好几倍，癌细胞需要大量的糖类来驱动细胞快速成长，然而并没有足够的证据说明糖类能直接增加罹癌的风险，也没有证据说明低碳水化合物、低糖或无糖饮食会降低罹癌的风险，增加癌症患者的存活。

糖与癌症的关系，一般认为是间接的效果。高卡路里饮食、过量糖类摄入，会造成体重上升、过重、肥胖，增加罹患癌症及其他慢性疾病的风险。糖类能增加血液中胰岛素类的激素，脂肪细胞也会分泌大量的雌激素，它们能刺激某些癌细胞的生长。肥胖犹如身体处于慢性发炎的状态，脂肪细胞会分泌发炎蛋白脂肪因子（Adipokines），它会破坏细胞中的 DNA，制造滋养癌症的有利环境。肥胖在世界不少国家已被认为是仅次于抽烟的第二大致癌原因。

升糖指数（Glycemic Index, GI）是指吃进去的食物短时间内（食后 2 小时）造成血糖上升的速度。高 GI 的食物，吃了后血糖上升较快。GI≥70 属于高 GI 的食物，介于 56～69 属于中等 GI 食物，≤55 则属于低 GI 食物。而升糖负荷（Glycemic Load, GL）是指吃进去的食物短时间内血糖上升的负荷量。GL 的算法是食物的升糖指数乘以该食物中糖类的分量。GL≥20 是高 GL 食物，介于 11～19 属于中等 GL 食物，GL≤10 则属于低 GL 食物。

最新有关 GI／GL 与癌症风险的相关性统合分析指出，高 GI 食物相较于低 GI 食物会有稍微提升罹患大肠直肠癌、肾癌及膀胱癌的风险，而高 GL 食物会增加罹患子宫内膜癌的风险。

以研究饮食营养、身体活动、体重与癌症关系著称的美国癌症研究协会，于 2013 年发表了高 GL 食物会增加罹患子宫内膜癌风险的报告，2018 年的报告（每十年修订一次）中，也再次强调高 GL 食物会增加罹患子宫内膜癌的风险。从罹癌的患者中，确实也观察到饮食对于癌症复发的影响。以大肠癌来说，患者多以西式饮食为主，即主食是脂肪、红肉、碳水化合物及高糖甜点类，比起非西式饮食的患者，复发率和死亡率较高。而对于过重、肥胖的大肠癌患者，高 GL 的饮食会提高癌症复发的风险。

均衡的饮食、控制适当的体重、调整生活形态，主要是融入日常习惯的养成和维持，并不是禁止到什么都不能吃。以糖类而言，不要养成每天吃或常常吃高 GI、高 GL 食物的习惯，若是偶尔嘴馋小解，或特别的节日才吃，如此兼顾生活情趣、偶尔为之的吃法并无不可。

◎ 素食

素食者（Vegetarians）是指每月肉类摄取少于一次的人，其中全素者（Vegans）不食用动物性食物，半素者（Semi Vegetarians）对肉类每月摄取一次以上，每周少于一次；海鲜素者（Pesci Vegetarians）只吃鱼、海鲜，每月摄取一次以上，但不食用肉类；非素食者（non-Vegetarians），每周食用肉类一次以上。

有关素食与癌症关系的研究发现，素食者和全素者的癌症罹患率较非素食者低，尤其是全素者更为明显。而另一个统合分析的研究显示，在女性的乳腺癌和男性的前列腺癌方面，半素食者和海鲜素者与非素食者的罹患率相似，而大肠直肠癌的罹患率却较非素食者明显降低。这些研究结果告诉我们，降低肉类的摄取可以减少罹患癌症的风险。

◎ 大豆与癌症

营养均衡的饮食富含蔬菜、水果、全谷类、豆类，这样的饮食搭配是一般民众和癌症体验者有益健康的选择。然而大豆及其制品如豆腐、豆浆、味噌，癌症患者到底能不能吃？众说纷纭，见仁见智。有不少癌症患者，尤其是乳腺癌病友圈广为流传，豆类制品绝对碰不得，也有部分患者认为吃了也无妨。大豆及其制品富含异黄酮，而且一直都是东方饮食重要的部分，与我们的生活息息相关，因此，豆类制品对癌症患者到底有害还是有益，一直是癌症患者特别是乳腺癌患者很关注的议题。

有关癌症患者尤其是乳腺癌患者，要少吃或禁食豆类制品的传言，主要是来自鼠类动物实验的研究。喂食高剂量的异黄酮（Isoflavones）化合物（一种植物性雌激素），会增加鼠类罹患乳腺癌的风险，且能刺激鼠类激素接受体阳性乳腺癌的生长。而大豆是植物中异黄酮含量偏高的植物，因此会有这类的联想。

人类处理代谢异黄酮有别于鼠类，而在人类的研究上，食用较多大豆制品的妇女罹患乳腺癌的风险较低，尤其是亚洲妇女。截至目前也无证据指出食用大豆类制品会增加乳腺癌患者复发的风险，而且乳腺癌患者在定期服用抗激素药物治疗的同时食用大豆类制品，并无任何有害的交互作用。此外，对于跟激素关系密切的前列腺癌患者，食用大豆类制品也没有证据指出有害。医学常常不是推论说了算，还是要有真实的证据才能告诉我们事实。

至于异黄酮化合物，美国癌症研究协会的营养学专家马克·麦卡洛（Mark McCullough）则提出不同看法。他认为，除非有更多的研究证实异黄酮化合物补充品对于癌症患者的安全性不构成威胁，否则他不赞成癌症患者服用这类化合物补充品。

大豆富含优质的蛋白，即全蛋白，可以提供所有必要的氨基酸，又容易消化，而且富含纤维、多元不饱和脂肪酸，通常认为，大豆及其制品是健康、安全的，一般的民众、癌症患者、乳腺癌患者皆可安心食用。

◎ 维生素 D 与癌症

维生素 D 是脂溶性维生素，身体中维生素 D 的主要来源是阳光中的紫外线 β 射线照射皮肤所产生，还有一部分来自食物的摄取（主要是鱼类）。维生素 D 经肝脏和肾脏的代谢，转化成具生理活性的维生素 D，其传统的生理功能主要是维持钙、磷代谢的平衡，以及骨骼的健康。虽然身体中的许多细胞系统都有维生素 D 的接受体，不过维生素 D 在非骨骼系统的真正生理角色和重要性尚未完全厘清，有很多研究持续投入探讨维生素 D 在预防心血管疾病、糖尿病、老人失忆症、癌症等疾病的可能性。

体外细胞株和动物实验的研究发现，维生素 D 具有抗细胞增生、抗血管增生、促进细胞凋零、抗发炎及免疫调节的作用。流行病学的研究也显示，血中维生素 D 浓度较高的人，罹患大肠直肠癌、乳腺癌及前列腺癌的风险较低。流行病学的研究结果通常只说明其关联性，并不意味着其间存在着因果关系。血中维生素 D 浓度较高的人，有可能身体活动量高、体重适中的比例也较高，或是有其他因素让他们较不易罹患上述癌症，而非是维生素 D 的关系。

由观察性的研究发现，血中维生素 D 浓度低的人比浓度高的人较容易罹患癌症，这不表示维生素 D 太低会致癌，也不表示补充维生素 D 可以预防癌症。

我们的生活环境和生活形态会影响我们血中维生素 D 的浓度。有些人的生活环境和生活形态让他们比较不会罹癌，或许也让他们身体内维生素 D 的浓度偏高，不过，较不容易罹癌的人，常常是受到优质生活环境和健康生活形态的影响，而与维生素 D 无关。不少人认为从营养补充品中摄取维生素 D 可以提升血中维生素 D 的浓度，然而这种做法，与从阳光、饮食中自然地吸收摄取而提高血中维生素 D 浓度，是完全不一样的效果。

虽然在一些观察性的研究中发现血中维生素 D 的量与癌症患者的预后有关，而且在细胞分子上的研究也支持维生素 D 可能有抗癌作用的说法，然而要了解维生素 D 在癌症的预防和治疗上是否具有功效，需要通过大型、中立、公正的临床试验才能引领我们探究事情的真相。

日本针对 417 位接受手术治疗的消化道癌症患者，进行了一场临床试验：将患者随机分为实验组（每天服用 2000 IU 的维生素 D_3）与对照组（服用安慰剂）进行存活时间的比较，发现无论是整体存活时间，或是癌症无复发的存活时间，服用维生素 D_3 的患者和服用安慰剂的患者之间并无统计上的差异。另一篇发表在《美国医学会杂志》（*JAMA*, April 9, 2019）的研究报告指出，通过对 137 位正在接受化学治疗的转移性大肠癌患者进行分组，一组服用高剂量维生素 D（每天 4000 IU），另一组服用标准剂量（每天 400 IU），结果发现两组在癌症无恶化的存活时间以及整体存活时间上并无统计上的差异。

这两篇发表在《美国医学会杂志》的研究指出，维生素 D 对于癌症患者并无明确的益处，无论在预防复发还是并用缓解性化学治疗上的助益，都未经证实。

维生素 D 与 Omega-3 临床试验（Vitamin D and Omega-3 Trial，VITAL）是美国国立卫生研究院赞助的针对中老年人的大型研究，结果指出：维生素 D_3 营养补充品并不能降低罹患癌症和心血管疾病的风险（《新英格兰医学杂志》，2019）。美国临床肿瘤学会公布的 2020 年临床癌症进展的年度报告，就将这篇"维生素 D_3 不能降低罹癌风险"的研究纳入其中，虽然该研究结果是否定维生素 D_3 的角色，但仍被美国临床肿瘤学会视为癌症预防的进步。截至目前，维生素 D 在癌症的预防与治疗上，并没有强而有力的证据显示其有效性。

◎ 咖啡

喝咖啡已经是很多人生活的一部分，经常饮用咖啡对健康的影响也是大家关心的议题。对于喝咖啡上瘾的人，白天来一杯咖啡，就像是插头插上电，精神抖擞；没有了咖啡好像少了什么，脑袋便无法思考。不少研究也指出咖啡能降低罹患糖尿病、脑卒中、帕金森病、老年失智的风险，还能够改善忧郁症、气喘病的症状。

国际癌症研究中心在 1991 年将咖啡归在可能致癌物的第ⅡB 类，主要是早期一些流行病学研究发现咖啡与罹患膀胱癌有正相关。然而新的证据显示：咖啡和膀胱癌的关联性是受到其他风险因子如抽烟的影响，而且咖啡不会增加罹患乳腺癌、前列腺癌的风险，反而喝咖啡的人罹患肝癌、子宫内膜癌的风险降低。IARC 在 2016 年将咖啡的致癌性降到第Ⅲ类，亦即致癌性无法分类，表示依现有的科学资料不能为咖啡是否致癌下结论。

在咖啡与癌症的关联方面，日本厚生劳动省为期十年的追踪调查研究显示，喝咖啡的人，肝癌的发生率较低，但是同样具有咖啡因成分的绿茶就没有这种关联性。除了肝癌之外，罹患子宫内膜癌的风险也较低，女性的乳腺癌、大肠癌与男性的前列腺癌、胰腺癌的罹患风险也有下降的倾向。

而世界癌症研究基金会／美国癌症研究协会认为极可能有证据显示，喝咖啡能降低罹患肝癌、子宫内膜癌的风险，且不管有无咖啡因，都同样有效。最近有关喝咖啡会增加罹患肺癌风险的观察性研究报告（而且对不抽烟的族群也有雷同的风险），是值得继续关注的议题。

◎ 超过 65 ℃的高温热饮

2016 年，IARC 将超过 65 ℃的热饮归为第ⅡA 类极可能致癌物，指出高温热饮与某些地区的食道癌有密切的关联。大部分国家喝茶、喝咖啡、喝饮料的温度少有高温，中亚、南美、东非有部分地区则习于高温热饮，像是伊朗人喝茶、南美地区的人喝马黛茶（Mate tee），温度常在 70 ℃以上。高温热饮会引起食道黏膜的伤害而导致癌症生成。马黛茶如果是冷喝，就被归属致癌第Ⅲ类：无法分类。茶本身并非致癌物，是喝下去的温度太高惹的祸。

◎ 蔬菜和水果

多吃蔬菜水果，常保健康，这是现代人崇尚的饮食观念。谈到蔬果与癌症预防的关系，30多年来许多学者投入有关蔬菜水果的摄取与降低罹患癌症风险的相关研究。对于口腔癌、咽喉癌、食道癌、肺癌、胃癌、大肠直肠癌，蔬果的摄取能较明确地避免罹癌的风险。健康的饮食应包括适量的蔬菜水果，几乎所有癌症团体也都大声疾呼多摄取蔬菜水果以避免癌症上身。

很多研究也证实地中海式饮食（多吃蔬菜、水果、豆类、豆荚类、全谷类、单元不饱和脂肪酸、鱼类，少吃乳制品、红肉、加工肉类制品）比起其他饮食形态，其乳腺癌、大肠直肠癌、胃癌、肝癌、子宫内膜癌和前列腺癌的罹患率都有很显著的下降，但是如果把个别食物分开来看，就没能观察到降低风险的效果。可见地中海式饮食的癌症预防效果，应是由于其中各种食物加总食用的整体加乘效果。

每一种蔬菜、水果里的成分肯定有不少抑制癌细胞形成、成长的效果，但是在人体的临床研究上很难得到印证。蔬菜、水果、全谷类在降低癌症风险上比较清楚的机转是：增加蔬菜、水果、全谷类摄取的同时，也能增加饮食里的水分和纤维，而饮食里的水分和纤维增加会促进饱腹感，饱腹感增加就可能减少过量的热量摄取，节制其他不良食物的食用；此外，高纤维饮食能缩短食物在大肠内逗留的时间，减少大肠和排泄物内可能致癌物的接触，经过这一连串的效应而降低大肠直肠癌的风险。

然而对于超重、肥胖、糖尿病、高血脂（血中胆固醇和／或三酰甘油高）的人来说，要限制淀粉类蔬菜、高甜度与高GI水果的摄取。

◎ 身体活动面面观

运动应该列为整体癌症照护中必要的一环，它可以协助患者克服无力、倦怠、恶心，恢复肌力、体能和生活质量，减少治疗的不良反应，而且精神上也较能改善患者的负面情绪，协助恢复患者的自尊和自信。

运动对于乳腺癌和大肠癌患者，也应被视为做完所有应该做的抗癌治疗后必须要做的辅助性功课，对于抑制癌症的复发也有预防的效果。比较温和的身体活动如散步、太极、瑜伽等，也能帮助我们在治疗中和治疗后减轻倦怠感，改善睡眠的质量和整体的生活质量，真正能放松自己的肉体和精神，对于很多癌症和治疗癌症所引发的症状有缓和的效果。

研究也指出，从事有氧运动如快走、慢跑、骑自行车、打网球、游泳等活动，每周至少 3 小时，有助于降低前列腺癌患者的死亡率。

对于罹患低风险前列腺癌，只接受积极的监测追踪但并未接受治疗的患者，身体活动似乎会影响前列腺癌细胞动力循环途径及 DNA 修复途径的基因表现，这可能与运动能预防前列腺癌的恶化有关。

有规律的身体活动，包括运动，是维持健康、促进健康很重要的生活习惯，它可以降低心血管疾病、脑卒中、高血压、糖尿病、高血脂、代谢综合征、肥胖、骨质疏松、忧郁症的风险。

对癌症的预防而言，养成规律的身体活动，可以有助于控制体重、降低肥胖，减少与体重过重、肥胖相关的癌症，包括食道腺癌、胃癌、大肠直肠癌、乳腺癌、子宫内膜癌、肾癌、膀胱癌。增加身体的活动量，也能刺激胃肠排空、减少便秘，降低大肠直肠癌的风险，且对体内激素产生影响，可减少罹患乳腺癌的风险。

生病情绪低迷时，走向户外，接触阳光和大自然，不只是让心情愉快，阳光刺激脑内神经传导物质血清素的分泌，也有助心情开朗，放松脑部和身体的紧张，缓解焦虑和忧郁的情绪。常常晒晒太阳也能协助体内生理时钟的调整，对睡眠也有帮助。而阳光赐予的维生素 D 能活化骨骼的代谢，预防筋骨的衰退。

癌症体验者在治疗当中或治疗后，规律的身体活动有助于体力的恢复，维护肌肉骨骼的健康，减缓焦虑和忧郁的症状，改善与健康相关的生活质量。借由维持适当的体重，调整体内激素，降低慢性发炎，且能减少肿瘤的血管增生，被证实能减少或延缓乳腺癌、大肠直肠癌及前列腺癌的复发和死亡。

癌症患者在积极接受抗癌治疗期间，有两个看不见的不良反应，即睡眠障碍与休息也没办法消解的疲惫，对患者造成身心上很大的困扰，对于生活质量的影响更是不在话下。睡眠障碍和疲惫可能来自对疾病的担心，也可能是疾病和治疗引起的不适症状，当然疾病和治疗本身也可能直接导致睡眠障碍和疲惫。然而随着治疗结束，有不少癌症体验者仍然为睡眠问题和挥之不去的疲惫所苦。睡眠障碍和疲惫对于癌症患者会引起严重的问题，如生活质量低下、忧郁、没办法做好每天例行的工作。有这种困扰的朋友，不妨试着通过规律的身体活动，看看能否改善睡眠质量，减缓睡眠障碍以及恼人的疲惫。

依美国运动协会的建议，至少每天应保证 1 小时中等强度（如快走）的身体活动。日本厚生劳动省于 2013 年提出促进健康的身体活动标准：18～64 岁，每天走路 1 小时，加上每周 1 个小时流汗或有点喘的身体活动；65 岁及以上者，每天至少有 40 分钟的身体活动。当然这些建议都是针对身体状况正常的人，癌症体验者则依自己的体能状况适度调整。

如果平常就运动不足，或者从事身体活动量少的坐立工作者，请开始穿上您的运动鞋，每天从至少 10 分钟的身体活动做起，再渐进酌量增加，养成运动的习惯。对于罹患癌症的体验者，增加身体活动量、养成有规律的身体活动或运动，是医师一定要开立的处方签。

◎ 肥胖与癌症

减肥是社会上极受关注的议题，历久不衰，流行的减肥方法推陈出新，常引起一阵旋风。减肥热衷者希望能有更窈窕、更漂亮的身形。当然其中不乏完全没有肥胖，甚至连过重都谈不上的人。也有不少人只是感觉身体某个部位似乎多了块肥肉，欲去之而后快而已，对于肥胖与身体健康的关系，反而没那么在意。

您属于体重过重或肥胖的族群吗？最简单的评量是否过重或肥胖的方法是计算 BMI。计算公式很简单，体重（千克）除以身高（米），再除以一次身高（米），得出来的数值就是您的 BMI。依国际标准，BMI 如果落在 25～29.9（kg / m²）这个区间，表示您属于体重过重的族群；如果 BMI≥30，表示您已入列肥胖之流。BMI 在 30～34.9，属于一级肥胖；在 35～39.9，属于二级肥胖；BMI≥40 者，为三级肥胖，属于过度肥胖或病态性肥胖，引起疾病的风险当然就更高。而亚太地区民众在较低体重时，比起西方人似乎就容易有血糖和血脂肪异常的风险，因此亚太地区体重过重和肥胖的定义就有别于国际标准。在台湾，BMI 介于 24～26.9 为体重过重；27～29.9 为轻度肥胖；30～34.9 为中度肥胖；35～39.9 为重度肥胖；BMI≥40，属于病态性肥胖。

腹部脂肪组织被认为是内脏脂肪组织的代表，通常是测量腰围或腰围与臀围比，纵使体重及 BMI 在正常范围内，腰围的大小也与罹患糖尿病和心血管疾病的风险有关。

体重过重和肥胖的盛行情况，区域差异很大。2016 年，美国高达 65%，同属亚太地区的日本只有 24.7%（肥胖 4.3%）左右，是世界上最瘦的国家之一。在发达国家，肥胖有逐渐攀升的趋势。以美国为例，1960 年早期成年肥胖比例，男性是 11%、女性 16%；而 2016 年，男性肥胖比例蹿升到 38%，女性则达 41%。由于过重和肥胖给人们的健康带来极大的威胁，如何调整生活形态，降低肥胖盛行率，是不少国家公共卫生政策中很重要的课题。

体重过重和肥胖对健康的危害人们或多或少有些概念，但绝大多数的人并不是很在意。与肥胖相关的疾病还真不少，主要包括：心血管疾病（如高血压、冠状动脉疾病）、内分泌系统异常（如糖尿病、血脂异常、代谢综合征、多囊性卵巢综合征），消化系统异常（如食道逆流、非酒精性脂肪肝、胆结石），以及退化性骨关节炎、尿酸过高、痛风、睡眠呼吸中止症、脑卒中、忧郁症等。

体重过重和肥胖会增加罹癌的风险，是一般人相对比较陌生的观念。诸多流行病学的研究都提供了强有力的证据，显示肥胖会增加食道癌（腺癌）、大肠癌、胰腺癌、停经后妇女的乳腺癌、子宫内膜癌、肾癌、胆囊癌、黑色素瘤、卵巢癌、甲状腺癌、恶性淋巴瘤、多发性骨髓癌、白血病等13种癌症的风险。在美国，癌症的成因中有8%与肥胖有关，癌症死亡的原因中肥胖占7%，近年上升显著的年轻族群大肠直肠癌罹患率，也被认为是年轻族群肥胖率的攀升所造成的。

肥胖在癌症中扮演的角色，在饮食控制的介入及减肥手术的研究中得到佐证。减肥手术后，癌症罹患率有显著的下降，尤其是与激素相关的癌症，比如乳腺癌、子宫内膜癌和前列腺癌，罹患率下降更为显著。北欧五国肥胖手术群组的长期调查研究也发现，减肥手术确实能降低心血管疾病、糖尿病及癌症的死亡率，但是要留意的是自杀率却有显著的增加。

为何肥胖会与癌症扯上关系

常被提及的可能原因包括：

一、脂肪组织会产生如雌激素、胰岛素等刺激癌细胞生长的激素。

二、肥胖犹如慢性发炎，有利于癌细胞的形成。在一项动物实验中发现，在"老又肥"的老鼠身上肿瘤长得最大、最凶恶，在"老又瘦"的老鼠身上则较不易长肿瘤。

三、脂肪组织分泌的瘦素（Leptin），除了让我们有饱腹感，也能增加肿瘤的干细胞，促进肿瘤的生长和扩散，因此被认为是导致乳腺癌对化学治疗出现抗药性的帮凶。

四、癌症所有特征（Hallmarks）都受肥胖影响。

五、肥胖改变身体内的微生物群（microbiome），影响致癌物的代谢和发炎反应。

过重和肥胖在癌症成因上的分量，男女有别，依 2012 年世界卫生组织 GLOBCAN 计划的估算，在美国过重和肥胖占癌症分量的比例，男性约 3.5%，女性则为 9.5%；在癌症分类上也有很大的差异，与过重和肥胖比较密切的是，男性为食道腺癌（44%），女性为胆囊癌（54%）。

肥胖对于已罹癌患者的冲击，比较明显的是，肥胖会影响乳腺癌患者的预后，而且减肥、维持适当的体重能有效降低乳腺癌的复发。过重或肥胖的影响，于乳腺癌体验者并发淋巴水肿比例较高，男性前列腺癌术后的尿失禁状况也较多；第二、三期的直肠癌，过重或肥胖者局部复发的比例较高；多发性骨髓瘤患者最胖的族群较体重正常者，死于疾病的比例增加五成。

关于肥胖与癌症的相关性，绝大部分研究是针对乳腺癌、大肠直肠癌和前列腺癌的体验者。体重过重或肥胖会影响癌症患者的生活质量，以及癌症的进展、预后和复发的风险。对于癌症体验者，维持在适当的体重是很重要的任务。

肥胖是一种慢性疾病，一种生活形态的疾病。撇开美的观点不谈，治疗肥胖的目标，在医学上是改善与肥胖相关的并发症的状况，以及减少将来出现并发症的风险。当然，不能只单独依循 BMI 的数值，以为超过标准就要治疗，只看 BMI 并不能区别体脂肪率（Fat body mass）和净体重（Lean body mass，指去除脂肪重量后的体重，又称"去脂体重"或"瘦体重"）。有些人虽然看似肥胖，但是体脂肪率低，或净体重高，在身体代谢上是健康的，这类的肥胖矛盾（或称肥胖悖论，Obesity paradox）是常被提及的例子。

当然，如果患者已出现并发症，或在减肥介入上能得到对健康的益处，采取积极的治疗手段就毋庸置疑。肥胖的临床治疗要从了解患者生活形态、病史、身体检查和检验检查的结果，以及患者的期待、偏好和是否准备好改变生活形态的意愿着手，进一步达成具医患共识、可行的治疗计划。

肥胖的治疗一般是通过对生活形态的调整（包括饮食治疗、身体活动治疗），临床上常见的方式还有药物治疗、减肥手术、胃内置入可充气的气球、服用会在胃里形成水凝胶的药物，可依 BMI 风险的层级和患者的偏好来选择适当、可行的治疗方式。设定减肥目标首重务实、能达成，通常建议6 个月内减掉 8% ~ 10% 的体重。此外，肥胖治疗的不良反应、安全性及可持久性，都是拟订治疗计划时的重要考虑因素。

调整生活形态，改变生活习惯，跨出舒适圈，并不是一件容易的事。一旦下定决心要做出改变，接下来的生活便进入一场意志与毅力的考验赛。我的建议是，以前看见食物、闻到食物香，马上反射性就要动口入胃的习惯，此刻起，见到食物的第一时间就得切换为"封口、弃食"模式，接着思考：现在是否是用餐时间？我要吃多少分量？进食时最好能专心，避免因分心而过量多食。起先的几个星期必然辛苦，心脑时常拉锯，待新习惯逐渐养成，也就成功踏稳减肥最困难的第一步了。当然，减肥的人都知道饮食定时、少量，让身体多活动是基本原则。除了网络上丰富的信息可供参考，必要时上医院挂家医科或减肥特别门诊做咨询，也是越来越普遍的做法。

癌症不会遗传，但易罹患癌症的基因异常会遗传

癌症依发生的情形可分成三种类别：偶发性癌症（sporadic cancers）、家族性癌症（familial cancers）、遗传性癌症（hereditary cancers）。癌症中偶发性癌症最常见，占 80% 以上，家族性癌症约占 15%，而遗传性癌症的占比为 5% ~ 10%。

◎ 家族性癌症并非一定来自遗传

有位病患小萍，她的母亲因 B 型肝炎（乙肝）病毒带原引发肝癌过世，大哥也因同样的病离开人世。同样有 B 型肝炎病毒带原的小萍相当紧张，每隔半年就到医院接受一次腹部超声波检查。在一次检查中，小萍发现肝脏有个 1 cm 的肿瘤，半年后再去检查，已经长成 2 cm。母亲和哥哥因肝癌相继离世，让她有一种"原罪"感，认为自己的病不可能会好起来，干脆不要治疗，这其实是错误的观念。

从这个案例来看，很明显的家族病史，会让我们联想到遗传的可能，但事实不然，罹患肝癌的家族史是因为这几位家庭成员都是 B 型肝炎病毒带原（生产时发生垂直感染），之后才引发肝癌的产生，并非肝癌直接由母体遗传至下一代。

另外，也有不少患者本身有口腔癌，一问之下，发现他们的爸爸、叔叔也都罹患口腔癌，患者误认为这是遗传的癌症，事实上整个家族的人都有嚼槟榔、抽烟、喝酒的习惯，等于是一直处于相同的致癌环境中，这才是关键原因。即使治愈，日后继续维持这些坏习惯，第二个口腔癌、咽喉癌或食道癌仍然会再找上门。

早年自来水尚未普及的年代，地下水是台湾人民的主要饮水来源，在台湾的有些地区，尤其是西南沿海地区饮用的地下水中砷（Arsenic, As）的浓度较高（饮用水中的砷被 IARC 列为第 I 类致癌物，会导致皮肤癌、膀胱癌和肺癌），被认为是末梢血管疾病乌脚病（因患者双足发黑而得名）的主要成因。在乌脚病流行区，癌症的盛行率也高，尤其是皮肤癌、膀胱癌、肺癌等。饮用同样水源的居民和家庭成员，都处在同样的具有致癌物的环境中，发生家庭群聚的癌症就可想见。随着生活环境的改善，如今台湾饮用水中砷污染致癌已成为历史。

◎ 癌症遗传来自基因突变

瑞典、荷兰和丹麦三个国家曾对 44 788 对双胞胎进行了有关癌症遗传的研究。研究发现，其中有 10 801 位被诊断为癌症，这些癌症类别包括霍奇金淋巴瘤、淋巴瘤、唇癌、口腔癌、咽癌、甲状腺癌、肾癌、骨癌、软组织恶性肉瘤等九种癌症，同卵双胞胎间并未罹患一样的癌症；而在乳腺癌、大肠直肠癌和前列腺癌项目中，75 岁前发生同样癌症的概率，异卵双胞胎或一般的兄弟姐妹为 3%~9%，而同卵双胞胎为 11%~18%。由此发现，有些癌症如乳腺癌、大肠癌、前列腺癌等，或许有某种程度的比率与遗传有关。

虽然癌症不会经由遗传产生，但会经由"生殖细胞基因的突变"遗传给下一代，让后代罹患癌症的概率远较一般人高。

1994 年，玛丽–克莱尔·金发现了乳腺癌抑癌基因 BRCA1 及 BRCA2，显示如果基因发生突变，罹患乳腺癌或卵巢癌的概率就大幅增高。根据统计，倘若家族中有人得了乳腺癌，一等亲中的女性如果有 BRCA1 的突变，80 岁前罹患乳腺癌的概率高达 72%，罹患卵巢癌的概率高达 44%；而带有 BRCA2 突变者，80 岁前罹患乳腺癌的概率为 69%，罹患卵巢癌的概率约 17%。

苏·弗里德曼（Sue Friedman）是位兽医师，她在 33 岁（1996 年）时确诊为乳腺癌，有个一岁的孩子，正准备再要一个孩子。她没有家族癌症史，上下两代的家属中只有她罹患乳腺癌，当时并没有做遗传癌症基因检测（美国 BRCA1、BRCA2 遗传基因突变检测于 1996 年开始）。

1998 年她乳腺癌复发，遗传咨询师告诉她有遗传基因 BRCA2 突变，是来自父亲的遗传。在化学治疗结束后，她毅然决定割除剩下的乳房和两侧健康的卵巢。除了担心癌症的复发，也苦于外科性停经（摘除两侧卵巢）后的不适感，常在工作和陪伴小孩时感到疲累。

1999年，苏·弗里德曼创立FORCE（Facing Our Risk of Cancer Empowered）基金会，致力于改善遗传性癌症患者及其家人的生活。基金会成立四年后，弗里德曼放下原本的兽医工作，成为基金会的执行官，基金会也从只服务 *BRCA*1、*BRCA*2 突变的遗传性乳腺癌–卵巢癌综合征（Hereditary breast and ovarian cancer syndrome）患者，扩展至胰腺癌、前列腺癌、大肠直肠癌、子宫内膜癌等具有癌症遗传性基因突变的患者。基金会的宗旨是："没有一个人需要孤独承受遗传性癌症。"

遗传性癌症基因检测确定遗传性肿瘤综合征的诊断，它改变了癌症的筛检、预防和治疗，患者因此得以接受个人化的医疗照顾。

◎ 易罹患癌症的基因异常会遗传

癌症本身不会遗传，但是比较容易罹患癌症的基因异常会遗传，是先天的，来自父亲或母亲，在受精卵时就已存在，身体所有的细胞都传承这个异常，而有这种基因异常的人，比较容易得癌症，称之为"肿瘤遗传易感综合征"。目前因为基因异常的遗传导致的癌症，一般不是很常见，约占癌症的 5%～10%。通过遗传性癌症基因检测，往往可以发现家庭成员中哪些人具有遗传性癌症的基因异常，并可试图通过预防措施来改善，以避免患癌。带有遗传性癌症基因异常的人，一生中得癌症的概率比一般人高出许多，这群人称为"带有遗传基因突变而尚未罹癌的人"（Previvors），我则习惯简称之"癌症预备者"。

遗传性癌症和家族性癌症的差别在于，遗传性癌症有明确遗传性基因的缺陷，具有遗传性癌症基因异常的家族成员被称为 Previvors，是癌症的预备者（已罹患癌症者称为 Cancer survivors，即癌症体验者），一生罹患癌症的概率较一般人高出很多。因此，在癌症的预防上，癌症预备者接受第二级预防的癌症筛检时，起始的年龄、筛检的工具和频率都要有别于一般人的考量，通常是比政策规定的筛检年纪更轻时就要接受筛检，使用的工具要更敏锐，频率也要更密集。

随着次世代基因定序（NGS）基因组检测的普及，约一成的癌症患者附带发现具有癌症遗传性基因的异常。基因检测的价格如果更合理些，肯定会有更多的人想检验一下，看看是否与罹癌的家人带有同样的遗传性基因异常（亦即是否属肿瘤遗传易感综合征）。

生于 1975 年的国际超级女星安吉丽娜·朱莉，其外祖母 40 岁时死于卵巢癌，母亲 56 岁时因卵巢癌过世，姨妈也在 61 岁时死于乳腺癌，很明显属于遗传性乳腺癌–卵巢癌综合征。2013 年，基因检测确定她是带有 *BRCA*1 遗传基因突变的"癌症预备者"。

朱莉在《纽约时报》撰文《我的医疗选择》（*My medical choice*）向公众讲述了自己的决定，毅然切除两侧乳房，试图将 87% 的罹患乳腺癌的风险降到 5% 以下。两年后（2015 年）她又接受两侧输卵管、卵巢切除手术，以降低罹患卵巢癌（*BRCA*1 遗传基因突变者一生的罹患概率为 50%）的风险，也服用激素药剂缓解提早停经的不适。

朱莉勇敢地公开自己的健康隐私，主要是因为很多女性缺少防范意识，不清楚自己是否生活在癌症的阴影中，朱莉拿自己当例子，呼吁女性去做癌症的遗传基因检测，也让更多女性知道，如果发现自己是高危人群，可做出像她一样的医疗选择。

◎ 外科手术在癌症预防上的角色

在癌症预防上，少不了外科的角色，尤其是在某些由单一基因异常所引起的遗传性癌症家族中。遗传上具有此单一基因异常的成员，一生中罹患某些特定癌症的比例相对高出许多，属于高危人群，其中尚未得癌症的人即

"癌症预备者"，可通过外科手术来预防癌症的罹患。如 *RET* 致癌基因突变的遗传有极高的比例会罹患甲状腺髓质癌及多发性内分泌肿瘤第二型，而甲状腺髓质癌的病况有三分之一会比较严重。因此，满六岁的儿童如有遗传性 *RET* 致癌基因突变者，可以通过手术将甲状腺切除，以避免癌症的发生。又如，家族性腺瘤性息肉病（FAP, Familial Adenomatous Polyposis）患者，罹患大肠直肠癌的比例相当高，若将大肠全部切除，可以避免大肠癌的罹患。而遗传性乳腺癌或卵巢癌综合征的基因异常，如 *BRCA*1 或 *BRCA*2 抑癌基因突变而未罹患癌症者，会被建议接受两侧乳房割除手术或两侧输卵管、卵巢割除手术，来预防乳腺癌或卵巢癌。

这些带着遗传性基因异常、具有罹癌高风险的"癌症预备者"，是否接受预防性手术处置，是遗传咨询主要的课题之一。随着这些遗传基因异常在台湾检测的普及，遗传咨询在这个领域的延伸是可预见的。而"癌症预备者"在工作、保险和法律方面的权益保障，也必须受到政府的重视，纳入卫生政策，做出规划和准备。

依个别情况，对于癌症的预防，后文提到的化学预防法是一种选择，而更积极的预防措施，还是外科手术的预防。前文提到带有 *BRCA*1 基因缺陷的美国女星安吉丽娜·朱莉，就选择将两侧乳房及两侧卵巢、输卵管切除的手术，来预防癌症的发生，降低罹患癌症的风险。朱莉的故事让大家明白，外科手术也可以是第一级预防——防患于未然的选项之一。

目前外科手术预防癌症的对象，几乎都是遗传性肿瘤综合征的患者，或具有同样基因异常（肿瘤遗传易感综合征）的家人。当然，从医学的观点来看，有价值的手术预防必须符合下述情况：施行对象必须是带有该遗传基因异常、有非常高的罹癌风险（very high penetrance）的"癌症预备者"，而外科手术后必须是很少并发症、零死亡率，且失去的器官功能有适当的替代方法（表5–4）。

表 5-4　外科手术的癌症预防

遗传性基因突变	疾　病	预防性外科手术
PET 基因	甲状腺髓样癌 多发性内分泌肿瘤-第 Ⅱ 型	甲状腺全切术
APC 基因	家族性大肠息肉症	大肠全切术 大肠直肠全切术
*BRCA*1 或 *BRCA*2 基因	家族性乳腺癌及卵巢癌综合征	乳房切除术 两侧输卵管及卵巢切除术
*CDH*1 基因	遗传性弥漫性胃癌	胃全切除手术

◎ 癌症的化学预防

　　癌症的化学预防法（chemoprevention）是使用化学物质抑止癌症的发展，也是属于第一级的癌症预防——防患于未然的做法。一般用于未罹癌者，尤其是罹癌风险高的人，也适用于癌症体验者防止另一个新癌症的发生。

　　激素接受体阳性的乳腺癌患者，无论是转移性乳腺癌的治疗，还是乳腺癌术后的辅助性治疗，抗激素药物都是很重要的治疗方式。他莫昔芬是雌激素接受体调节剂，在乳房能拮抗雌激素的作用，适用于停经前和停经后的乳腺癌患者。芳香酶抑制剂（Aromatase inhibitors），包括阿诺新（Aromasin, Exemestane）、弗隆（Femara, Letrozole）、阿那曲唑（Arimidex, Anastrozole），能降低身体雌激素浓度，适用于停经后的乳腺癌患者。

　　抗激素治疗在乳腺癌术后的辅助性治疗能有效降低乳腺癌的复发、延后乳腺癌的复发，也能预防发生另一个新的乳腺癌。对于尚未罹患乳腺癌的高危人群，临床研究也显示这两类药物能预防乳腺癌的发生。其中另一个雌激素接受体调节剂易维特（Evista, Raloxifene），适用于停经后妇女骨质疏松症的预防和治疗，虽然没有治疗乳腺癌的适应证，也被证实和他莫昔芬一样，有预防乳腺癌的效果。

美国预防服务工作组（US Preventive Services Task Force, USPSTF）针对罹患乳腺癌的高危险群且使用药物风险低的人，推荐上述五种抗激素药物用于乳腺癌的预防，推荐的等级是"B"级。USPSTF 在癌症的药物性预防上推荐的另一个项目是服用低剂量的阿司匹林（Aspirin），用于大肠直肠癌的预防，也是属于"B"级的推荐。

癌症的化学预防需长期服用药物，而药物也并非没有不良反应，因此人们的接受意愿不高。对于罹癌风险很高的人，如考虑使用药物预防癌症，必须与医师讨论并充分理解预防治疗的利弊。

癌症筛检虽非完美，却是癌症防治的利器

近年大肠癌、乳腺癌零期或第一期的早期癌症病患的比率变多了，患者接受的治疗也相对简单，较少不良反应，告知诊断的同时，有的医师还为此而心情轻松地跟患者及家属道喜，恭贺他能早期发现癌症，早期治疗。这是台湾地区"健保署"全面推展四癌筛检（口腔癌、乳腺癌、大肠直肠癌、宫颈癌）以来，临床诊疗上时可见到、令人振奋的情景。

筛检是针对健康、没有疾病症状的人，检查是否有疾病的早期证候，而癌症筛检主要目的就是，期待对于没有症状的人，在癌症形成后、产生状况前，能尽早发觉癌症的存在，借由早期治疗达到成功治愈癌症的目的，而终极的目标便是降低癌症所导致的死亡率。

台湾目前推展的四种癌症筛检中，宫颈癌筛检已行之多年，确实能达到降低宫颈癌死亡率和宫颈癌罹患率的效果。欧美诸多有关大肠癌、乳腺癌筛检的临床试验结果，显示此两种筛检能有效降低癌症死亡率的实证。世界卫

生组织建议各国政府应积极推动有效的癌症筛检业务，以落实癌症防治。另外，世界卫生组织也鼓励口腔癌好发的国家和地区，如孟加拉、印度、巴基斯坦、斯里兰卡和东南亚地区，将口腔癌的筛检列入该地区癌症防治的重点工作中。

癌症筛检的类别选定是依据该癌症在当地（当国）的重要性而定，若将口腔癌筛检视为世界第一，未免太沉重了些，毕竟口腔癌在发达国家中的罹患率、盛行率没那么高，当然就不会被列入癌症筛检的重点工作中，就好比没有国家会浪费资源去全面筛检极少数的男性乳腺癌一样。

癌症筛检意图能早期诊断癌症，目的非为预防癌症的发生，然而筛检也能筛出癌前病变或原位癌。在此阶段，进行诊疗处置能避免其进展成侵犯性癌症，也说明癌症筛检其实也兼具防患于未然、预防癌症发生的潜在功能。

台湾地区在癌症筛检上，已建构极为优质的组织型筛检系统，在卫生行政部门和各医疗院所从业人员的努力下，提高受检率、提升筛检阳性者的确诊率，并让人们主动、持续例行做癌症筛检，以达到癌症筛检目标应是可预期的。

完全没有症状、健康的您进入癌症筛检之门，可能遇见几种情境，最大的可能是：检查结果并无异常（阴性反应），绝大多都是真的没有问题；少数的情况是因为检查方法的限制，有问题但没能检测出来（假阴性）；或是人为的疏误，有问题而判断失误（漏误癌）；或是真的没有问题，但却在下次例行筛检前确诊为癌症，即两次筛检之间发现的癌症，称为间隔癌（interval cancer）。因此筛检结果纵使正常，对于身体出现的任何症状或不适等警讯，也不能掉以轻心。

接受筛检后，如果被通知结果有异常（阳性反应）需回医院做进一步的确诊检查，也不用太惊恐，因为筛检只是从一般人中找出罹癌风险高一些的人，阳性反应并非就是癌症，而是有癌症的可能。此时最常见的状况是：确诊结果令人松了一口气，并无特殊异常（假阳性）；另一种情况是，确诊的切片病理报告是让您心惊胆跳的癌前病变、原位癌或癌症。这些癌前病变、原位癌或癌症中，大部分都是会逐步恶化、危及健康的病变，只有一部分是终其一生都不会对您造成任何困扰也不影响健康的过度诊断。

过度诊断也是癌症的诊断，但目前在临床和病理上，都还未见有效的方法将过度诊断的癌症与真正会恶化的癌症做区别。因此，面对确定诊断后的癌症，自然都会被建议做进一步的治疗。如此看来，对于原本不影响身体状况的过度诊断的病患所施行的治疗，当然也就成为过度治疗，会造成身体不必要的负担。

癌症的筛检并非黑白判明、十全十美，上述缺点和限制会让一小部分人在筛检和确诊过程中，承担检查与处置所带来的身心负荷和不良反应，但是筛检对于降低该癌症受诊族群的死亡率，以及降低受诊者个人死于该癌症风险的效益是毋庸置疑的。癌症筛检虽非完美，却是癌症防治的利器。

有些筛检为何要有年龄上的限制呢？以大肠癌筛检为例，如果初步的粪便潜血检测为阳性，则需进一步做大肠内镜检查，而大肠内镜检查是有风险的检查，年纪愈大风险愈高，纵使确诊大肠癌，后续的治疗肯定要承担更大的风险。

癌症筛检政策上路后，相关的文宣、活动充斥在媒体、公共场所以及医疗机构，鼓励人们参与的意味浓厚，或能提醒人们对癌症的认识以及癌症筛检在癌症防治上的重要性。然而绝大部分癌症筛检的卫教、宣传都只强调筛检的好处，甚至让确诊为早期癌症及早接受治疗的患者现身说法，呼吁癌症筛检的重要性，但对于筛检可能要付出的代价和负面弊害，都甚少提及。

临床诊疗上，充分告知沟通、患者知情同意，是基本的医患伦理。对于没有症状的健康人，要劝导其做癌症筛检的检查，须让其清楚筛检的目的、好处、流程及后续可能的处置，以及处置可能带来的利弊。这是公共卫生及医疗从业人员不可轻忽的责任，信息的提供应透明客观已然是现今文明社会的基本要求。

◎ 癌症筛检的名人效应

杰德·古迪（Jade Goody）是英国真人秀女明星，个性爽直、快人快语，是争议性颇高的一位公众人物。

2008 年 8 月，古迪被诊断罹患局部严重的宫颈癌，虽然她接受了手术及术后的放射线治疗和化学治疗，但在隔年就发生转移性复发，已是末期宫颈癌。她进一步接受缓和性化学治疗，于 2009 年 3 月辞世，年仅 27 岁。古迪借由电视台将自己罹癌、接受治疗，以及临终的情景公之于世，当时的英国首相戈登·布朗赞许她于生于死都是一位勇敢的女士。

2008—2009 年，英国宫颈抹片筛检由低迷暴增到约 50 万名妇女接受检查，其中有 370 位妇女确诊宫颈癌，有不少妇女因诊断时是早期疾病而在网络上感念古迪的提醒。这段时间，"古迪效应"对宫颈癌筛检的影响，也被整理成论文，发表在 2012 年 6 月的《医学筛检杂志》（*Journal of Medical Screening*）上。

◎ 癌症筛检正常，不久后却诊断罹患癌症——间隔癌

57 岁的张先生接受了大肠癌筛检，医院寄来粪便潜血阴性反应（无潜血反应）的通知，并提醒他每两年要定期做粪便潜血检查，没想到一年后张先生竟确诊罹患第二期大肠癌。

47 岁的吴女士 2020 年 2 月接受全身健康检查，同时做乳腺癌筛检，当时乳房摄影检查结果并无异常，但 5 月洗澡时偶然摸到右侧乳房似有肿块，

经乳房超声波及粗针切片检查确诊乳腺癌。

癌症筛检以及出现可疑症状或证候及早就医，是早期诊断癌症的不二法门。然而，筛检的检查通知结果并无异常，过一阵子却被诊断出癌症的案例也偶尔可见，原因是临床上的检查少有万无一失，常见难以黑白判明的状况，况且检查工具的敏感度也会影响出现伪阴性（假阴性）的状况。此外，判读人员的专业素养及经验，也会影响判读结果的准确性。

上述案例中，患者在下一次例行筛检前，先被诊断出癌筛部位的癌症，若排除前次筛检误判的可能，或当时恶性的迹象甚微、不易辨明的情况，这类在两次癌症筛检期间确诊出的癌症称为间隔癌。发生间隔癌的原因包括：前次筛检检查呈现伪阴性，或在癌筛后的这段时间，癌症进展至临床检查可侦测出来的程度。

癌症筛检通常采用安全、简单、便利、符合经济效益、民众接受度高的检查方式，且有一定程度的准确性，但并非完美无缺，就如伪阴性的状况，明明身体已有问题，却无法经筛检查出异常。据研究统计，防治宫颈癌成效有目共睹的宫颈抹片检查有 10%～20% 的伪阴性，乳房摄影检查出现伪阴性的比例也近 20%，粪便潜血检查有高达 30% 的伪阴性，甚至大肠内镜检查的伪阴性率也有 5%。

虽然对于间隔癌的癌症特性及预后众说纷纭，并无定论，不过一般认为间隔癌与非经筛检确诊的癌症，两者预后并无显著的差异。间隔癌发生的频率与该癌症在该地区的罹患率、筛检时检查工具的敏感度，以及筛检的频率、期间都有关系。例如，大肠直肠癌筛检中，使用粪便潜血检查的方法比起大肠内镜筛检后两年内，一定有更多间隔癌发生；每年一次的乳房摄影检查比起每三年一次的频率，当然间隔癌的概率更少。

绝大多数人是因身体不适或有异样，就医后才诊断出癌症，当然其中不少人只是虚惊一场，然切不可因为做过例行筛检而忽视身体的异样，一旦健康出现警讯，尽早就医仍是安全之道。

还有一种少见却严重的状况是，癌症筛检已发现有异常，却因人为疏忽，未告知当事人而造成延误就医的伤害。

　　2011 年，维姬·费兰（Vicky Phelan）的宫颈抹片结果被告知无异常，但在 2014 年被诊断患有严重的宫颈癌，而直到 2017 年，她才被告知前次的宫颈抹片检查结果有误（其实内部审阅早已知道原先的结果是不正确的）。爱尔兰宫颈检查计划（Cervical Check）将宫颈抹片的检查委托给美国得克萨斯州奥斯汀一家病理实验室（Clinical Pathology Laboratory, Austin, Texas），费兰控告这家公司对她造成伤害，虽然达成巨额赔偿的和解，但她坚持不签署保密协定，并公开这桩丑闻。

　　后来对参与爱尔兰宫颈检查计划的女性做进一步调查，发现竟有 206 位女性的宫颈抹片检查结果被误诊，并在之后确诊宫颈癌，其中有 162 位和费兰是一样的遭遇，即实验室在确定宫颈抹片检查结果错误后并未通知当事人。这桩丑闻于 2018 年被披露，导致多名爱尔兰卫生官员下台，也引发了民众对癌症筛检的不信任。

　　听闻这个案例，真的让人瞠目结舌！反观台湾的宫颈抹片检查，绝大多数为医院自行执行，质量管控相当严格，且定期进行专家查核，可信度相当高。

　　相关研究指出，宫颈抹片筛检可降低 60%～90% 的宫颈侵袭癌发生率及死亡率；妇女乳房摄影筛检，可降低 20%～30% 的乳腺癌死亡率；粪便潜血检查可降低 15%～33% 的结直肠癌死亡率；口腔癌筛检可降低 43% 的口腔癌死亡率。癌症筛检的功效实不可小觑，建议大家尽量多加使用。

　　癌症筛检的目的，是在没有症状之前，找出如果未经治疗会有扩散风险的癌症，在扩散之前及早发现、及早治疗。乳腺癌、宫颈癌、大肠癌的筛检已有实证能降低癌症的死亡率，是发达国家基本的防癌策略。癌症筛检策略依国家区域的流行病状态和需求，国际间略有差别，如美国针对高危人群增加肺癌的筛检，日本针对一般民众纳入肺癌和胃癌的筛检，韩国则增添胃癌、肝癌和肺癌的筛检，中国台湾也针对高危人群增加口腔癌的筛检。

平常说的早期诊断、早期治疗，并非适用于所有癌症。鉴于癌症的特性、筛检的工具和方法，以及后续确定诊断和治疗的手段、区域流行病学的状况，现阶段，能够证实有效提升癌症存活率且益处远高于弊害的癌症筛检项目，还真是很有限（表5-5）。

表 5-5　台湾地区推行的四种癌症筛检

癌症筛检	对　象
乳腺癌筛检	45~69岁妇女，以及40~44岁且其二等血亲内曾患有乳腺癌之妇女，每2年1次乳房X线摄影检查
宫颈癌筛检	30岁以上妇女，建议每3年1次宫颈抹片检查
口腔癌筛检	30岁以上有嚼槟榔（含已戒槟榔）或吸烟者、18岁以上有嚼槟榔（含已戒槟榔）原住民，每2年1次口腔黏膜检查
大肠癌筛检	50~74岁民众每2年1次粪便潜血检查

◎ USPSTF 针对预防保健医疗措施的分级

美国疾病预防服务工作组（USPSTF）是预防医学和初级保健的专家小组，由初级保健医师和流行病学专家组成，系统化地审查预防医学是否有效，并为临床预防医疗提出建议。其所提建议掷地有声，受全世界瞩目，影响预防医疗甚巨。

USPSTF针对预防保健医疗的各项措施，提出A、B、C、D、I五个等级的推荐，并针对每个等级提出建议。A级是指推荐，整体的实质益处是高度确定；B级也是推荐，整体的中度益处是高度确定，或实质或中度益处是中度确定；C级指不推荐，针对某些特定的患者可行，但对绝大多数没有症状或证候的患者，可能只有很少的益处；D 级指反对，中度或高度确定该措施没有整体的好处，或弊害大于益处；I 级指证据不足，依目前的资料不足以评量其利弊（表 5-6）。

表 5-6　USPSTF 针对预防保健医疗措施的分级

等　级	推荐程度	整体实质益处
A	推荐	高度确定
B	推荐	中度确定
C	不推荐	—
D	反对	—
I	证据不足	证据不足

根据 USPSTF 对癌症筛检的推荐，宫颈癌和大肠直肠癌的筛检属于 A 级的推荐，乳腺癌和肺癌筛检属于 B 级的推荐，D 级指出反对筛检的癌症是甲状腺癌、胰腺癌、卵巢癌。

前列腺癌筛检是较特殊、复杂的情况，2012 年被 USPSTF 列为 D 级反对筛检，2018 年则针对 55 ~ 69 岁男性的前列腺癌筛检，改列为 C 级不推荐，但鼓励患者和医师讨论以抽血检测前列腺癌特异抗原（PSA）筛检前列腺癌的益处和弊害，并做出是否筛检的决定。如果大于或等于 70 岁，USPSTF 的推荐是 D 级，反对以血液 PSA 筛检前列腺癌。

USPSTF 也反对美国 40 ~ 49 岁的妇女使用乳房摄影检查做乳腺癌筛检，列为 D 级反对。在亚洲国家，由于乳腺癌流行病学上的特性与美国略有差异，有年轻化趋势，故日本和韩国的乳腺癌筛检都从 40 岁开始，但中国台湾的乳腺癌筛检年龄则订为 45 ~ 69 岁。

曹院长的癌症小学堂

USPSTF 反对美国无症状、无证候的民众做以下筛检（D 级反对）：

@甲状腺癌、胰腺癌、卵巢癌的筛检。

@40～49 岁的乳腺癌筛检。

@≥70 岁的前列腺癌筛检。

◎ 癌症筛检后的"过度诊断"与"过度治疗"

一般而言，绝大多数患者是因为发生局部性、区域性的侵犯或远端部位转移而出现身体不适或症状后，揭开癌症确诊、治疗的序幕，诊治过程也暴露出癌症有持续恶化、危及病患身体健康和生命安危的特质。

然而从多年癌症防治的相关资料分析，我们发现，癌症并非只有这条逐步恶化的轨迹，不同的癌症，甚至同一种癌症在不同患者身上，其恶化度、侵袭性、转移性、恶化的进展都可能截然迥异。

随着癌症筛检、健康检查的普及，早期癌症或癌前病变被确诊的比例越来越高，而这些患者原来并无任何身体上的异样感或症状。

1975—2009 年的 35 年间，美国的甲状腺癌诊断增加了 3 倍；而在韩国，1991—2011 年的 20 年间，甲状腺癌的罹患率更暴增 15 倍之多。然而死于甲状腺癌的人数并无明显变动，显然，徒增的甲状腺癌诊断并未对患者的生命安危造成威胁。

尸体解剖的研究报告能告诉我们更多的事实。发表于 2013 年美国国立癌症中心杂志的一篇研究，收集 2008—2011 年 220 位高加索人及 100 位日本人的尸体解剖结果，令人惊讶的是，两个不同族群的尸体解剖中发现前列腺癌存在的比率竟然差不多：高加索人为 37.3%、日本人为 35%。整体而言，解剖发现 60 岁以上男性超过四成、80 岁以上男性六成有前列腺癌，意味着这些人虽然患有前列腺癌，但终其一生却不自知，也未受其苦，移民天国并非肇因于前列腺癌，而是携带前列腺癌入关。

过度诊断是这几年癌症预防筛检领域中最流行的关键词。几年前台湾某报曾做过大篇幅专题报道，标题虽为过度诊断，包括专家评论，其内容所谈主要着墨于癌症筛检的伪阳性，然而伪阳性和过度诊断实为完全不同的两种状况。

简言之，伪阳性是指筛检结果异常、让人初步误以为可能有癌症，但其异常却是与筛检的标的癌症实无关联的状况。而过度诊断并不是伪阳性，也不是诊断错误，它是指癌症诊断无误，**癌症确实存在，但癌症的恶化进展极为缓慢，终其一生都没有引起患者的不适或任何症状，也不会对患者的生命造成影响，这种不需进一步处置而又被诊断出来的癌症称之为过度诊断**。既被确诊为癌症，又是早期，常被套上早期发现、早期积极做介入性治疗的准则进行诊治，然而治疗并没有为患者带来临床上的好处或延长患者的寿命，这种治疗就称为过度治疗。

临床医学上的过度诊断并非癌症独有，随着预防医学的潮流高涨，预防胜于治疗是公认的圭臬，检查技术的发展和应用的普及、诊断疾病的门槛低设，都是导致过度诊断的主因。过度诊断的疾病或危险因子如高血压、高血脂、骨质疏松症、阿尔茨海默病、自闭症、忧郁症等比比皆是。

癌症的范畴中，甲状腺癌和前列腺癌是最为常见被过度诊断的癌症。甲状腺癌的过度诊断肇因于颈部超声波检查的普遍使用，而前列腺癌的过度诊断则与血中 PSA 值的频繁检测有关。此外，乳腺癌和肺癌的筛检是这几年有关癌症过度诊断议题上备受瞩目的焦点。

乳腺癌筛检能发现较早期、长得很慢，甚至是零期的乳腺癌，放着不理终其一生也不会引起任何问题，这意味着若非接受筛检根本不会发现有乳腺癌。但是目前临床上医师并无法辨识哪些早期的乳腺癌属于过度诊断，不会引起任何症状或问题，哪些零期乳腺癌不会进展成侵犯性乳腺癌。筛检、健康检查的普及自是免不了过度诊断的存在，既然确诊了，又碍于无法辨识是否为过度诊断，因此在不敢放纵的诊治心态下出现过度治疗的情形，就难以避免。

乳腺癌筛检在乳腺癌防治上的利弊，于欧美专家之间一直存在极大争议。而这几年国际癌症相关学会和著名医学杂志中，过度诊断的相关报告也接连登场，可见过度诊断、过度治疗的议题已备受肿瘤医学专业人士的关注。绝大部分专家除了肯定乳房摄影筛检在防治乳腺癌中的正面效益，同时也承认过度诊断是筛检所附带产生的一个严重问题。

英国癌症研究基金会曾举例说明过度诊断、过度治疗的状况。1000 位妇女例行接受乳房摄影检查，20 年后，75 位确诊乳腺癌且接受治疗，其间有 16 位死于乳腺癌、59 位治疗成功；另一个族群，1000 位妇女未曾接受例行筛检，而后因症状确诊乳腺癌者 58 位，接受治疗后，其中 21 位死于乳腺癌、37 位乳腺癌患者治疗成功。这个例子间接指出，为了挽救 5 位（21～16 位）乳腺癌患者的死亡，伴随有 17 位妇女（75～58 位）可能要接受过度诊断和过度治疗。亦即借由筛检降低一位乳腺癌患者的死亡，可能必须付出 3～4 位妇女的过度诊断。

过度诊断是相对的，如果患者年岁已大或身患重病，纵使确诊癌症身体也无力承受后续处置，决定不再治疗，癌症的确诊也就被视为多此一举。这也是癌症筛检设定年龄上限的考量之一。

一般所谈过度诊断的癌症是指癌症中有一群不事成长、恶化进展极为缓慢、侵袭性和转移性极低的怠惰肿瘤（IDLE tumors），由于诊断时不能确切地辨认其无害性，仍被当成有害的肿瘤进行治疗。

有关癌症过度诊断、过度治疗的存在，尸体解剖的研究虽提供了实际盛行率的佐证，然诊断癌症时难以确知其在筛检确诊癌症中的比重，癌症过度诊断的比率多以统计学的方法估算。

目前例行的癌症筛检中，大肠直肠癌和宫颈癌筛检较无过度诊断、过度治疗的顾虑。而以乳房摄影检查筛检乳腺癌，或针对烟民以低剂量胸部计算机断层筛检肺癌，其中造成过度诊断、过度治疗的比率，约占所有筛检诊断为癌症（包括零期癌症）的20%，是近年在癌症筛检上争议的焦点。

如何降低过度诊断的比重？可由现行的癌症筛检政策做些微调整，将针对一般人的普遍性筛检，修正成罹癌高风险族群的个别化筛检，筛检的对象也要顾及当事人的预期余命及是否合并其他疾病，是否适宜接受筛检确诊癌症后的进一步治疗。此外，筛检间隔的延长，以及筛检异常时的某些状况以追踪观察取代立即处置，不但可减少医疗资源的消耗，对于削减过度诊断、过度治疗也有助益。

诊断时，如何确知是否为过度诊断，如何定位何者恶化的进展是属于超低风险者，以及如何适当地处理这些超低风险的癌症是癌症临床研究上极为重要的待解课题。

以前列腺癌为例，过度诊断的比率可能极高，而这些患者接受的过度治疗可能反而带来如性功能障碍、尿失禁等不良反应。因此在处置选项中，对于血中PSA数值及病理恶性度，或前列腺癌症组织的基因组表现属于低风险族群的病患，可考虑不立即积极治疗，而采行"静观其变"或"积极密切的监测"等策略，作为极可能为过度诊断者避免过度治疗的处置模式，以减轻过度治疗带给病患的弊害。然而，对于确诊后不能辨识其是否为极低风险者，标准的治疗模式仍是不得不为的选择。

以事后论的观点来看，过度诊断和过度治疗对患者多是多余、无益的。早期发现、早期诊断、早期治疗一直被视为医疗、健康照护的至理准则，只是这个准则并没有带来绝对的益处，有关癌症防治的各种样态需要被大众更广泛地认识。

癌症筛检已是防治癌症很重要的一环，其目标当然是找到要命的肿瘤，尤其是不及早处置便可能危及健康和生命安危的癌症，然而承受过度诊断、过度治疗以及伪阳性、伪阴性、间隔癌等状况，都是筛检要付出的代价。如何降低这些负面的效果，是癌症筛检发展的方向之一，人们也应健康、理性地认识筛检的利弊，做出合理的选择。

◎ 肿瘤标志物与癌症筛检

有些人因为家人罹癌，自己也去抽血检验各种肿瘤标志物，希望借此筛检自身有无癌症，若是肿瘤标志物都在正常范围内，就庆幸自己没有罹患癌症，这是对肿瘤标志物在癌症医疗角色功能上的大误解。本书第三章也谈及肿瘤标志物在癌症诊治上的角色，在此更进一步从癌症筛检的立场来澄清民众对肿瘤标志物的误解。

其实有很多癌症纵使已经病入膏肓，对应的肿瘤标志物值可能都还在正常范围内，肿瘤标志物不是诊断癌症的工具，更不是诊断早期癌症的方法。

临床上是在癌症确诊后，寻求是否有可以监测疾病变化的肿瘤标志物，如果有，可以当成监测癌症改善或恶化的指标，再搭配影像的检查，就能借此追踪监测癌症的变动。例如，手术前肿瘤标志物高，手术治疗后回到正常范围，经过一段时间的追踪，原本治疗前偏高的指标又再度爬升，而且持续上升，此时是否癌症复发就是很重要的考虑。

以大肠直肠癌最常用的肿瘤标志物血中癌胚抗原（CEA）值来说，有不少大肠直肠癌患者纵使已至第四期，CEA 值也不上升。第一期的大肠直肠癌患者血中 CEA 升高只有 8%，而且血中 CEA 值上升并非大肠直肠癌专属，甚至有不少良性的状况也会造成血中 CEA 值偏高。

肿瘤标志物中，血中甲胎蛋白（AFP）值，是目前少数常被用来追踪肝癌高危险群的工具。韩国就率先将肝癌筛检纳入国家癌症筛检政策中，针对 B 型肝炎（乙肝）病毒阳性、C 型肝炎（丙肝）病毒阳性或肝硬化的患者，施行每六个月一次的血中甲胎蛋白筛检检测和腹部超声波检查。

血中 CA125 值是追踪监测卵巢瘤常用的肿瘤标志物，但是在卵巢癌筛检上，美国预防服务工作组将其列为 D 级，意即反对使用血中 CA125 来筛检卵巢癌。

血中 PSA 值是追踪检测前列腺癌常用的肿瘤标志物，然而其在前列腺癌筛检中的角色，是高度争议的议题。

常用的这些肿瘤标志物几乎都存在很高的伪阳性，也许数据虽高，但根本没有癌症的问题。一般而言，肿瘤标志物不适合作为癌症筛检的工具。

液态活体检测进入癌症医疗以来，这些新型的生物标记也被期待能否发展出癌症筛检的利器，这个热门的议题就有待更多的研究来回答。

通过癌胚抗原（CEA）检测，能诊断出大肠癌吗

李先生 56 岁，三年前第一次接受粪便潜血检查并无潜血反应，去年第二次检查后收到医院通知，建议回医院进一步做详细检查——大肠（内视）镜检查。李先生自认身体状况并无任何异样，也害怕大肠镜检查的痛苦，更担心万一检查出大肠癌，自己要如何面对。过了几天逃避又心神不宁的日子，李先生听从友人建议又去做了一套粪便潜血检查，同时进行 CEA 值检测，结果显示并无异常，李先生顿时大感轻松，先前被通知潜血反应阳性之事也就没放心上。8 个月后，李先生因腹痛、排便习惯改变，被诊断为大肠癌导致的肠阻塞。

临床上发现，大于 1 cm 的大肠腺瘤性息肉或大肠癌，未必会有出血或只有间断性出血情形，因此接受粪便潜血检查者有近一半呈阴性反应，然而阴性反应并不意味着身体完全没有问题。同样的道理，粪便潜血呈阳性反应也不一定有问题，经过进一步的大肠镜检查发现是伪阳性的情形并不少。

由于大肠癌筛检的粪便潜血检查呈伪阴性比率不低，而追缉大肠癌的过

程，潜血检查呈现阳性反应是一个很重要的证候，因此，为了揪出伪阴性的状况，有一些国家如日本，大肠癌筛检便采行两日制的粪便潜血检查，两次检查只要有一次呈现阳性反应，纵使另一次为阴性，也视同阳性并建议做进一步大肠镜的详细检查；若第一次潜血检查已呈阳性反应者，则建议直接接受进一步检查。拿案例中的李先生来说，检查呈现阳性反应后又做一次潜血的复检，此举被视为危险又不恰当的做法。

临床上，血中 CEA 值检测主要用在大肠癌治疗上，其角色有二，一是用作追踪、监控手术后有无大肠癌复发的状况，二是针对转移性大肠癌且 CEA 值偏高的患者监测其治疗成效。由于第零期、第一期的大肠癌患者约有九成 CEA 值不会升高，第二期的患者也约有七成在正常范围，换句话说，早期大肠癌绝大多数不会有 CEA 值上升的情形。况且，血清 CEA 值上升并非大肠癌的专利，不少其他癌症的患者，血中 CEA 值也会升高，甚至正常人或很多良性疾病也可见 CEA 值上升，因此以 CEA 检测来协助诊断早期大肠癌或其他癌症是不明智也无效的选择。

◎ 正子扫描检查是筛检癌症的最佳选择吗

癌细胞需要较多的热量，比起正常细胞，一般而言，癌细胞有摄入 3~8 倍葡萄糖的特性，正子扫描利用癌细胞的这种特性，注射与葡萄糖成分类似的18F-氟代脱氧葡萄糖（18F-FDG），再以伽马线照射，摄入较高量 18F-FDG 的癌细胞对伽马线有反应，癌细胞聚集处相较于正常细胞就会呈现亮点显影，让人容易发现肿瘤处。18 F-氟代脱氧葡萄糖正子扫描（FDG-PET）是目前在癌症医疗上使用最普遍的正子扫描。

正子扫描检查（PET）合并计算机断层（PET-CT，正子扫描计算机断层检查）、核磁共振（PET-MRI，正子扫描核磁共振检查），定位 PET 捕捉到的病灶，在癌症严重度的评估（分期）、原发不明转移性癌症原发部位的侦查、癌症复发部位的侦测、治疗期中和治疗后效果的评估，都已经是临床上不可或缺的利器。

PET-CT已被列入自费健康检查项目中，作为癌症筛检的工具。

台湾高雄荣民总医院核子医学部于2020年在In Vivo医学杂志上发表了一份研究报告，分析了2006—2013年3700位检查者在无症状下接受正子扫描计算机断层检查（PET-CT）的结果，其中有42位（1.1%）因正子扫描计算机断层检查发现异常，而后确诊癌症，主要癌别包括肺癌（9例）、大肠直肠癌（9例）、乳腺癌（7例）、甲状腺癌（4例）等。

一般人使用正子扫描计算机断层检查发现癌症的比例为0.7%～2%，常见伪阳性的异常（正子扫描检查有显影，但并非癌症）包括发炎反应、良性肿瘤，伪阴性（正子扫描检查并无显影）包括肿瘤太小、癌细胞摄入脱氧葡萄糖量（FDG）低、肿瘤所在位置背景的正常细胞生理上涉入FDG量高。因此，有些早期的脑瘤、胃癌、肝癌、肾癌、前列腺癌就不容易侦测出来。

撇开放射线辐射风险和金钱的代价，利用正子扫描计算机断层检查作为筛检工具的弊处还有：发现癌症的比例不高，发现早期癌症的效果尚无科学实证，可能落掉某些一般筛检就能发现的病灶，检查发现的癌症可能是过度诊断进而导致过度治疗。此外，如果检查发现没有异常，受检者反而因有安全的错觉而忽略来自身体症状的警讯。

因此，美国预防医学学院、美国家庭医学科医学会、核子医学和分子影像医学会等，都明确表达，反对没有症状的人使用正子扫描计算机断层检查（PET-CT）做癌症的筛检。

◎ 癌症高危人群不应忽视筛检

《生命最后一个月的新娘》是多年前根据真人真事改编的日本电影，故事中的女主角长岛千惠在23岁时确诊转移性乳腺癌（肝脏和骨骼转移），男主赤须大郎为了完成女友心愿，毅然在千惠病重时与她结为夫妻，俩人一起以真情挚爱谱下生命中这段艰难的章节。

千惠于 2007 年（24 岁）过世，电影于 2009 年上映，并引起日本广大民众的感动和震撼。日本 TBS 电视台接着开启"千惠号"乳腺癌检诊车进行全国巡回筛检的活动，前来接受乳房摄影检诊者几乎都是 20～30 岁的女性，招致乳腺癌专家和乳腺癌病友团体严厉的批评，因为乳房摄影检查对该年轻族群的准确性低，并非适当、必要的筛检工具。

癌症筛检为了实现更高的有效性，基本上对于何人该接受筛检已经有某些程度的规范，例如一般乳腺癌筛检就规定为女性 45～69 岁的族群，口腔癌针对抽烟、嚼槟榔的群体；美国和韩国的肺癌筛检针对 55～80 岁（韩国是 54～74 岁），至少 30 包/年（每天一包、抽烟 30 年，或每天两包、抽烟 15 年以上者）的"老烟枪"（现在仍在抽烟或 15 年内戒断的人），建议每两年接受一次低剂量胸部计算机断层检查。这些筛检基本上都锁定在适当的高危险族群，才能更有效地达成筛检，降低癌症死亡率的目的。

罹患某些特定癌症的高风险族群的筛检更是不能忽略

郭先生 55 岁，因 C 型肝炎（丙肝）病毒慢性肝炎，五年前接受华乐沙（Ribavirin）和干扰素治疗，C 型肝癌病毒完全消迹。治疗前，他每半年接受一次肝功能和腹部超声波检查，C 型肝癌病毒感染治好后定期追踪了一年。之后郭先生自行决定不再例行定期追踪，没料到三年后，因右上腹痛来急诊，竟已是相当严重的肝癌。

B 型肝炎（乙肝）病毒带原者或慢性肝炎者，以及 C 型肝炎病毒慢性肝炎的患者，都是肝癌最主要的癌症预备者。丙肝病毒感染已是治愈率极高的疾病，而乙肝病毒的治疗也能将病毒量降低到难以侦测的程度。乙肝病毒和丙肝病毒感染的治疗确实能大幅降低肝癌的罹患率，但依然有发生肝癌的风险，因此治疗中或治愈的患者仍需定期接受肝癌相关的筛检。

宫颈抹片检查加入人乳头瘤病毒检测，发现人乳头瘤病毒持续感染的人，需定期进行更密集的妇科追踪。

对于有很明显家族癌症史的人，或癌症遗传基因检测已经确定带遗传基因异常的人，针对相关癌症的筛检，在筛检的年龄、频率和工具方面都要做适当的调整。

癌症筛检只做一次或很久才做一次，很难达到预期的成效，无论是一般人的普及式筛检还是特殊高危险群的筛检，都要定期进行追踪筛检。随着对癌症罹患高危险群的阐明，甚至同一种癌症不同亚型的差别，有不同的高危险族群和致病的机转，采取风险导向的癌症预防（risk-oriented cancer prevention）已是必然的趋势。

头颈部肿瘤患者常有的性格特质

有的患者可能性格使然，不太在意自身健康，或是不知道如何面对疾病，以致做出不适当的选择。

比如头颈部肿瘤（像舌癌、口咽癌、口腔癌、下咽癌、咽喉癌，这类肿瘤几乎都是鳞状细胞癌，与抽烟、喝酒、嚼槟榔有很大关系）的患者，他们大多四五十岁，正在打拼事业，经济压力很大，健康识能相对比较薄弱，常常不接受筛检，纵使筛检出有状况，不少患者还是能忍就忍、能拖就拖，经常把肿瘤养得很大，到了已经生活不下去才来就医，这是这类患者常有的性格特质。

很多时候，癌症是不治疗会死、治疗会好的病，而且是治好的可能性很高的病；如果做了不恰当的选择，当然就呜呼哀哉。

◎ 筛检的误解

翁女士 66 岁，C 型肝炎病毒感染，定期在门诊追踪肝功能检测和腹部超声波检查。有一天因上腹部疼痛去急诊，身体出现黄疸、肝脏肿大，腹部超声波检查发现肝脏有好多颗肿瘤，同时胸部 X 线检查也呈现两侧肺脏有很多病灶，住院后确诊大肠癌并肝脏及肺脏严重转移，身体状况快速恶化，很难负荷正式的抗癌治疗，确诊后半年内就辞世了。

家人在整理她的遗物时，在她的桌子抽屉内发现一张半年前医院寄来的大肠癌大便潜血筛检结果的报告通知单，筛检结果呈阳性反应，嘱咐须回医院进一步检查，但翁女士却从未向家人提及，她先生发现通知单的当下自然百感交集，捶胸痛哭。

癌症筛检越来越受到重视，参与的人数逐年攀升，然而仍有不少人对癌症筛检存有错误的观念，或对筛检裹足不前，或没能在筛检中得到应有的助益。

癌症筛检是一项保护我们自己身体的举措，承受一些小麻烦和很小的负担就可以换来对身体健康的掌握，千万不要放弃可以保护我们身体的举措。

接到癌症筛检结果异常的通知，必须做进一步的详细检查时，不少患者会要求再做一次筛检，这种现象在大肠癌筛检的粪便潜血检查中最常见。其实，这是错误的做法。筛检并非确诊，只是筛检出风险高的人。每次筛检结果都有可能出现伪阴性，再做一次即便没有异常，也等同忽略第一次检查所带来的警讯。警讯是坏消息吗？或许它是让我们发现可以处理的早期疾病的好消息，忽视它可能就让自己陷入危险。

被告知筛检有问题，要进一步做详细的检查，却由于害怕详细检查的痛苦，或是担心万一诊断出恶性的疾病等因素，而选择不去做详细的检查，就如同上文翁女士的状况，都是危险的、不明智的选择。有些人做了详细的检查，确诊为癌症，但是自觉没有任何症状或不适，或因此自认不可能是癌症，而选择没有进行下一步的治疗，那就更是让自己走向趋凶避吉的路了。

症状——来自身体的提醒

◎ 不要忽略来自身体的声音，症状常是身体发出的警讯

癌症防治工作的战线已从治疗有症状的患者，扩展至无症状的民众，意在早期发现、早期治疗，甚至防堵癌症的发生。世界卫生组织将癌症筛检或发现症状迅速求医（尤其是局部的症状）列为早期诊断癌症的两大利器。在台湾，四癌筛检（口腔癌、乳腺癌、大肠直肠癌、宫颈癌）进行得如火如荼，大家却常忽略由症状的线索起始和早期发现可疑病灶、早期确诊癌症的重要性。

癌症的确诊，多数是因主观上感到有不适症状，或出现客观、明显异样的证候，就医后进一步检查才诊断罹癌；目前有越来越多的人则是因为身体健康检查或癌症筛检而发现罹癌；也有少数人是因为其他问题就医，意外发现癌症存在。

出现症状或证候后确诊为癌症者，有不少已是难以治愈的晚期，如肝癌、胰腺癌等，患者及家属难免错愕惊慌。也有不少人，因为没有家人罹癌，身体无明显异样，自认癌症不会上身，或有症状并未在意，也未意识到症状可能是身体的求救警讯，等到症状再度出现，癌细胞继续扩展，令人十分扼腕；也有人因为害怕被诊断出癌症，担心不知如何面对，干脆抱着"没看没病"的逃避心态，直到拖到症状或证候已严重影响生活作息，才不得不就医。面对自己的健康出现警讯，害怕、逃避反而让人错失早期诊断的机会。

身体出现症状，多数情况并不是严重问题所致，未必与癌症有关，不要太过恐慌。但如果持续一段时间如两三周以上或不断恶化，就要提高警觉，纵使刚做完筛检或身体健康检查，被告知并无任何异常，也不要忽略症状和证候可能是身体发出的求救讯息。虽然症状和疾病的严重程度不必然相关，

然而对于癌症这种会持续恶化、不断扩张的疾病，若拖到症状忍无可忍时才就医，疾病的进展、恶化状况恐也会影响疾病的治疗和预后。

◎ 延迟诊断的原因

诊间里常听到患者、家属懊悔当初对症状没有警觉，一拖再拖的心态反而害惨自己，碰上一个会持续恶化的疾病，以为不看就没病，到头来失去的还是自己的健康。

癌症延迟诊断，常导致未能早期发现，待确诊时不仅癌症扩散、转移的比率增加，且治疗的困难度也相对提高。英国癌症防治的成绩在西欧国家之后，延迟诊断被认为是主要原因之一。

归咎延迟诊断的原因，不外乎对癌症证候的警觉性不足

由于患者对癌症症状和证候认知不足，以及面对身体出现不适或异样时逃避、拖延的态度，反而使患者在信息不足、不愿正视、蹉跎之间，小病拖成大病，平白错失早期发现的良机。再者，"年纪轻轻的不太可能会罹癌"的认知，也可能让我们对健康的警觉心大打折扣。

虽然年龄增长是罹患癌症最主要的危险因子，但罹癌并非老年人的专利，任何年龄都不能幸免。然而年轻的患者在出现证候或就医初期，癌症的臆测很容易因为患者年纪轻而被自己甚或医疗人员排除、忽略，新闻媒体上偶有听闻因身体出现症状就医，却因为延误多时，确诊癌症时已病入膏肓的悲剧报道，其中有不少就是发生在年轻患者身上的案例。

2010年英国一项调查报告指出，医师面对各种可疑症状，有73%的状况能实时警觉，做出适当的处置。换句话说，超过1/4的状况无法被医师敏锐察觉。这项调查结果显示，医师在癌症症状的辨认、反应上尚有改善的空间。英国国家患者安全机构（National Patient Safety Agency）在其《癌症延迟诊断》的报告书中建议，如果患者连续三次（three strikes）以同样的症状来就诊，未得到改善且没有确切的诊断，就应进一步做详细的检查或转诊。

"知识就是力量！"如何能在早期诊断癌症，避免诊断延迟所造成的危险？首先还是了解与认识癌症早期诊断的重要性，重视来自身体的声音，对癌症相关症状和证候有所警觉，且积极接受定期的癌症筛检。只有自身有正确的知识，才能发挥自我保护的力量。筛检结果通知如有异常是很重要的警讯，绝不能等闲视之，一封不到十块钱的检测结果通知信，有时反而是一道无价的救命符。因为做筛检而查出癌症的患者，受到惊吓的同时想必也暗自庆幸："还好发现得早！"

预防癌症、避免癌症复发的十项忠告

世界癌症研究基金会和其附属的美国癌症研究协会的一份最新报告指出，30%～50%的成人常见癌症是可以预防的。在癌症的预防上，最重要的仍是维持全面的健康生活。2018 年，世界癌症研究基金会和美国癌症研究的专家针对癌症预防提出了十项忠告，这是针对一般民众的生活形态所做的建议，也适用于已罹患癌症者预防新癌症的发生。

近年来，越来越多的研究显示，生活形态的调整如维持适当的体重，增加身体活动，健康均衡的饮食，禁戒烟、酒、槟榔，不但能预防癌症的发生，对于癌症体验者，除了可以降低第二个新癌症的发生概率，也能减少癌症复发的风险，是避免癌症复发的简单、重要而不可忽略的习惯调整。

1. 在正常体重范围内尽可能瘦。
2. 每天进行 30～60 分钟适当强度的身体活动。
3. 避免喝含糖饮料，限制摄取高热量食物。
4. 母亲对婴儿至少进行 6 个月母乳。

5. 每周食用红肉不得超过 0.5 kg，避免食用加工的肉制品。

6. 男性每天饮酒的酒精含量不超过 30 g，女性不超过 15 g。

7. 多吃各种蔬菜和水果。

8. 每天盐的摄取量不超过 6 g，少吃腌渍食品。

9. 避免食用营养补充品，怀孕期间可服用叶酸。

10. 癌症患者治疗后要严格遵循专家提出的营养建议，多运动，并保持适当的体重。

◎ 生活习惯与癌症的关系

生活习惯与罹患癌症有关也是毋庸置疑的事实，难怪癌症被定位为生活形态的慢性疾病。日本国立癌症研究中心预防研究团队将生活习惯中的致癌风险因子，以及防癌效果，依可信强度分为"确实""大致确实""有可能""资料不足"等四个等级。抽烟、饮酒与癌症的关系属于"确实"；肥胖与肝癌、大肠癌的关系为"大致确实"，戒断不良饮食习惯或减少红肉摄取量就是一种癌症预防；增加蔬菜、水果的摄取与降低食道癌的关系属于"大致确实"，健康的饮食习惯也是一种癌症预防。该团队制定了禁烟、节酒、饮食生活、身体活动、维持适当体重五种健康习惯的生活指引（为什么没有禁槟榔呢？因为那不是日本人的生活习惯），试图以具体的方法预防日本人的癌症。

不少人看了一定很惊讶，防癌就那么简单吗？真的可以借由改变生活形态来防癌吗？其实简单也不简单，而我们能尽力去做的、确实可以降低罹癌风险的，就是如此简单扼要又明确的行动罢了。

实践这五种健康习惯能降低多少罹癌风险呢？日本国立癌症研究中心为了回答这个问题，追踪调查了 140 420 位 40～69 岁的受检者的生活习惯和癌症的罹患情况，结果显示实践五种习惯的人比起五种都没有实践，或只实践一项的人，癌症罹患率上男性减少 43%，女性减少 37%。

瑞典的一个针对 55 800 位民众追踪 15.4 年的调查研究，被发表在 2020 年 3 月的英国癌症杂志，其间共有 12 693 位罹患癌症。评估这些研究对象在生活上遵从 2018 年 WCRF / AACR 公布的癌症预防建议的程度与罹患癌症的关系，结果显示遵从程度愈高，确实能有效减少罹癌的风险。WCRF / AACR 的建议看似容易，能完全遵从者却不多，九成以上的人未能完全符合遵从多食用植物性食物，限制红肉、加工肉、快餐、加工食物的建议，近一半的人未能符合维持体重及身体活动的建议。

或许对某些人而言，要转换生活形态并不是那么容易，这些具体的研究结果，应该可以强化我们对调整生活习惯有助于防癌的认知和动机。

癌症的预防

◎ 癌症预防有四个层级

第一级、第二级的预防是针对一般民众和罹癌的癌症体验者，第三级、第四级只针对罹癌的癌症体验者。

第一级的癌症预防是防患于未然，借由断除致癌的危险因子、积极养成良好的生活习惯，降低罹患癌症的风险。常见的一级癌症预防作为如下：

致癌的微生物感染中，可以避免的感染包括：B 型肝炎（乙肝）病毒疫苗注射，避免 B 型肝炎病毒感染，可大幅降低 B 型肝炎病毒相关的慢性肝炎、肝硬化和肝癌；人乳头瘤病毒疫苗注射，避免高危人群人乳头瘤病毒的持续感染，可降低罹患宫颈癌及其他人乳头瘤病毒相关的癌症。生活上更要小心避免 C 型肝炎（丙肝）病毒感染和艾滋病病毒感染。

致癌的微生物感染中，可以治疗的感染包括：B 型肝炎病毒带原者或慢性肝炎者，虽无法治愈却可积极治疗，C 型肝炎病毒感染者则是有极高的治愈率，B、C 型肝炎者好好接受治疗都能间接降低肝硬化和肝癌的罹患率。幽门螺杆菌的除菌治疗能降低胃癌及幽门螺杆菌相关胃淋巴肿瘤的罹患率。

在生活形态方面，首要的预防工作当然是禁烟、节酒和禁槟榔。不要轻忽和纵容二手烟对您和家人的健康危害。饮食方面，要有节制地摄取红肉、加工肉类制品、加工食品、腌渍食物、盐分太高的食物、精致食物、加糖饮料、太烫的汤饮等，并不是完全不能吃，而是不要养成常吃的习惯。多摄取非淀粉类蔬菜、水果（如果有糖尿病、血中中性脂肪值过高、体重过重、肥胖，热量高的水果就要节制）、全谷类、豆类，饮食要均衡、多样。还要养成增加身体活动量和运动的习惯，尤其是久坐的职场工作者，下班后绝对忌讳坐在电视前吃零食，或又转战计算机屏幕前。注意饮食，养成运动的习惯，将体重、BMI 控制在适当的范围内。

不要忽略癌症是糖尿病的并发症之一，将血糖和糖化血色素值控制在适当的范围内。

口腔如果有牙齿咬合的问题，常磨伤或咬伤同一部位，要尽早请牙科医师矫治。

此外，如果生育，最好采用母乳喂养，能降低母亲罹患乳腺癌和卵巢癌的风险。还有，绝对不要用营养补充品、保健食品预防癌症，因为到目前为止，绝大部分的这类食品都未被证实对防癌有实质效益，花上大把银子买来一堆保健品，也不过是保安心，对防癌没有助益。

第二级的癌症预防是早期诊断、发现癌前病变或早期癌症，经由及早治疗，断绝癌症于萌芽之初。

选择一个特别的日子，例如您的生日，做一件善事，比如献血，或者做一件保护自己、对身体有益处的事，像是去做大肠癌、宫颈癌、乳腺癌、口腔癌等癌症的筛检，就是关爱自己、体贴家人的表现。

如果是 B 型肝炎病毒带原者，或有慢性肝炎，或 C 型肝炎病毒感染，纵使已在治疗中或已治愈，都要定期检查血中甲胎蛋白值和腹部超声波。

如果宫颈抹片检查确认您有致癌高风险的人乳头瘤病毒持续存在，请与妇科医师讨论后续追踪检查和宫颈抹片筛检频率的调整。

如果您有很明显的家族癌症病史，或经癌症遗传基因检测确定您带有癌症遗传基因突变（肿瘤遗传易感综合征），请与肿瘤内科（血液肿瘤科）医师或癌症遗传咨询师讨论癌症筛检的项目、工具、起始年龄和频率。

不要忽略来自身体最原始、自然的声音，如果已经持续一段时间，身体有主观的症状、不适或客观的证候，纵使您刚做过筛检或其他的检查，如计算机断层检查、核磁共振检查、正子扫描计算机断层检查等，而且被告知并无异常，还是请您谨慎些，及早去医院寻求进一步的检诊。

第三级的癌症预防是对在接受标准抗癌治疗期间，为癌症患者积极地预防和处置抗癌治疗所带来的并发症，让患者能顺利完成治疗。

第四级的癌症预防是积极地预防和治疗慢性不良反应、后遗症，让癌症患者能顺利回归职场、回归社会，重建且恢复正常的生活。

属于第三级、第四级癌症预防的癌症体验者，除了自己罹患癌症的追踪照护之外，也需积极参与第一级和第二级的癌症预防，以降低癌症复发概率，并避免发生第二个（与第一个癌症不同）癌症。

癌症预防的第一级、第二级预防除了预防癌症的发生，对于其他生活形态相关的慢性疾病，如心血管疾病、脑血管疾病、高血压、糖尿病等，都有预防的效果。癌症体验者也不要忽视其他慢性疾病的诊疗，多一分自我保护、关爱，就能多一些好好享受健康、如常生活的幸福时光。

第六章　健康的癌症体验者

癌症体验者

这里有必要厘清中文名称的"癌症患者""癌症幸存者""癌症体验者"三个名词的区别。

幸存者（Survivors），意指大难不死、劫后余生，而癌症幸存者（cancer survivors）一词的出现，正是将罹患癌症及接受癌症治疗视为犹如经历一场磨难。过去对癌症幸存者的认定较为狭义，多指已完成癌症治疗，并进入康复阶段的对象，与刚确定诊断或正在接受治疗的癌症患者（cancer patients）相对应。由癌症患者至癌症幸存者，呈现癌症治疗过程的不同阶段，在医疗处置、精神心理及社会生活层面的照顾，各有其特有、相异的需求。

近年来，医界对癌症幸存者的认定普遍倾向为，只要是已确定癌症诊断的人，即自动晋身为 cancer survivors。日本常用的名称"癌症体验者"与当前的定义相符，也是我个人认为较中性，偏好使用的译词。罹癌患者的家人、照顾者，面对病情与身体状况的起伏，心绪在希望与不确定性间摆荡，其精神、心理上的煎熬，绝对不亚于患者本身，因此，也被广列为癌症体验者的范围，或被纳入体验者照顾计划关注的对象。

相对于传统惯以癌症患者相称，"癌症体验者"一词的用意及观点，我认为，对于医疗团队在拟定照护计划时，有更全面、长远、能顾及患者和重要他人的提醒。

美国癌症协会（ACS）与美国国家癌症研究所（NCI）于 2019 年 6 月发表的一份报告（每三年一次）指出，美国癌症体验者已近 1700 万人，占总人口的 5%，其中癌症诊断超过五年者约占癌症体验者总人数的 68%，诊断已超过 20 年以上者约占 18%，预估 2030 年将超过 2200 万人。癌症体验者有连年增加的趋势，主要是归因于更好的治疗让患者活得更久、癌症筛检的普及、癌症早期诊断的进步，以及老龄化人口的增长。该报告发现 64%（约 2/3）的体验者 ≥ 65 岁，49%（约一半）的体验者 ≥ 70 岁，有 56%（超过一半）是近十年诊断的患者。以乳腺癌为例，第一期乳腺癌患者的五年存活率是 100%，第四期患者的五年存活率只有 26%。在美国，乳腺癌初诊断时，第一期的患者占 44%，而第四期的患者还有 5%。

由于治疗的进步，儿童癌症（≤14 岁）的五年存活率，这 30 年来有很长足的进步。1975—1979 年诊断的儿童癌症患者五年存活率为 58%，2008—2014 年诊断的儿童癌症患者五年存活率为 84%。青少年癌症患者目前五年存活率为 85%，与儿童癌症患者雷同。

近 30 年来，癌症诊疗的进步（20 世纪 60 年代初期，美国癌症患者五年存活率，白人是 39%，非裔是 27%；2019 年的五年存活率，白人是70%，非裔是 63%。而中国台湾 2012—2016 年新诊断十大癌症患者的五年存活率为 56.7%，其中男性为 49.76%，女性为 65.3%），已让无数癌症体验者享有无癌的正常生活，癌症不再是不可治愈的疾病，得了癌症并不形同被判死刑，然而因为癌症存活率的提升，癌症体验者未来可能面临长期或晚期不良反应对生活层面的影响，这也是医疗专业人员必须为患者审慎评估、关注的课题。

◎ 治疗方法的选择应顾及日后生活、职业的考量

连续七年赢得环法自行车赛冠军的兰斯·阿姆斯特朗（Lance Armstrong），是举世闻名的自行车赛职业选手，也是大家耳熟能详的抗癌英雄。1996 年 10 月，25 岁的阿姆斯特朗被诊断罹患睾丸癌，且癌细胞已转移至脑部和肺部。接受右睾丸切除手术、脑部转移切除手术，以及无数次的化学治疗后，阿姆斯特朗以无比的毅力重返竞技场，并自 1999 年开始实现环法自行车赛七连冠，创造了环法自行车赛的历史纪录。

当时治疗转移性睾丸癌的标准化学治疗处方为 BEP（Bleomycin, Etoposide, Cisplatin），由于阿姆斯特朗是一位自行车赛选手，主治医师考量 Bleomycin 可能造成的慢性肺部毒性会损及阿姆斯特朗肺部的功能，影响往后赛场上的表现，因此选用对肺部影响较小的异环磷酰胺（Ifosfamide）取代博来霉素（Bleomycin），并为当年甚为年轻的他，在进行化学治疗前冷冻保存精子，这让他后来顺利生下一位男孩及一对双胞胎女儿。而他竟也幸免于化学治疗对生殖功能的伤害，在治疗结束多年后，与女友自然受孕又生了两个孩子。阿姆斯特朗罹癌后的生命力和勇气，感动、激励了无数癌症患者，他陆续成立兰斯·阿姆斯特朗基金会及 LiveStrong 非营利组织，致力于协助癌症研究、癌症防治及支援癌症体验者，帮助他们及家属度过罹癌后的人生低潮、危机。2013 年，他在美国著名主持人奥普拉·温弗瑞（Oprah Winfrey）的访谈中，坦承使用禁药红细胞生成素（EPO），这件事肯定对阿姆斯特朗有莫大的冲击，但并不影响他在癌症上的努力和贡献。

正要接受或正在接受治疗的癌症患者，会担心治疗的不良反应难以忍受，但这些急性不良反应、毒性，并不是每一个患者都会发生。支持性治疗的进步，可以化解很多治疗所带来的不良反应、毒性，况且绝大部分的急性不良反应都是过渡性、暂时的现象，人类自身有疗愈、康复的力量，患者不

必为尚未发生的急性不良反应烦恼，从而裹足不前，因小失大。在选择、决定治疗之前，除了对治疗期间或治疗后短时间内会发生的急性不良反应、毒性和风险有所了解外，也要知道可能衍生的长期的后遗症和晚期的不良反应，在治疗十年后，甚至二十年后的身体状况和生活质量将会如何，不过有些医疗人员则担心患者知道那么多，可能会吓得不敢接受治疗。

有不少癌症体验者身体已经没有癌症，但仍然要面对癌症及其治疗所带来长期或晚期的不良反应（not free from cancer effects）。如果治疗的方式可以有所选择，这些都是选择和做出决定前要列入考虑的要项。如同兰斯·阿姆斯特朗，医师的治疗计划纳入了其职业生涯、生育后代的考量，为患者顾及治疗对生活、职业的影响，让治疗结束后的癌症体验者能享受如常的生活。因此，癌症的治疗计划应为"量身定做"，需由有经验的主治医师为之。

美国国家医学研究院（The Institute of Medicine, IOM）是医疗界知名的学术机构，很早就提出"人都会犯错"（To Err is Human）的观念，影响美国开始重视患者的安全，后来拓展到全世界，成为现代医院重视的议题。在癌症这个部分，美国国家医学研究院注意到接受治疗的癌症患者和治疗结束后的癌症体验者之间没有完善的转型承接，于是在 2006 年提出震撼癌症医界的议题：从罹癌患者到复原存活的接轨断层（From cancer patients to cancer survivor: Lost in transition）。例如，在电子病历医疗信息还不发达的年代，一个人在青少年时罹患癌症，完成治疗后离家到外地求学、就业，此时身体出现了另一个问题，但是以前的病历记录并未带在身上，也不记得做过什么治疗，没有完备的资料提供后续处置的参考。

美国国家医学研究院指明了这个现象，因此美国许多学会和机构开始对抗癌治疗结束后的癌症体验者开一张处方（Survivorship prescription），或拟订癌症体验者照顾计划（Survivorship care plan），上面载明是什么病、第几期、做过什么治疗（开刀手术、全身性治疗、放射线治疗）、目前状况如何、后续要注意哪些事情，如要做哪些定期的追踪检查、疫苗注射、长期后遗症的防治、复发的监测、二次性癌症的预防，以及如何保持健康等议题，让患者带在身边。2008年时，美国国家医学研究院也关注到癌症体验者心理、全人照顾的议题，认为美国很多医院在这个部分还有待加强、改善。

◎ 癌症体验者的照顾、复原与回归正常生活

罹患癌症要常到医院报到，紧接着一连串的检验、检查和治疗，还要面对多位不同专业的医疗人员，这当中与您最密切接触的当属主治医师和个案管理师，他们绝对是您的伙伴，也是带着您走这段癌症旅程的导航员（Navigator），在您接受治疗前、治疗中，甚至治疗后，帮您做好准备，在您需要时伸出援手，让您在这段旅程中得到更适当的照顾，尽可能安全、舒适地享有如常的生活。

癌症体验者由于癌症种类的不同，治疗的差别性，可能面临身体每个部位各式各样的状况和问题，为了要将癌症体验者照顾好，有周全的医疗专业人员和专业团队，才能做好全方位照顾，您的主治医师和个案管理师会在您最需要时，善用各方面资源协助您。

依癌症体验者的需求，以及治疗对后续生活影响的专业评估，主治医师和个案管理师同时扮演导航员的角色，在治疗前、治疗中、治疗后，联结且善用不同领域的专家，让治疗的整体效果达到最大化，让不良反应与后遗症降低到最少化，以及让癌症体验者尽快重返正常生活，并于健康和生活质量上都有更好的恢复与维持。为了达成这个目标，有许多照顾上的任务须进行，这当中因应成立的各相关功能照护团队或专业人员包括：疼痛照护、心肺功能照护、营养照护、淋巴水肿照护、人工血管照护、伤口及造口照护、吞咽功能照护、癌症患者急症的加护照护、排尿排便障碍照护、生育准备及

性功能障碍照护、协助香槟酒戒除、睡眠障碍照护、精准医疗及免疫治疗照护、遗传性癌症咨询等。

 曹院长的癌症小学堂

> 免于痛苦和不舒服的症状是患者的人权；及时解除患者的痛苦，是治疗癌症的医疗人员必修的学分。

◎ 癌症体验者的社会福利资源——中介给的启发

我为蔡先生看诊快十年了，有一天他来看病，身旁陪着一位我从未见过的亲属，说是蔡先生的远亲，希望我开诊断书，要替蔡先生申请补助，后来才知道假借远亲之名的这位女士其实是中介（人们口中的"劳保黄牛"）。这件事给我带来不小的冲击：哎呀，这位患者我看了那么久，怎么会忽略了他可以申请社会资源？这些资源的取得是患者的权利，我为什么忘了为他争取应享有的福利？

之所以会有中介的存在，是因为大部分患者都不知道自己有哪些福利权益，常常认为社会福利资源是看得到吃不到，一方面不清楚如何申请，一方面误以为中介有方法、有门道能够帮他们申请到福利，因此就算被抽成，也总比什么都申请不到来得好，中介就这么立足于患者的未知、脆弱之处。蔡先生的事和中介的存在让我得到一个启发：医院能不能主动帮助这些患者，不必让中介来做？患者确诊后，医院能否有专人主动提醒他们可以申请哪些资源（例如申请农保残障、给付或私人保险）、去哪里申请、必须准备哪些资料等。在这个部分，医务社工师着实发挥了很大的作用，提供各项社会福利的咨询，也提醒患者可以申请哪些资源，有了医务社工师的提醒，患者不用再把自己应有的福利白白送给中介。这是我从那位中介身上学到的。

治疗后的追踪：提早发掘、处置对患者有助益的问题

癌症患者完成手术治疗、化学治疗、靶向治疗、免疫治疗或放射线治疗，有些人如乳腺癌患者或许还得服用5～10年的抗激素辅助性治疗药物。不必常回医院接受检查、治疗，必然有种解脱的轻松感，不过不再常常看到医疗团队人员，家人也都回到原本的生活轨道，心头或许反而会有些失落的感觉。

后续上医院的次数虽然变少，但固定回诊追踪绝对是必要的。追踪的重点主要包括：

1. 监测是否有癌症局部区域性的复发或转移性的复发；
2. 二次性癌症的筛检；
3. 前阶段的治疗所引起的身体、心理、社会方面的长期不良反应或后遗症的评量和处置；
4. 禁烟、节酒、戒槟榔、饮食营养、增加身体活动、维持适当体重等健康促进的功课。

因为治疗过程常要借助抽血检验、影像检查来确认疾病改善的情况，不少患者期待在追踪阶段也能如此。当然追踪的目的是及早发现、及早处置对患者有助益的问题，如有些癌症若能及早发现其转移性复发，因为及早介入，疾病仍有治愈的可能，如果延迟发觉，则错失治愈的机会。针对这类及早发现异常会对患者有治疗益处的检查，就需密集追踪，定期检查。然而有不少癌症经由做检查意外发现问题与有症状之后才去查找问题，两者后续的预后并没有差别，这类检查对于患者多是不必要的负担。动不动就想要做检查以让自己安心，对于没有症状的患者是不必要的，反而让患者身处更多辐射的伤害中。而且检查结果常不是非黑即白的明确诊断，而是落在模棱两可

的灰色地带，有时得再做持续追踪检查，更多的辐射和心理上的担心、煎熬更是伤人，过多、过度的检查，也就不免有不适当的判断，随之而来过度的、不必要的治疗恐也难避免，反而对患者带来伤害。

◎ 不同癌症，追踪检查也不同

以乳腺癌为例，美国国家综合癌症网络 2020 年版的乳腺癌追踪指引建议：前五年，每年回诊一至四次，进行基本的问诊和身体理学检查；五年后，每年回诊一次；每年做一次乳房摄影检查。服用他莫昔芬的患者，每年做一次妇科的检查；服用芳香酶抑制剂或以前的治疗引起卵巢失能的患者，要定期做骨质密度检查。如果没有临床的症状和证候怀疑复发，没有必要做血液的实验室检查（血液检查、生化检查、肿瘤标志物检查）和影像检查（X 线检查、骨骼扫描检查、计算机断层检查、核磁共振检查、正子扫描计算机断层检查）。

再以大肠癌为例，NCCN 2020 年版的大肠癌追踪指引建议：第一期患者于手术治疗一年后要做大肠内镜检查，如果没有发现进阶性腺瘤（Advanced adenoma），于手术三年后再做一次大肠内镜检查，之后就变成每五年做一次大肠内镜检查。第二期、第三期的患者，于抗癌疗程结束后的头两年，每三至六个月回诊一次，接受问诊和身体理学检查；抗癌疗程结束后的第三年开始，改成每六个月回诊一次，持续五年；至于血中肿瘤标志物 CEA 检验，诊断以后的前两年，每 3～6 个月做一次，第三年开始改成每六个月做一次，持续五年；胸部／腹部／骨盆腔的计算机断层检查，每半年至一年做一次，持续五年；大肠内镜检查，术后一年再做检查，如果没有进阶性腺瘤，术后第三年再做一次，然后每五年一次；不必做正子扫描计算机断层检查。第四期完成转移性病灶治疗的患者，追踪的内容与第二、三期雷同，胸部／腹部／骨盆腔的计算机断层检查的频率稍高，前两年每三至六个月一次，然后每半年至一年一次，持续五年。大肠癌体验者于抗癌治疗结束五年后，不再建议例行血液 CEA 检验和计算机断层检查。

以上所举是 NCCN 2020 年版的乳腺癌和大肠癌的追踪指引，其他癌症相关团体，如美国癌症协会、美国临床肿瘤学会、欧洲肿瘤内科学会的追踪指引也都大同小异。

乳腺癌和大肠癌治疗后的追踪，截然迥异。大肠癌的追踪指引与台湾目前临床实际情形较接近。比起大肠癌，乳腺癌的追踪检查就简单许多，一些乳腺癌体验者看过指引后一定认为不太可能，必定纳闷、惊讶，为什么不用定期做胸部 X 线、抽血检验、检测肿瘤标志物呢？为什么连骨骼扫描检查、腹部超声波检查看看骨骼或肝脏是否有转移都不用呢？集世界级乳腺癌专家制定的追踪指引竟然如此简单，这样是对的吗？多数癌症体验者认为医师安排了很多、很密集的检查，是很谨慎、细心的好医师，殊不知您口中的好医师正在做着不必要、增加身体负担的检查，这是癌症体验者要正视、导正的观念。

◎ 追踪检查做得愈多愈详细，不一定是好事

三五病友聚在一起或电话联络，相互关心彼此的检查数据，比较各自做过哪些检查，已是病友间的常态。你一言我一语中，没做的那些检查，回头成了自己日后寝食难安的近忧，因而寻求医师加开检查的患者不在少数；也有些患者因为过于担心，往返在两位或更多同专科医师间定期追踪、检查。所谓"货问三家不吃亏"的心态，也使得有些患者跑医院（hospital shopping）如同跑商店，不仅浪费医疗资源，也会使患者本身惶惶终日，焦虑不安！

患者在心理上常觉得检查做得愈多愈详细，对疾病状况的掌握就愈能滴水不漏，万无一失，甚至以此作为评定医师是不是一位细心、关心患者的好医师的标准。

30 年前的台湾癌症医疗，诊疗上应做而未做，或做得不足是常见的现象。但曾几何时，随着癌症诊疗指引的普及，再加上医疗的竞争，取而代之的反而是过度检验、检查和过度治疗的充斥，连带造成医疗资源的浪费。

当然这些追踪指引并不适用于已有转移问题的患者，或因有症状或证候须怀疑身体有状况的患者。如果在追踪阶段，身体出现主观的症状、不适或客观的证候，就得随时再去拜访帮您追踪的医师。

◎ 追踪检查也需要"明智的抉择"

美国的医疗保健支出开销是世界之冠，然而却未能带来与之匹配的医疗保健绩效。2010 年，得克萨斯州大学家庭医学科教授霍华德·布罗迪（Howard Brody）在《新英格兰医学杂志》上撰文《医疗照护改革的医学伦理责任》。该文挑战了不少被专科医师视为理所当然却缺少实证支持的常见诊疗方式，疾呼各专科医学会须严格省思，检视这些诊疗方式，促使美国内科医学委员会（American Board of Internal Medicine, ABIM）于 2012 年发起 choosing wisely（明智的抉择）活动，期待各医学会团体能定期提出五项由该专科医师认为不需要且可能致使患者受到伤害的检验、检查和介入性处置，同时应考虑终止这些诊疗业务的清单。

目前已有超过 70 个专科医学会响应这项活动，提出超过 400 条患者和医师要讨论的过度检查和治疗的临床处置内容。有不少专科团体提出与癌症预防、治疗相关的议题，内容遍及癌症的筛检、诊断、治疗、追踪、缓和照顾，乃至癌症末期的临终照护。每个团体定期提出五项清单，虽不像法律条文具有强制约束力，倒也为医师和患者有更多对话、互动和讨论提供了依据。

美国临床肿瘤学会于 2012 年首次提出应该考虑停止的五项清单，颇受肿瘤专科医师认同；2013 年 10 月又提出五项诊疗清单。两年共提出十项，其中有五项涉及癌症筛检、分期及追踪的检验检查，另外五项与癌症的治疗相关。

"明智的抉择"强调适当的医疗，可以减少医疗资源的浪费，保护患者免于过度医疗的伤害；而提出考虑中止的清单，不仅为医疗提供端挹注新的思维和省思，也通过促进医患对话让患者从中理解"多（做）未必更好"（more is not better）的观念。医患双方应基于实证的立场，依患者个人状况，共同沟通、讨论以做出最适当的医疗照顾共识和选择。 医疗提供端要常常有保护患者免于伤害的省思，患者端也要学着理解其实多做不一定是好事，摒弃愈多愈好的偏差观念，推动医疗"明智抉择"的精神与内涵。

自从 2012 年美国内科医学委员会推行"明智的抉择"运动，主张应质疑和讨论一般医疗检查和处置的必要性，包括从诊断、确定疾病后的分析、治疗到结束治疗后的追踪，许多专科医学会纷纷跟进，认为如果疾病没有那么严重，做精简而必要的检查就好，不必全身详细检查。例如，美国胸腔外科医学会（American Association for Thoracic Surgery, AATS）对"明智的抉择"其中一项建议是：若早期肺癌患者没有转移到脑部的疑虑，肺癌开刀前就不必做脑部检查。因为早期肺癌转移到脑部的比例不高，有时检查结果似有若无，不是明确的"有"或"没有"，反而会引起判断上的偏差。

追踪部分也应朝相同的方向去做。已经有很长一段时间，很多乳腺癌患者开刀后没有任何症状，但是例行做骨骼扫描检查（Bone scan），追踪得很频繁，这是很扭曲的临床现象，不仅是不必要的检查，而且浪费资源，又让患者承受不必要的辐射照射，但是患者反而感谢医师细心帮他安排很多检查。这类不必要的检查中，若检查结果有点状况，医师难以明确判断和原发疾病的关系，加上患者多有杯弓蛇影的心态，又是持续追踪一段时间自然可以料及，只是这当中有不少人追踪到后来发现根本没有问题。

前文提及，因常常做检查而早一点发现的转移，和出现症状后再去检查而发现的转移，此时的转移因为已经是不能痊愈的疾病，常常不会因为早一点治疗而能延长患者的生命，这种情况，检查就没有必要了！有必要的检查是，早一点发现、早一点治疗对延长患者的生命或治愈疾病会有帮助，这种检查便是有必要、不伤害患者的检查。所以，绝大多数国际性的癌症诊疗指引都建议：治疗结束后追踪检查的癌症患者，大部分肿瘤标志物的检查都不必要，除非少数像大肠癌等疾病，如果早一点抓到可以手术切除的转移，而通过对转移部位进行手术治疗能让患者还有痊愈的可能，这种情况积极地做检查，当然对患者有帮助，对整体资源的使用也比较合理，至于要追踪哪些项目，也适用这个原则。

复发

◎ 发现异常，切莫躁进，摸清底细，善用武器

王先生 49 岁，左侧口颊癌第三期，接受了手术治疗和术后放射线治疗。治疗结束三年后，在例行胸部 X 线检查中发现两侧肺部有多颗病灶，他并无任何症状或不适。胸腔内镜手术切除一颗病灶做病理性检查，确认不是口颊癌的转移，而是隐球菌的真菌感染。接受一段时间的抗真菌治疗后，胸部就逐渐恢复正常。

方女士 56 岁，大肠癌第二期，手术治疗两年半后，血液中肿瘤标志物 CEA 的数值是 8 ng/mL（正常值＜5 ng/mL），再次追踪时又升至 12 ng/mL。影像检查并未发现异常，持续追踪至第七个月，CEA 值升到 84 ng/mL，才在肝脏发现一颗 1 cm 的病灶。影像确认只有这个病灶，经外科手术切除后，病理报告确定是大肠癌的肝脏转移，而 CEA 值在手术后也恢复正常，后续又接受一段时间的辅助性化学治疗，此后大肠癌已不再是她的问题。

有些患者癌症的复发会先由肿瘤标志物的上升且持续逐步攀升来表现，但影像上却没有发现任何异样。到底是转移还是另一个癌症？问题出在哪

里？这样的状况，临床上有不少医师会将之当成转移性癌症，开始做全身性治疗。

借方女士的状况来比喻，医师会把方女士当成转移性复发，开始针对转移性大肠癌执行全身性化学治疗并用靶向治疗，在这个治疗下，当然大部分血中 CEA 数值会下降，但持续治疗一段时间后，血中 CEA 值又会再回升，因为肿瘤会对治疗药物出现抗药性。要治愈转移性大肠癌，全身性化学治疗并用靶向治疗并非是根治的方法，不是痊愈导向的确定性治疗模式，就如本书第三章"治疗目标的设定"以及第四章"确定性治疗"中曾提及，医师如果没有足够的根据，治疗的目标没抓准，贸然使用靶向药物和化学治疗药物来处理，没有并做痊愈导向的确定性治疗（definitive treatment），那就太不了解靶向药物和化学治疗药物这项武器的限制和能耐了！把武器用在不适当的时机点，白白折损浪费掉后续能用在患者身上的宝贵资源，或许也就此错失患者痊愈的机会。

面对方女士的情况（仅有 CEA 值上升，无其他影像上发现的异样），医师首忌躁进，应先稳住脚步，持续定期追踪，逐渐摸清底牌，待底牌掀开（肝脏发现病灶），知道答案，那时有可能患者的疾病已是不可能治愈的转移，只能实行缓和性抗癌治疗（Palliative anticancer therapy）；但有不少状况还是有治愈的空间，此时正是已摸清底细，可以善用武器对症下药，发挥武器力道的好时机！

翁女士 46 岁，胃癌第三期，手术治疗后接受辅助性化学治疗，两年后腹部超声波检查发现肝脏有一颗 2.5 cm 的病灶，影像上也确认那是身体内唯一的异常。手术切除肝脏肿瘤，病理检查确认是胃癌的肝脏转移。后续接受一段时间的辅助性化学治疗后，疾病安定，胃癌未再找她麻烦。

颜女士 30 岁，鼻咽癌第三期，前导性化学治疗后，再接受同步化学治疗并用放射线治疗。治疗结束后第二年，右侧肺部有两个阴影，经手术后切除，病理报告确诊是鼻咽癌的转移。手术治疗三年后，患者发现怀孕，当时因为碍于鼻咽癌复发的风险高，担心可以生育但不能养育，当下决定终止怀孕。又过三年后，颜女士再度怀孕，这次她选择生下孩子，至今鼻咽癌病况仍然安定。

癌症复发是患者最担心、害怕的情况，承受的情绪震撼绝不亚于初诊断癌症的时候。不少经过治疗后已处于无病状态的患者，只要身体状况稍有风吹草动，自然会有杯弓蛇影的惊吓反应："惨了！癌症又回来了吗？"

癌症治疗后的追踪期间，患者感觉身体出现新的症状、身体检查发现异常、肿瘤标志物持续攀升或影像检查发现异常变化，常怀疑癌症复发。这段时间患者、家属心急如焚、担忧不安的情绪不难想见，然而要紧的是，先稳下心来接受是否复发的确定诊断。借由切片取得病理组织，常是确诊的必要检查，如果检查结果只是发炎等良性病变，一切的不安当然就只是虚惊一场；如果诊断是另一个新的癌症，那就再次定心以对；再者如果是复发，便需进一步了解复发的范围，与专业团队拟订应对复发的治疗目标和计划。此外，确诊复发时的病理组织也常可提供更清楚的肿瘤特质，对于进一步治疗选择能提供更确切的信息。

◎ 癌症复发的原因

"我身上是否还有癌细胞？"这是治疗告一段落后患者常问的问题。如果医师很清楚地知道患者的身体已经没有癌细胞的存在，就会告诉患者不必常回来门诊追踪；如果发现患者的身体里还有癌细胞存在，那就会想办法继续治疗以避免或延缓复发。医疗上其实有很多状况无法精确地预知，但我们清楚癌症是会持续恶化、扩展的疾病，如果身体还有癌细胞存在，癌症早晚还会再回来，这就是为何要持续回门诊追踪的用意。

事实上，面对患者的这种疑虑，肿瘤学家努力尝试用各种手法侦测疾病的踪迹或预测疾病复发的风险，复发风险的高低常取决于癌症初诊断时疾病的严重程度（期别），以及癌症的特性。此外，预防复发的措施如辅助性治疗和生活形态的调整也会对复发的风险有影响。近年来，癌症精准医疗也会借由液体切片检查，检测血液中循环肿瘤细胞、循环肿瘤 DNA 等生物标记，来监测微细残存疾病以预测癌症复发的风险。

各种癌症都有其扩散进展的特征，配合初诊断时肿瘤侵犯的状况，多少能预测复发的部位和路径。如大肠癌常以腹膜扩散、淋巴转移、肺脏或肝脏转移为主要的复发部位，复发的部位可以是单一、少数几处（oligometastasis）或多处的复发，也可以是局部、区域或转移性的复发。根据肿瘤扩展的特质，复发部位常有迹可循。

癌症会复发，最主要的原因还是癌症初诊断时，癌细胞的种子就已经由局部的扩展、淋巴或血液的循环系统埋伏在身体各处，而当时的踪迹却不足以明显到能被临床检测发现。而后癌细胞经过一段时日的增生、成长，踪迹愈渐明显，终于发展到可以被检测出来，或因引起患者身体不适而被注意到癌症复发。

癌症复发绝大部分发生在治疗后的两三年内，如常见的肺癌、胃癌、大肠癌等，五年后才出现复发的比率相对少很多。然而随着辅助性治疗（在确定性治疗之后，为了预防复发而做的治疗）的进步，五年后才复发的状况也时而可见，但妇女常见的乳腺癌在超过五年后才复发的情况并不少见，我照顾过一位已届龄 85 岁的老阿妈，她在实施乳腺癌手术后，过了 23 年才发生局部的复发。

另一位患者张奶奶，46 岁时诊断出右侧肾癌并接受了切除肾脏的手术治疗。64 岁时又罹患急性前骨髓性白血病，经过治疗后进入完全缓解并已痊愈。但在 82 岁那年却发现右胸壁有肿瘤，病理报告确认是肾癌的复发。张奶奶在经过 36 年后才出现复发，则是我行医多年所见识到经过最长时间才复发的癌症患者。对有些会发生复发的癌症而言，患者如果没那么长寿，则不容易等到疾病的延迟性复发。

◎ 癌症复发后，寻求第二意见是理性的考量

确定癌症复发后，患者和家属在惊吓、不安、沮丧之余，通常不会认识到复发是疾病本身的严重度所致，反而常常误将复发归罪于原本所做的诊疗处置存在不足或不当，认为是医疗人员没有有效地控制癌症的复发，或医师医术不精等。然而，复发通常与治疗并无绝对因果关系。面对癌症复发的患者，医师也会有挫败感，不知如何面对患者和家属的压力，医患关系在此时出现不信任、紧张，患者、家属转而寻求第二意见或转换主治医师的情况也就可以想见。事实上，原来的主治医师是对患者的病情掌握最为清楚的人，第二意见如果与原本主治医师的看法一致，继续接受原本主治医师后续的诊疗处置，也是患者和家属可以再慎重考量的理性选择。

临床上强烈怀疑癌症复发，可能的话必须做切片检查作为病理上确定的诊断，而且切片的检体也能提供进一步对癌症特征的解析。以乳腺癌为例，激素接受体的表现及 HER-2/NEU 的表现，在转移部位可能与首次原发部位的表现有所不同，而接下来的治疗处置如果有转移时的诊断资料做依据，才能根据最新疾病状态做出切题、适当的治疗计划。

确定复发的诊断后，下一步要了解复发的范围，等于重新再做一次新的分期评估，确认是局部区域的复发，还是转移性的复发，或是两者皆有。复发并非就不能痊愈，还是要站稳脚步，与医疗团队再次制定治疗目标和治疗策略（又回到我们在第三章和第四章提到的情境）。

二次性癌症

罹患过癌症的患者（癌症体验者），又得了另一个新的癌症，称为第二个癌症或称第二个原发性癌症（second cancer, second primary cancer），它并非是第一个癌症的复发或转移，而是一个与原本癌症无关、独立新生的癌

症，属于原发性癌症。有第二个原发性癌症，当然也可能会有第三个、第四个，甚至更多个原发性癌症的发生。出现第二个癌症犹如再度碰上另一位恶煞上门，接连的生命冲击，常让患者自叹衰运上身，对未来的人生也难免茫然和沮丧。

◎ 怎么又来一个癌症

王先生年轻时就与烟、酒、槟榔结下难以割舍的关系。43 岁时确诊罹患口腔癌（舌癌，第二期），治疗后也戒了酒与槟榔，唯独烟，试了各种方法仍无法离手。"得了口腔癌是上天告诫的警讯，如果烟、酒、槟榔还不戒，那真是犹如天不怕地不怕。"每次门诊总是好言相劝，王先生却因难挡诱惑，一直未成功戒除。口腔癌治疗后三年，王先生因吞咽困难、体重减轻的症状，又诊断出罹患另一个新的癌症——食道癌。王先生烟瘾未除，罹患口腔癌后仍是烟不离手，日后再有另一个癌症找上门，也是可以预见的后果。

有些感染性疾病，如麻疹、B 型肝炎（乙肝）病毒感染等，绝大多数患者感染症好了，身体也因此得到免疫能力，长时间不会再受到该类感染。然而罹患癌症的患者，除了担心原本癌症的复发，对于身体再次罹患另一种癌症，不但没有免疫，反而风险较一般人来得更高。

区域性癌化是孕育另一个癌症的沃土

癌症体验者在诊疗追踪的过程中，常会接受较多的检查、癌症的筛检，当然会较一般人更早也更容易发现另一个癌症的存在。癌症体验者的罹癌风险，并不会因为已得了癌症而降低，反而随着年岁的增长，风险也些微上扬，再加上导致第一个癌症的致癌风险因子，在原本癌症发生的相关区域已造就出某些程度的癌化异常，谓之区域性的癌化（area cancerization / field cancerization）。原本的致癌因子在这些区域早已开发出一片致癌的沃土，第一个癌症的发生是率先发难，已遭癌化污染的同一区域再出现另一个癌症响应、发展，就不难理解。

丁先生48岁，五年中在口腔内动过四次口腔癌的手术，每个口腔癌都是各自独立、早期、原发性癌症，并不是复发，也不是转移，而是年轻时烟、酒、槟榔种下的祸根，导致区域性的癌化。这种区域性癌化的情况必须要当事人很警觉，用积极正面的态度去面对、持续追踪，才能早期发现异常，早期治疗。

头颈部肿瘤、泌尿系统癌症、皮肤癌或肺癌的患者在同一区域发生第二个癌症的案例是临床上常可遇见的。王先生、丁先生的例子，是常见与烟、酒、槟榔有密切关系的口腔癌、口咽癌、下咽癌、喉癌等头颈部肿瘤患者常常上演的故事。诊断治疗之后，戒除烟、酒、槟榔或可让癌症污染的区域（区域性的癌化）慢慢地恢复正常，如果像王先生一样持续接受致癌物，就犹如火上浇油，在上呼吸消化道区域（upper aerodigestive tract）萌生另一个新癌症的风险就大为提升。认识到发生第二个癌症风险的同时，罹患癌症后戒除原本不良生活习惯如抽烟、饮酒、嚼槟榔等，是预防第二个癌症来敲门的重要作为。

饮水砷污染的乌脚病流行区，癌症盛行率高，尤其是皮肤癌、膀胱癌、肺癌等。当地居民罹患癌症，在同一段时间发现数个原发性癌症（多发性），而且也常发现家族内有多位成员罹患同样的癌症（家庭群聚）。由于致癌物砷所导致区域性的癌化，癌症体验者自然就很容易再罹患二次原发性癌症。

癌症体验者发生第二个癌症的原因，除了原本就有的罹癌风险外，年龄的增长、第一个癌症的致癌因子种下的祸根（烟、酒、槟榔、感染症、肥胖、免疫功能衰竭）、持续处于具有致癌因子的环境及生活形态中、遗传因素，针对第一个癌症的放射线治疗、化学治疗、抗激素治疗、靶向治疗药物等，以及这些因子间彼此的交互作用，都是催生第二个癌症的主要危险因子。

微生物感染症的治疗能有效降低二次性癌症

与微生物感染症相关的癌症，如 B 型肝炎（乙肝）病毒或 C 型肝炎（丙肝）病毒感染所导致的肝癌在治疗时，也积极治疗 B 型肝炎病毒或 C 型肝炎病毒感染，对于预防原本肝癌的复发或许帮助有限，却能导正肝脏功能，也能降低罹患第二个肝癌的风险；而与幽门螺杆菌感染有关的胃癌在治疗后再进一步根治幽门螺杆菌感染，能减少第二个原发性胃癌发生的风险。

罹患二次性癌症的极高危人群

56 岁的王女士，已罹患过大肠癌、肺癌、乳腺癌、卵巢癌、子宫内膜癌和另一侧的零期乳腺癌等六种癌症，且家族中有多位成员罹患类似的癌症，她是属于遗传性非息肉病性结直肠癌的患者。还好六种癌症都在早期时发现，早期根治，目前仍在门诊追踪。遗传性肿瘤综合征具有易罹患遗传性癌症的基因突变，纵使已罹患过多种癌症，后续罹癌的风险还是很高，既是遗传性肿瘤综合征的癌症体验者，也是肿瘤遗传易感综合征的癌症预备者，生活中必须力行第一级和第二级癌症预防的功课。

抗癌治疗引起的二次原发性癌症

罗宾·罗伯茨（Robin Roberts）是美国广播公司"早安美国"的主持人，47 岁时（2007 年）被诊断出早期乳腺癌，2008 年接受八个循环的辅助性化学治疗和放射线治疗，52 岁（乳腺癌治疗结束四年后）时再被诊断罹患骨髓增生异常综合征。同年，她接受来自妹妹捐赠的造血干细胞移植（骨髓移植），治疗很顺利，此后疾病也未再复发，依然可以在电视或 YouTube 看见她活跃的身影。

MDS 如果是原发性（primary），八九成都发生在 60 岁以上的年纪，罗伯茨女士的 MDS 发生在乳腺癌化学治疗和放射线治疗结束的四年后，与她所接受的这两种抗癌治疗有密切的关联性。

张女士 58 岁，罹患第二期乳腺癌，手术治疗后接受六个循环的辅助性化学治疗，以及口服抗激素药物，并持续每三个月一次的例行门诊追踪。化学治疗结束两年后，下肢皮肤出现点状出血，血液检查显示血小板数明显降低，进一步骨髓检查后诊断为急性早幼粒细胞白血病（急性骨髓性白血病的一种亚型，M3 型），没有施行化学治疗，她接受全反式维甲酸（all-trans retinoid acid）并用三氧化二砷度过这个乳腺癌化学治疗所引致的急性白血病的危机，目前持续在门诊追踪，并服用辅助性抗激素药物。

无论是罗宾·罗伯茨的 MDS，抑或张女士的急性早幼粒细胞白血病，都是起因于抗癌治疗所引起的二次性癌症。化学治疗、放射线治疗和极少数的靶向治疗所引起的二次原发性癌症比率为 1%～3%，发生的癌症种类、二次性癌症的时间，与第一个癌症的治疗模式有关。

苏珊·桑塔格（Susan Sontag）42 岁时诊断出局部晚期乳腺癌（同侧腋下淋巴结有 31 颗受到乳腺癌的侵犯），手术后接受了辅助性治疗。癌症治疗结束后，她出版了一本与医学相关的学术名著《疾病的隐喻》（*Illness as Metaphor and AIDS and Its Metaphors*）。71 岁时（2004 年）她被诊断为 MDS 转型成急性骨髓性白血病，在全世界骨髓移植治疗最顶尖的弗雷德·哈钦森癌症研究中心（Fred Hutchinson Cancer Research Center）接受骨髓移植治疗。桑塔格的信念是："死亡是让人不能忍受的，我对生活质量没有兴趣，无论付出任何代价，我就是要活下去。请给我希望，帮助我相信我一定可以做得到。"然而骨髓移植未能治愈她的白血病，从诊断 MDS 到死于并发症，前后仅约 9 个月的时间。

从乳腺癌治疗后至罹患第二个癌症 MDS，历经 29 年这么长的时间，桑塔格的 MDS 应属于原发性癌症而不是乳腺癌治疗引起的，亦即她身上的两个癌症——乳腺癌、急性骨髓性白血病，彼此是独立的，都是原发的。而罗宾·罗伯茨女士的 MDS 则是与她所接受的抗癌治疗有密切的关联性。两人罹患 MDS 的原因或有不同，但都属于二次性癌症（第二个癌症）。

发表在 2019 年《美国医学会杂志》的一项法国国家健康资料系统的回溯性研究调查，通过对 439 704 位乳腺癌体验者（年龄 20～85 岁，中位数 59 岁）追踪五年，发现有 3046 位（0.69%）发生血液性癌症，这当中急性骨髓性白血病者有 509 位（0.12%），罹患率约为一般人的 3 倍。

经由全身性抗癌治疗引发的二次原发性癌症，化学治疗是较常被提起的原因。使用第二型拓扑异构酶（Topoisomerase Ⅱ）抑制剂如小红莓类、灭必治（Etoposide, VP16）等，引起的二次原发性癌症约在治疗结束两至三年后发生；使用烷化剂类（Alkylating agents）或铂金类药物，相关二次原发性癌症可在治疗结束两年后发生，最常发生的时间约莫在治疗结束 5～10 年间。除了化学治疗，全身性抗癌治疗中的抗激素药物、靶向药物、免疫调节剂也都有增加二次原发性癌症风险的报告，如治疗乳腺癌的抗激素药物他莫昔芬会增加罹患子宫内膜癌的风险；治疗皮肤黑色素瘤的靶向药物 B-Raf 抑制剂威罗菲尼片（Zelboraf, Vemurafenib）会增加罹患皮肤鳞状细胞癌的风险；治疗多发性骨髓瘤、淋巴瘤的免疫调节剂瑞复美会增加罹患新癌症的风险，尤其是骨髓增生异常综合征、急性骨髓性白血病、淋巴瘤。这些非化学治疗的全身性抗癌药物会增加二次原发性癌症的药物不良反应，都被 FDA 要求加注在药物说明书的警语（warning）里。而放射线治疗引起的二次原发性癌症，通常会在放射线治疗结束数年到数十年后发生，但二次原发血液性癌症则会较早发生，在治疗结束 4～9 年中最常见。

与治疗相关的二次原发性癌症的发生，一般与患者的年龄、化学治疗使用药物的种类、累积的剂量、放射线治疗、患者遗传的特质等都有密切的关联。癌症患者后续的追踪中，留意有无发生另一个不同的癌症，是医师不能忽略的重点。因此，以前接受过的治疗、现在正在进行的治疗，以及是否有特殊遗传肿瘤综合征，都是追踪中医师必须要知道的重要信息。

有异常不能直接当作复发来处理，仍须做病理检验

林女士 60 岁时，诊断左侧乳腺癌第二期，手术后接受辅助性化学治疗，现在仍在进行辅助性抗激素的治疗。术后第四年，胸部 X 线检查发现左侧肺部上叶有个阴影，进一步的影像检查确定就只有左上肺那颗 1.5 cm 的病灶，经过胸腔内镜切除手术，发现为第一期肺腺癌，并非原本乳腺癌的转移，而是另外一个不同的癌症。

方女士目前 70 岁，她于 58 岁时确诊左侧乳腺癌，接受了手术治疗、术后辅助性化学治疗和抗激素治疗。最近一周以来步态不稳，脑部核磁共振检查发现有三处疑似转移的病灶，到底是乳腺癌的转移呢，还是另一个与乳腺癌无关的问题呢？正子扫描计算机断层检查发现，除了脑部的病灶外，左侧肺部后方还有一颗 2 cm 的肿瘤。针对肺部病灶的粗针切片检查确定并非乳腺癌转移，而是原发性肺腺癌并发脑部转移，在方女士身上发生第二个癌症。肺部病灶基因检测结果显示具有 *EGFR* 基因突变，方女士服用 EGFR 抑制剂的靶向药物后，步态逐渐恢复正常，脑部和肺部的病灶都有明显改善。

癌症体验者的身体如果出现异样，多会联想到是否原本的癌症复发了！体验者有这样的担心、医疗人员有这种猜测是很自然的。但是不能因为影像上有异常，就直接当成原本疾病的转移性复发来治疗，还是必须要先做病理上的确认。

◎ 二次性癌症的防治

乳腺癌患者在对侧的乳房发生另一个新的乳腺癌；大肠直肠癌患者在未切除的大肠发生新的大肠癌；口腔癌患者在同为上呼吸消化道区域又长了食道癌。除了发生在同属的区域，第二个癌症当然也能发生在与原本的癌症部位、器官完全不相关的位置。

随着癌症体验者存活时间的拉长、人数的增加，罹患第二个癌症，甚至第二个以上癌症的概率就更高。美国新发生癌症个案数中有 1/6 是来自癌症体验者，亦即六位癌症患者中，有一位是在之前已经得过癌症的体验者。依美国国家癌症中心的资料，肺癌、乳腺癌、大肠直肠癌、前列腺癌及头颈部肿瘤是常见的第二个癌症。

第二个癌症可以在诊断出第一个癌症的同时或在短期内（半年内诊断）便发现，也可以在第一个癌症处理过一段时间后才发生。第一个癌症确诊后，评估疾病严重度的正子扫描计算机断层检查（PET-CT），偶尔也同步发现患者身藏的第二个甚至第三个癌症。

一般而言，第二个癌症的特性常与第一个癌症不相关，是完全独立的事件，然而处理第一个癌症的治疗模式，如放射线治疗照射过的部位、化学治疗使用过的药物种类和剂量，常会影响、限制我们对于进一步治疗第二个癌症的选择。

目前临床上对于第二个癌症已有更多的理解与掌握，而癌症的诊疗计划，也要将第二个癌症的防治工作纳入，癌症的治疗才能更趋完整。

1. 治疗第一个癌症之前要注意有无同步发生的第二个癌症。

2. 治疗时在不影响疗效的前提下，要避免致癌性高的治疗模式，或降低治疗的剂量（放射线治疗及某些化学治疗）。

3. 治疗后依患者的生活形态和原本癌症的属性，戒除不良的致癌生活习惯（烟、酒、槟榔、肥胖），并治疗可以改善的致癌环境，如 B 型肝炎病毒、C 型肝炎病毒及幽门螺杆菌感染的治疗，且积极在均衡饮食、身体活动和维持适当体重上养成良好的生活习惯。

4. 针对罹患第二个癌症概率显著提高的患者，更积极地选择化学预防法（chemoprevention），甚至选择侵袭性高的器官切除手术来降低第二个癌症发生的风险，也是可以列入思考的选择之一。

5. 癌症体验者仍不可忽略四癌定期筛检，且依患者第一个癌症的属性及治疗的状况，密集筛检可能出现的新发生的癌症，及早治疗以绝后患。

癌症治疗的进步，让更多癌症体验者活得更久，更有可能面对第二个癌症的挑战。虽然癌症体验者罹患新癌症的风险会些微增加，然而大多数人并不会遭遇第二个癌症的侵袭。作为患者对于会否发生新癌症，尽量抱持了解、关心、懂得照顾自己的态度，千万不要杯弓蛇影、草木皆兵，导致过度担心、恐慌而影响日常生活。

后遗症

◎ 后遗症，有时是为了赶走癌症可能必须承受的恶

"两边的手脚都还是很麻！"侯女士大肠癌手术后接受辅助性化学治疗已经是十二年前的事。

"口一直都很干，随身要带着水瓶，吃饭还是要慢慢嚼，配着汤才吞得下去。"龚先生八年前因鼻咽癌接受放射线治疗并用化学治疗。

方女士二十年前右侧乳房开刀过，一段时间后就发现右侧手臂逐渐水肿像面龟一样，偶尔还会有红肿的皮肤感染，必须去医院治疗。

杜先生大肠癌手术后，每天排便至少要六七次，八年来常要吃止泻药，否则不敢出门参加社交聚会。

以上都是在门诊时而可以听到的抱怨，是癌症体验者接受抗癌治疗后的后遗症，是为了赶走癌症可能必须得承受的恶。

有些人在治疗过程中出现一些不良反应、症状，像是淋巴水肿、整天都

很疲累、不易聚焦、比较焦虑忧郁、手脚麻、关节僵硬疼痛、睡眠障碍等，虽然治疗已经结束，但这些症状似乎未能完全退散。

其实绝大部分癌症患者在治疗结束后，治疗对身体造成的急性、亚急性不良反应会慢慢褪去，大多能恢复到跟一般人一样，过着如常的生活。但是疾病部位、治疗模式的不同，让一部分癌症体验者（不是每位患者都会发生）在治疗结束后，甚至治疗期间，就开始尝到后遗症的滋味。犹如治疗带来的伴手礼，它常常是疾病治疗必须要承受的恶。既然称为后遗症，就表示不容易恢复到原本正常的样子。

◎ 处理癌症治疗后遗症的方法

后遗症的处置也不是那么简单。治疗或许已经让身体痊愈，却留下一些让身体不适、生活有些不方便或困扰的印记，偶尔也会见到后遗症造成健康和生命的威胁，例如治疗后，患者吃东西时常呛到，并发吸入性肺炎。除了后遗症，疾病和治疗也会给患者造成心理、社会层面的后遗症，患者犹如经历一场很大的创伤，而创伤后压力综合征常见的有：很难缓解的疲惫感、睡眠障碍、学习与记忆力降低、工作能力比不上从前等，明显的认知功能障碍，来自患者的焦虑、忧郁等精神心理的状况，其实在癌症体验者身上也偶尔可见。

后遗症的处理方法，像是复健治疗、高压氧治疗、手术治疗、药物治疗、针灸治疗、精神心理咨询等，都常被用来缓解后遗症所造成的不适和困扰，然而要达到持久的效果似乎不是那么容易。后遗症就好似身体内住了一个新的同伴，成为一个新的您，常常只能调整自己去接纳它，让它成为生活的一部分。

癌症治疗的进步，让更多癌症体验者能跨入痊愈的目标，而癌症体验者治疗的后遗症也给了癌症医疗当头棒喝的提醒，近年有许多避免严重后遗症的新处置方法出现，如乳腺癌腋下前哨淋巴结切除术取代传统淋巴结廓清术，大幅降低淋巴水肿的后遗症；乳腺癌手术后的基因检测能让一部分患者避开辅助化学治疗，直接接受抗激素治疗，就不会产生辅助性治疗所导致的后遗症；儿童急性淋巴性白血病的治疗省略脑部预防性放射线治疗，大幅避免成长后的认知功能障碍；转移性脑部癌症的全脑放射线治疗（Whole brain radiotherapy），避开海马体（hippocampus）的照射（hippocampal avoidance），能降低言语功能、学习能力、记忆力、管控功能障碍的后遗症。这些从患者的后遗症中得到启发和学习，使越来越多的治疗方法能避免后遗症的产生，而无损治疗的成效。

给亲友的忠告：不要随意做出医疗、保健的评论与建议

◎ 共情同感的陪伴

亲戚、好友或同事生病了，尤其是罹患癌症，除了受惊吓："唉！怎么会这样？！"心里一定很为他难过，也为他之后的生活、工作而有些担忧，好交情下，想去探视、关心是自然不过的事。自己一个人去，或是几位亲戚、好友、同事一起去都无妨，去医院或家里探访皆可。事先电话约定，彼此有些准备再成行，虽然没有突然造访的惊喜，然而对正因癌症住院或在家休养的亲友会是更体贴、尊重的做法。有时亲友、同事关心的探访，可能对患者造成负担及压力，如正在做化学治疗而感觉疲倦的患者，反而为了陪探访者说话或张罗招待，而更加疲惫。也有些患者因抗癌治疗而白细胞下降，探访者将感冒传染给他，爱之适足以害之！因此探访者必须确认患者真的欢迎他们来访，而非为了表达自己的关心而增加患者的负担。

有不少患者认为共情同感的同理心对他们很有帮助；去同理他，而不是同情他，务实、有用的做法是陪伴他、帮助他，为他打点生病期间他需要旁

人帮忙做的事情。例如，为他煮些可口的健康菜肴，帮他照顾年幼的孩子或年迈的父母，为他按摩腰酸背痛之处，帮他联络远方的亲友，等等。

◎ 探病送礼也是一门学问

在我们的文化中，探访亲友、带个伴手礼似乎是基本的礼仪，但对生病的亲友该带些什么呢？这真的是很大的学问。带去的东西如真是对方需要的，能投其所好的，自然再恰当不过，也能达到送礼的目的。有一次查房时，见到有位口腔癌患者恰巧有几个朋友来院探视，朋友手中竟然提着满满一篮子的槟榔。哎哟！真是火中送炭，令我啼笑皆非！

病房内看到患者收到的礼物，摆在床边的不外乎是水果、营养补充品、保健品，那些人工或加工的保健品、营养品真的对当事人是有助益的吗？倒也未必！这些礼品常常在患者床边堆积，最终仍是转送他人，或等到过了有效期，只好丢弃，并不一定符合患者的需要。如果探视前能预先打电话问问当事人的需要，虽然是有点不好意思，却是最实际的。

另外一个也很实际的是送个祝福小红包，不必多，或是找几个同事、朋友大家一起合包致意，我认为这是最实在、最符合患者需求，能让患者有弹性地依其所需去使用，也是不违背礼貌的做法。

◎ 探病时该说些什么

探访时到底要讲什么话才不会失礼，才是得体的？有哪些话是不能讲的吗？这是个让人苦恼也不容易回答的问题！一个很重要的原则是，表达我们的关心，像是"我很挂心您……"，千万不要替他抱怨天、抱怨地的。如果彼此是很亲近、熟识的关系，不妨问问他："我是不是能帮忙……"

有的患者不希望谈论健康问题，此时便不要询问，也避免随口说出

"啊，您皮肤怎么黄通通？肝有问题喔！脚肿肿的，肾脏有问题喔"这类的话。如果他不介意让您了解他的状况，自然会跟您提及。疾病是患者的私事、个人的隐私，患者如果没有主动提及，就不要问太多。许多患者的切身体验是，亲友探访时常会问及疾病的历史，如怎么发现的啦，做了哪些检查及治疗啦……患者常像录音机般一遍遍播放，累坏了！患者如果自己提及，也不必深究，更不要给患者自以为是的建议和看法。过度的关心会给患者造成不必要的压力，更多的建议也常常造成患者的困扰。探访时就闲话家常，谈谈公司的事，或平常一起谈的话题。陪伴时尽量维持自然，按照平时的互动，可避免患者过度关注自身的疾病。

亲友生病，当然可以用电话、信息问候并祝福他早日康复，如果花点时间亲笔写张卡片，患者收到的感觉会完全不同。

每个人对生病的看法差异很大。有的人认为癌症好像一个礼物，必须调整生活习惯来配合医院的治疗，本来自己心灵很脆弱，碰到这件事，潜能就发挥出来，好像有了应付困难的力量和勇气，把事情的轻重缓急看得更为清晰，也有一套疗愈精神灵性的方法。事过境迁后，或许还会觉得："我那时候还蛮勇敢的。"

不过，毕竟能把苦难当礼物的人实在不多，尤其正在经历癌症治疗旅程的患者听到有人说"癌症是一个礼物／礼悟"，常常马上反应："是在讲什么东西啦！"对这样的说法，不仅难认同，反而认为旁人说风凉话，完全不懂当事人的苦。这点对我们正是很重要的提醒，陪伴正在受苦的人，最关键的是倾听、接纳他的感受，而非一味地劝慰。

◎ 患者绝对有不透露隐私的自由

患者的病情绝对是患者的隐私，切忌向医疗人员询问患者的病情，那不是您的义务，更不是您的权利。如果向医务人员询问而遭拒绝，或许您会认为他不通情理，然而保守患者的隐私是医务人员最基本的伦理和责任。

吴女士因宫颈癌第四期常需出入医院接受诊疗，她的大嫂每次都陪她来看病，住院时也几乎都是大嫂在照料她。有一次，大嫂带四位好友来探视，之后吴女士得病的事情就在乡里传开。为此，吴女士和大嫂之间闹得很不愉快，吴女士的家人对大嫂也很不能谅解。或许一方是出于好意，但当事人却完全不这么认为。旁人的指指点点、异样眼光、对病的误解、过度的关心、照三餐慰问、不必要的建议……都让患者深感困扰和压力。

我常遇到这样一种情况，朋友介绍患者来看我的门诊，过了一段时间，朋友碰到我或来电询问："我介绍给您看的那个患者怎么样啊？"这是那位患者的隐私，不能随便透露，所以我就支吾其词带过。透露患者的病况，是医疗工作者的禁忌。我查房时有个习惯，若患者正好有访客，我会跟患者说："是不是能够请这些亲友到外面稍等一下？"亲友离开病房后，我才做问诊和理学检查，与患者对话和沟通。出病房后，时机若适当也会趁机对亲友说明："不好意思，刚刚请你们先离开是因为要尊重患者的隐私，如果今天您是他，您也一定不想让大家知道您的病，所以请将心比心，今天你们来看他，回去以后不要把他的情况说出去。"这是我尊重患者隐私的习惯。

临床上，为了鼓励患者，特别是想要为刚诊断出癌症的患者打气，我偶尔会用同样状况或更严重的个案作为对比，对患者说："您看，这个患者十年前就开始治疗了，当时比您还严重，每半年复查一次，现在身体都好了。"用活生生的个案让患者理解，他的病是可以处理、治愈的，我们曾经有这个经验，能够做到怎样，过程中会用哪些治疗方法，治疗后会做哪些追踪、评估，下一个阶段要如何处理……这个方法对一般患者最有效。为了帮助患者，这么做好像理由充分，却暴露了另一位患者的隐私。

如果事先能和以前这位患者沟通，取得其同意，甚至签好同意书，患者愿意把他的经验、留在医院的影像档案或检查档案，让医师在适当的时候教育其他患者、提供教学或做卫教，这样就可避免上述隐私的问题。

◎ 不要随意开口给患者建议

有时我们会不自觉地给身边生病的亲友做出医疗、保健上的建议，比如哪家医院、哪个医师好，千万不能做化疗之类的建议。或许我们认为自己是好意，希望给患者提供有助益的建议；或许我们是对患者的话立即做出反射性的评论、见解，并没有恶意；或许有些人是想要借机推销保健品、营养品。对患者而言，这些"好意"常衍生心理上、人际上很大的负担，想要直接拒绝虽不好意思，但也不想要听从附和，尤其那些想趁机向患者、家属捞一笔的推销员，真是落井下石、可恶至极的行为。面对身旁生病的亲友、同事，最基本也是最重要的守则是：不要随口就对患者做出医疗、保健相关的建议，不要因无心之过而让患者、家属为难。那些您认为好的，不见得对患者好，也不一定适合患者，把要开口说出的建议咽下肚，留给自己。

"生病了，就不要去工作，身体比较要紧。""这个东西不能吃，您要多吃什么什么东西，增强免疫力，对抗癌症比较好。"除了避免医疗上道听途说的建议，在生活上、工作上也要尽量尊重患者的想法和判断，过多的建议、管控只是徒增困扰，常常给患者与家属带来更多的压力。

◎ 对患者实质的助益

如果您是患者很要好的亲友、同事，偶尔陪伴、打个电话问候就已足够；如果状况许可，用行动鼓励，陪着患者外出走走、散散步、聚聚餐，不只展现情谊，对患者的身心也有很大的助益。

许多癌症患者其实希望亲朋好友能帮一些忙，却又很难开口提出请求，像是："我现在感觉很虚弱，您能不能帮我去菜市场/超市买个东西？"或是："能不能帮我送小孩去上学？""能不能帮我拿衣服去洗衣店洗？"

很多患者习惯揽着这些工作，硬撑着身体去做这些日常琐事。本来生活步调已经绷得很紧的家庭，因为家中成员生病，整个家庭可能就更因此陷入纷乱了！

远亲不如近邻，大部分亲戚可能离他们很远，要来帮忙也有困难。如果您是他很好的朋友，除了陪伴之外，可以帮忙打点日常生活中的很多事情，此时能帮忙送孩子去托管班或上学，对这个家庭而言等于多了一个帮手。我个人认为适时提供这些协助远比送礼物更受用。不过，因人而异的情况总是存在的，有的患者不希望旁人介入这些很私人性质的生活习惯，这时候绝对要尊重当事人的意愿。

 曹院长的癌症小学堂

给亲友的忠告

1. 探望时，尽可能事先约好时间、地点。

2. 对话互动时，要站在患者的立场、角度，去感受他的感受，避免一味地劝慰。

3. 陪伴、帮忙做些日常事务，有实际上的助益。

4. 电话或视频关心、话家常。

5. 不要给患者疾病上的，如其他疗法的建议。

6. 不要追问患者的病情，他如果愿意，就会主动告诉您。

7. 不要张扬患者生病的事，绝对尊重患者的隐私。

8. 如果是同事生病，请您易位而处，假设是自己生病，工作上您会希望得到什么样的协助，然后再去协助生病的同事。

给家人的忠告：让罹癌家人保有自由和空间

◎ 凝聚家人的共识和力量

不少老人生病，不愿意成为孩子的负担，尤其对于身处异地工作、读书的子女，生怕影响他们的工作、学业，因而常常刻意淡化病况的严重性，报喜不报忧，或强颜欢笑。对于这类父母，我是又心疼，又生气，认为这种态度充满爱，却不健康。家里有难，需要每位成员同心协力共渡难关。也有些老人生病后，其实打从心里十分期待孩子能主动、贴心些，而自己又很难向孩子启齿寻求帮助。

临床工作多年，我见过各式各样的家庭，深感家人态度对患者癌症旅程的影响。近年我在临床工作上也做出改变，对于新确诊或病况、治疗有变而需要详细说明者，一般我会鼓励患者让子女抽空来趟医院，由医师向子女们直接说明，避免患者告知家属而承担心理压力和信息传递有落差，最重要的是借此了解家庭成员对罹癌家人的疾病的理解程度、态度、期待、日常互动等。从医疗的角度，医师应该协助子女了解患者的病情现况、后续处置及可能的发展和准备，同时也写下几个关键字、如何取得临床试验和现行治疗信息的管道，让子女们能取得正确信息。作为子女，若能先认识正确的信息，仔细为罹癌的父母说明，协助他充分理解，鼓励父母面对自己的疾病问题，父母会更能做出理性、正确的决定。而子女也在实际行动中让生病的父母感受到来自子女的爱、关怀与扶持。

对于医疗的抉择，患者常很难拿定主意，家人代为决定是常有的事，如果家人之间有不同的看法，也是很折腾纠结。有的家人主张放下治疗，不要再让患者承受治疗的折磨，但是其他亲属可能认为这么做就是放弃希望，看着患者去死。其实每一位何尝不是为了患者好呢？但是因为个人看法分歧，偶尔也会造成家人间彼此的误会和不谅解，此时家属可以主动向医疗人员提出协助整合家庭意见的请求，借由家庭会议，促进家人间彼此的对话，了解彼此想法背后的出发点和在意的部分，有了解才有进一步的谅解，也才能放下己见，站在患者的立场思考后续处置上的共识。

◎ 给患者掌控自己、自由选择的空间

家人罹癌，口耳相传的抗癌、提高免疫力等秘方或媒体一些似是而非、过度渲染的广告说辞反而成了人们根深蒂固的认知。为了患者能够更健康，家属常常在饮食、生活上严格把关，一定要患者多吃些什么、不能吃些什么，多做些什么、不能做些什么，而这些大多为似是而非、没有根据的说法。在这种甜蜜的负担中，不少患者告诉我，被严格控制的感觉很不舒服，甚至有些患者为了这些事情很懊恼，和家属起了冲突。日常生活重要的是养成并维持健康、良好的作息习惯，让患者偶尔做些自己喜欢的事，吃些自己喜欢吃的东西，留给患者一些自己能够掌控、自由选择的空间，因为是偶尔为之，也不至于对身体健康有太严重的影响，反而能感受小小的幸福滋味，不失为苦闷生活的调剂，这是患者和家属都需要的轻松感。生活其实不需要太多的大道理，反倒需要多些站在对方立场设想的体贴与同理。

有些家人居住在远地，不能在旁伺候、照顾，为了尽一份心意，常买了保健食品、营养保健品来表达自己的关心，其实这些都不是患者需要的。尽可能抽空或专程回家，或来医院陪陪患者，或常常借由电话、视频来联系，才是患者最期待的温暖。

◎ 不要低估父母面对危机的智慧

诊间里，陪着母亲回诊的儿子仔细问着许多治疗及照顾的问题，突然他说："我想要申请留职停薪，暂时停下教学工作回台南陪妈妈走这一程。"

看着神情认真的他，护理人员和我霎时为之动容，感动不已。在一旁眼眶泛红的母亲也向我们道出矛盾心情："我高兴儿子能陪伴身旁，却又担心、不舍他为我抛下工作。"

许多患者有着和那位母亲同样的心情，因为不愿影响子女的生活，而未告知子女自己生病的事情。然而也有许多状况是，子女因为怕父母无法承受癌症的打击，而选择避重就轻或隐瞒病情。我们常听到这样的故事，父母过世后子女才发现，原来父母早已知晓病情，为了不让子女担心才佯装不知。

81 岁的何先生从未被告知罹癌，过世后，儿子整理遗物，发现他的床下竟有不少关于癌症的书籍，儿子相当懊恼没有对父亲坦诚，如今，在医院当志愿者的他，看到家属徘徊、犹豫是否告知父母罹癌时，心头便会一阵难过，自责当初为何要隐瞒，也为没有机会听到父母的心声和感受而深深懊悔。

75 岁的吴先生大肠癌复发后，子女认为父亲年纪已大，不能承受治疗负荷，偏向不要积极处理发现的新病灶，然而身体健壮的吴先生在充分了解了病情和治疗计划后，坚持要积极面对，接受治疗，包括肝脏转移病灶的切除手术和另一次的肺脏转移病灶的切除手术，以及靶向治疗并用化学治疗的全身性抗癌治疗，子女也只好尊重他。如今已 89 岁（2020 年）的吴先生，大肠癌未再复发，身体仍健壮，依然快乐地享受人生。

现今台湾的家庭普遍仍刻意不让患者了解病情，将患者排除在讨论之外，然而患者长期在专看癌症的肿瘤科就医，岂有不怀疑的道理？对自己的病况一知半解只能猜测乱想的感觉，才是令患者不安、恐惧、焦虑的主因。没有清楚了解自己的病情、预后和治疗的选择，患者终究难做出自己期待、想做的决定，也因此，在您打算不让患者知晓自己的病情时，请先想想：他是否真的毫无感觉？会否因猜疑而更加茫然和恐惧？会否有想交代的话来不及说，想完成的事来不及做而遗憾离世？若您思考过后也有这些担忧，但又不知如何开口向患者说出事实，您可以主动请求医疗团队的协助，让专业人员和您一起讨论后续可以应对的做法。

癌症虽已是可以痊愈的疾病，然而至 2019 年已经连续 38 年位居台湾十大死因之冠，患者和家属多认为罹癌便是拿了到天国的签证，随时可能要去报到。尤其面对罹癌的年迈父母时，做子女的常因为担心父母承受不了而选择隐瞒病情，却忽略身为患者的父母有其人生累积的智慧、面对危机的能力以及为自己的生命做主的权利。

有聪明的子女，也会有睿智的父母，千万别低估了父母也有面对生命危机的能力与智慧。

◎ 负责照顾的家属，常是第二个患者

家人罹癌，除了恐慌、惊吓、担忧，全家人的生活、工作可能随之陷入纷乱，发生改变，罹癌对患者、家人都是晴天霹雳。家人罹癌，对大部分家庭来说是第一次碰上。下一步该怎么做？该做些什么？患者和家人想必为疾病、为治疗、为不可知的未来、为家庭步调必须做出调整等而方寸大乱、彷徨茫然。尤其原本就身负多重角色的家庭成员，又要上班，又要接送小孩，又要照料父母，又要处理家务，本来生活就忙得像不断旋转的陀螺，万一又遭遇至亲家人罹癌，这下更是分身乏术，焦头烂额，生活和工作上被迫做出很大的改变与妥协，家人间也时有冲突。

如果患者身体虚弱，不能独立自主生活，除了基本照顾包括喂食、口腔照顾、清理排泄、清洁身体之外，又得料理三餐、打扫家里等，对照顾者来说是很大的体力劳动，同时还得担心患者的疾病和症状，陪同患者就医，随时与医疗人员沟通病情，尤其是主要照顾者所承受的压力以及失落前的预期哀伤反应，其辛苦肯定不亚于患者本人，也难怪主要照顾的家属被称为第二个患者。

◎ 别忘记照顾照顾者

负责主要照顾的家属，除了原本在家里、职场的工作，又因为罹癌的家人增添很多的有形、无形的任务，要与医疗人员沟通患者的身体状况、病情和治疗的决定，还免不了对病情、患者的状况担心，常常忙碌到难以好好休息，精神上的压力更是不在话下。

不承担主要照顾工作的家属，或是住在远方的家人，应当注意自己的言行，切勿对照顾者妄下指导棋，或者问一些凸显自己在状况外的问题，像是：为什么会变成这样？为什么不赶快带他去医院？怎么不准备些营养的东西？多吃什么对他比较好，等等。这些无心的话对照顾者来说，很容易变成苛责与挑剔，叫照顾者情何以堪！您若不是负责照顾罹癌家人的家属，请您偶尔抽空分担照顾者的工作，让照顾者得以短暂休息，轻松一下，对照顾者便是最好、最实质的支持。照顾者也不要忽略适时寻求支援，请其他家人分担一些家务，尽量让自己有时间得以适当的休息和活动，以降低照护的压力。

医院流行一句话："天边孝子综合征。"常见到父母由同住的或是最亲近的儿女照顾，但远在外地的孩子很少回来，一回来就给出一大堆意见，或对平常近身的照顾者及医疗人员有所苛责，实则为了掩饰自己未尽孝的罪恶感。这种情形虽然很难处理，但同理共情这位"天边孝子"常有些效果。

◎ 家属的悉心照顾，是支撑患者的关键力量

何爸爸、何妈妈照顾罹患癌症、长期住院的 42 岁女儿，照顾上可说是巨细靡遗、无微不至，在医疗团队间成为佳话。有一天查房时，窥见何爸爸的笔记本，里面记载着女儿每天的生活状况、身体情形，如体温、血压、脉搏、抽血检验和影像检查的结果，吃了哪些药，注射哪种抗癌药，护理师讲

了哪些话，医师做了哪些说明和交代，物理治疗师帮女儿做了哪些复健，会诊的医师给了什么意见，等等，已是每天照顾日记中的必写内容。何爸爸的笔记比病历记录、护理记录更仔细、翔实，看着他的笔记，充分感受到他对女儿的细心呵护与满满的爱，我为之动容不已，在脑海烙下深刻记忆。

洪小姐是位活泼、开朗、乐于助人的癌症体验者，初中一年级时被诊断为癌症，从大学起就以过来人的经历帮助很多青少年病友，给年轻病友正确的医疗观念、态度，也给他们很多鼓励和勇气。洪小姐结婚前夕，爸爸拿出当年在病房照顾她的笔记，洪小姐 20 年来从不知道有这份笔记存在，那是住院接受化学治疗那段时间，爸爸陪伴在病床旁时一点一滴的记录。我听着洪小姐的叙述，手上翻阅着洪爸爸的笔记，看着看着，竟然不自觉红了眼眶。洪爸爸的珍藏是对女儿的爱与守护，是送给女儿最棒的结婚礼物。

 曹院长的癌症小学堂

给家人的忠告

1. 鼓励罹癌的家人面对、接受正规的治疗。

2. 无言的陪伴、照顾是最好的支持。

3. 了解疾病、治疗、参加临床试验的相关信息。

4. 不要道听途说，对不需要的建议说"不"。

5. 少讲大道理，多站在罹癌家人的立场理解他，让患者有疏导情绪的机会。

6. 照顾中，让罹癌的家人保有自由和空间。

7. 如常的互动，如常的生活。

8. 照顾好自己，适当休息，降低压力。

9. 家属是常有预期性失落／哀伤的第二位患者。

家属常因为不知如何和患者互动，不知如何去面对闷闷不乐、郁悴的生病的亲人而苦恼，我建议尽量维持如常的生活，像是话话家常，捏捏他的手，搭搭他的肩，抱抱他。有时您看您的电视，他看他的报纸，尽管是无言的相处，寻常的互动，对患者却是最好的陪伴与支持。

罹癌虽然给家庭带来危机，却也常常在共渡难关中凝聚家人的爱。癌症旅程中，家人不离不弃的支持、陪行，是患者能继续走下去最关键的力量。

给癌症体验者的忠告：享受不被癌症绑架的生活

◎ 总会从负面的情绪中走出来

患者在诊间被告知癌症的诊断，顿时脑里一片空白，什么都无法想，整个人简直就要崩溃。

得知罹患癌症，还能保持平静的人少之又少。受到冲击、惊吓之余，脑袋不听使唤，无法理性思考，整个人就笼罩在否认、愤怒、罪恶感、恐慌的负面情绪中，一直都绕不出去。

接踵而来的是一连串的不安、焦虑、茫然、心情严重低落，脑袋里盘绕着挥之不去的问题，像是：

> 病到底有多严重？治疗会好吗？治疗会很痛苦吗？
>
> 家庭谁来照顾？小孩谁来照顾？在医院住院谁来陪伴照顾呢？
>
> 以后还能工作吗？
>
> 不能工作，经济该怎么办？
>
> 我往后的人生该怎么过？
>
> 我会死吗？病会很痛苦吗？还能活多久？
>
> 我死了之后爸爸妈妈还有小孩的照顾该怎么办？

担忧自己和家人，担心生活、工作、痛苦和死亡，强烈地感到疏离、孤独，同时也出现无食欲、失眠、不能集中精神，身心都呈现忧郁的写照，这些负面情绪，绝对不是您个人独有的，是大多数人面对生命的冲击都会有的反应。这段时期也不必强做振作，最好能在家人和很亲近的亲友中寻找支持，请他们理解您的辛苦、无助、恐惧，协助您走过这段低潮期。

一段时间后，绝大多数人的精神心理防卫机制，会让自己从悲伤和低落的情绪中走出来，去面对痛苦的事实，重新站起来，恢复正常的生活步调。有的人可能选择暂停工作或提早退休，专心治疗，也有的人选择一面工作一面治疗。不少人也重拾欢颜，纵然偶有悲从中来，哭一哭，纾解情绪后，也能很快回归生活。有些人被告知病情后仍然长时间处于焦虑、忧郁、退缩、依赖等情绪中，这时就得寻求专业医务社工师、心理师或精神科医师的协助，一边调节精神状况，一边接受后续的治疗。

有位患者告诉我："以前为工作、生活忙得团团转，如无头苍蝇，现在因为癌症的诊断、治疗，生活全都停下来了，那种感觉就像在高速公路上开车，突然被迫踩刹车一样！"这是她罹癌后生活犹如被强行中断的心境。

我发现，患者的心境在不同疾病与治疗阶段，是变动的。得知罹癌或刚结束治疗、担心复发那段时间，是比较容易被癌症绑架的阶段。诊断癌症时，对于治疗的事情、家人的事情以及自己工作的后续安排深感烦恼不安，这是很自然的反应，慢慢的，生活又开始忙碌起来，癌症的威胁逐渐淡去，大部分人都会逐渐走出来，恢复正常的生活。

◎ 患者自己要做的功课

为自己做出选择、决定

在深感困惑、迷惘时，不要忘记思考：我下一步应该做什么。行动往往是下一个行动的动机和力量，要记住，将脑筋的运作由情绪模式转换成理性模式，您和家人、医疗人员是一个团队，您是团队的主角，无论医疗的决策是由您主导，还是家人或团队共同决策，您作为决策的对象，自己要承受决策的后果，所以您就必须清楚：为了达到某个目标，您要承受的是什么？达成目标的可能性有多高？要付出的短、中、长期的代价是什么？可能的话，自己要做些功课，纵使决策不在您，也都必须有您的声音、您的偏好、您的价值观。自己为自己的重大事件做出抉择，可以降低家人为您做决定的负担和压力，也能稍减家人事后的愧疚感。

黄女士的母亲 16 年前因脑瘤过世。当时母亲得病时，所有的医疗决策都是黄女士一个人帮母亲做的决定，母亲走了十年后，黄女士罹患大肠癌接受治疗，一切都是她自己打点，她才惊觉当时为母亲做的决定并没有征得母亲的同意，也没有问母亲的意见。现在黄女士一直很自责、懊悔自己帮母亲做的决定到底是不是母亲最想要的，有没有为母亲做错决定的阴影一直是她心中无法卸下的石头。黄女士从癌症家属变成癌症体验者后的切身学习即是，患者得要为自己做决定，虽然父母生病是家里的大事，家人出于关爱难免对治疗有各自的见解，但是，如果患者可以说出自己的心声、为自己做决定，家人就不会心切代为决定，不仅患者自己心里能坦然，也能避免家人帮忙做决定的压力、自责。

在多年的临床工作，我和许多癌症体验者与他们的家人共同面对癌症，目睹他们深陷惊恐、束手无策、不知如何是好，以及对未来充满不确定性的茫然和焦虑，这当中遇过不少体验者由于错误的决定和选择，导致凄惨的悲痛经历，着实令人惋惜与不舍，然而也看见不少理性、冷静地做出明智抉择的体验者，让我可以从他们身上借鉴、学习。

戒除烟、酒、槟榔是必须的任务

得了癌症，自己一定要修的课业是戒烟、节酒、戒槟榔，饮食上注意营养均衡，多摄取蔬菜、水果（糖尿病的患者要节制高淀粉、甜度高的蔬果）、谷类和豆类，也要减少红肉、加工肉类、精致甜食的摄取，生活中养成少坐多动，增加身体活动量的习惯，加上维持适当的体重，这些都有助于增进治疗效果，减少治疗不良反应，降低癌症复发以及预防二次性癌症。

学习处理负面情绪的方法

　　每个人都会在某些时候，因为某些状况而衍生负面的情绪，如愤怒、挫折、懊悔、憎恨、哀伤、厌恶自己，等等，有些人平常就较不易控制自己的情绪，一有状况便反射性地向周边的人，尤其是家人，表达自己负面的感受。不少患者罹癌后心情郁闷、易怒不耐、语气急躁的情况常常不减反增，情绪行为表现与平常不同。罹癌后家人陪在身边的机会比较多，家人对患者的负面情绪感受就更明显，常常会有已经很用心照顾、做了这么多还被骂的委屈，或者误以为是不是哪里没做好、做得不够，从而沮丧、自责。身为患者，绝对要时时自我提醒，不要将家人的照顾视为理所当然，切记自己受照顾、受关心的同时，也一定要关心身旁为我们付出、尽心尽力的家人，除了表达自己的感谢外，也要为反射性施加在家人身上的负面情绪表达歉意。

　　长期处于沮丧、郁闷的心情，找个适当的人，在适当的时间和地点好好抒发情绪，是个不错的做法。同时试着学习负面情绪的调适方法，比如在纸上尽情写下自己的负面情绪，然后把纸张撕掉、扔掉，也是可以让情绪转换的方法。学习健康地表达自己的情绪，也是呵护自己、善待自己的功课。

学会阅读疾病和治疗的资料，与医师充分沟通

　　面对癌症这个可怕的敌人，要用脑、用理性和理智正面积极地面对，自己或家属一定要做足功课（可以询问医师、护理师、个案管理师、医务社工师如何做功课），在医师告知病情及后续治疗目标、治疗选择及其利弊时，就能深入理解。此外，当医师说明病情的时候，如有不懂一定不能装懂，医师如果误以为你已经懂了，便会继续讲下去，有听没有懂，有沟没有通，反而会让医患间产生鸿沟，所以听不懂一定要打破砂锅问到底，医师才有机会以更易懂的方式让你了解。本来告知的目的就是让被告知的人能听到、能听懂而且能理解。此时，如果有家人或亲友陪伴看诊，帮忙与医疗人员沟通，常能缓和患者看诊听取检查结果的紧张和焦虑，还能与医疗人员讨论治疗的计划、工作和生活作息的事宜。

◎ 善用笔记和手机记录生活的点点滴滴

我建议每位患者都要做罹癌笔记，在第一页写明：得了什么病、第几期（严重度）、就诊的医院、目前看哪几个科别和医师、医师或个管师的联络方法。当然笔记内要记下什么时间做了哪些治疗，哪些检查，治疗有哪些不良反应，附上疾病确定诊断的病理报告、每次检查的结果。用一般的笔记本就可以，也可用手机记录，拍照存档。

笔记也有日记的功能，生活不只是"疾病"而已，也要找出正面、正能量的事物，例如，还可以另外记录"这周当中最快乐、最得意或最感恩的事情"，拟定近期生活目标，如"不吃甜食""每天早上散步半小时"，写下执行成果，或是用手机拍一些赏心悦目的照片，在心情低落时，适时注入新的活力。

形诸文字有正面意义，要思考如何下笔、遣词用字，全由自己掌控。笔记也让人有一种活在当下的感觉，使心灵因专注而安静下来，烦恼、压力和不安就消失了。日后若有机会重看一次笔记，做些反省，或许就会惊觉："啊，我竟然有这种潜能，有这种勇敢和力量！"重新回味努力克服艰辛的过程之外，也借此发现自己的能力与成就感。

以我的观察，患者写笔记有助于主动参与治疗，也能够和癌症的体验接轨。然而很少有患者会详细记录自己生病和治疗的过程。有的人随手简单写下何时做了治疗，有些儿女很细心，会逐一记录父母的检查状况并写笔记。

3C产品问世后带来很多方便，患者住院期间还能看到家里、工作场域的情形。临终患者每天可以用通信软件和远在日本、美国的孙子通话、视频。有时我们评估患者的生理状况，手机也是一个很重要的指标，就像查房时，看到患者玩手机，意味着患者"今天精神还不错"。手机也是和患者说明、沟通治疗的随身好工具，如果要向患者说明某种新药、临床试验，我会用手机在网上搜索药名或关键字告诉患者，患者可以回去自己查看资料，看完资料后有任何问题，下回门诊或查房时就可再讨论、沟通。患者用手机秀出他拍下的美丽景象、画作时，我也时常请他分享给我，当患者离开诊间，也就留下喜悦和生活的美好，让我们继续品尝。

◎ 分享疾病隐私的后坐力

将自己的疾病及治疗的状况与其他人分享，也是一门很妙的艺术。生病是私人的事，是自己的隐私，选择要告诉哪些人、不告诉哪些人是自己的自由、选择，要告知到什么程度，也是自己该拿捏的分寸。每个人拿捏的分寸肯定会有很大的差别。我常建议："得了癌症不要随便跟别人讲！"在我们的社会环境中，我个人比较偏向对亲友或公司同事闭口不谈，除非是很亲近的关系。告诉很多亲友、同事，生病的事被当成茶余饭后的话题传述，岂止是徒增困扰，常常有人上门来关心也是很累人的，太多的关心有时带来太多道听途说的建议，大多数的建议都是患者不需要的。癌症是可怕的慢性病，社会上到处都是陷阱，切记要用脑，要理性、理智，不能用情绪去做决定，对不必要的建议更要有勇气说"不"。

至于家人，让兄弟姐妹知道一般难免，对年长的父母亲，大部分患者则看情形，或许会待治疗告一段落后再告知，以避免引起年迈父母过度的担心，或因不舍而给一些不妥的建议；对于已经稍懂事的小孩，告诉他／她："妈妈要去医院看病，妈妈身体好了才能照顾你，妈妈不在家的时候，妹妹要照顾好自己。"如果孩子已经是在学的青少年，有些父母担心孩子知道会胡思乱想，进而影响学业而不敢告知。其实让孩子猜测怀疑，心绪反而更受影响。某种程度的告知，并安排孩子利用放假时陪伴父母看病、住院，这样孩子在付出的行动中不仅能安下心来，而且陪伴也能让孩子对父母的状况有更多的理解，生活应会更踏实，也能促进孩子的成熟。

对于已经在工作或有自己家庭的儿女，有些父母担心孩子工作不好找、养家压力大，选择不告诉这些正处于为自己人生打拼阶段的孩子，但常常又期待孩子的嘘寒问暖、陪伴和关心。一般针对青少年或已经出社会、成家的孩子，我个人常常希望父母能请孩子来医院，由我来为他们说明父母的现况、后续疾病的发展和治疗方向，在孩子能充分理解后，给他们几个相关的关键字，请他们回去搜寻跟父母疾病相关的信息。年轻人的智慧往往超乎我们的想象。

◎ 享受如常的生活

疾病迫使人停下原本的生活，学会好好照顾自己，重新安排生活的优先级。或许癌症会影响您的健康和生活，但是它无法剥夺您的选择。如果想要改变生活形态，过不一样的生活，现在就可以付诸行动。

有位乳腺癌患者，癌症转移到骨头，是第四期无法治愈的病。第一位医师委婉地告知她的生命有限，时日无多；另一位医师建议她："您不要把自己当成患者。"这带给她很大的启发，转念一想："癌细胞来自我的身体，所以它应该不是我的敌人，我必须好好跟它相处。"

随着追踪时间越来越久，大多数患者也习以为常了，将偶尔去一趟医院视为一种"新的正常"。然而仍有少数患者，十多年来每次回诊还是紧张万分，"不晓得今天检查的结果怎么样？"直到听医师说："没有状况，OK。"才放下心中重担；或者有的患者，稍微有点风吹草动就担心是不是癌症复发了，其实身体偶发的小状况多半和本来的癌症无关。我鼓励患者在治疗阶段，甚至是不可治愈的时候，尽可能如常生活，即使定期要去医院报到，还是可以享受癌症以外的生活，尽量不要被疾病绑架。

回归正常的生活有很多方法，每天做一件让自己快乐、满足的事情，例如煮一道好菜、写书法、绘画、骑自行车、到菜市场购物，或是做些安定心灵的练习，从周遭细微的事物中找到安定身心的力量和乐趣，不要一直专注于自己失去了什么，而要怀着感恩的心享受自己所拥有的。

有一位患者"徐徐"，研究生毕业后去当兵，发现罹患软组织恶性肉瘤，已经肺部转移，不能开刀，化学治疗后陆续用各种不同的靶向药物。他生病前在安宁病房照顾罹患肝癌的母亲时，听见尤克里里美妙的乐音，心灵得到抚慰。母亲过世后，徐徐通过同人的安排去参加医院里的尤克里里社团，积极参与为住院病友表演的志愿服务工作，也常常心血来潮在医院各个角落一个人自在地弹奏尤克里里，不少来院的病友、家属都曾只闻琴声不见人，听过不知何处传来的美妙乐音。

徐徐说，每当他忧郁无助的时候，阳光、树木和音乐带给他很大的力量，徐徐提笔写下自己的故事，搭配自己画的插图，出版了《徐徐的温度》一书，并且与癌症希望基金会合作，将他最爱的"我与尤克里里"手绘创作设计成"徐徐温暖组"，希望能以身示范，给予其他患者力量，陪伴罹癌家庭走过治疗历程。

◎ 网络世界的美丽与哀愁：病友群

得了癌症，进出医院成为生活的一部分，也开始认识得了同样疾病的病友，接着加入病友群等网络群体，几乎是很多病友的共同经验。认识同病的陌生朋友，有了同病相怜的亲近感，能够在这些接触与互动中得到一些正确的信息，从某些病友正面因对疾病的能量中得到启发，或是接触比自己更严重的患者，知道有人比自己惨，自怨自怜的情绪得到抒发，都能使郁闷的心情得到慰藉，精神上、心灵上也能获得鼓舞、启发和力量。不过，这样的群体中也难免有适得其反的状况出现，像是信息流传后的群体效应，明明是错误的观念、方法，还被病友拿来分享，从而引来一些病友的比较、跟进，不少患者常常因此走冤枉路或对自己的治疗失去信心。也有一种不得不防的情况是，有些保健品的营销、广告隐身在这些团体当中，佯装是过来人的使用经验而引诱病友上当，病友们得要提高警觉，对所有未经证实的医疗信息的劝进，小心提防，勇敢拒绝，以求自保。这类团体群组中的成员，也常会有情绪交集的状况，如果群组或团体中有人复发或有人过世，亲近的病友不免情绪要悲伤低落好几天。有人问：有必要让患者加入这种团体去承担精神上的压力吗？这样的问题局外人可能很难理解，我们只能做出提醒、尊重，是不是加入病友组织，就留给当事人做判断。

在第四章中曾提到丽莎·亚当斯的故事，以及艾玛·凯勒（英国《卫报》专栏作家）和比尔·凯勒（艾玛的先生，《纽约时报》的专栏作家、前《纽约时报》执行编辑）夫妇对丽莎使用社交网络展现自己面对严重末期疾病采取英雄式积极奋战到底的态度发表其看法。凯勒夫妇的两篇文章除了引发不可治愈的癌症末期患者何时该选择放下不再接受抗癌治疗的大哉问外，另一引发关注的焦点则是，在计算机科技发达的现代社会，癌症末期患者神游于网络世界和社交网络的影响和使用伦理。

网络的无远弗届和魅力差不多已强大到让各种族合而为一，同化成低头族，几乎人人沉浸在网络世界里，各取所需。癌症患者借着网络，很容易在其中寻得与疾病和治疗有关的信息，且可借由社交网络和身在异地的亲人联结，或与远近各地的病友互通彼此病况和生活体验，彼此同理共情，这种同病相怜心境下所建立的网络极具革命情谊。

癌症患者在网络上记述、分享自己罹病的经验、生活大小事，似乎能借此暂时抛开疾病和治疗所带来的痛苦、焦虑，或从网络好友、追随者或病友的共鸣、支持和赞许中，摆脱孤寂，找回成就感与生存的力量。从心理照顾的角度而言，网络科技为患者提供了自我疗愈的管道。不过，过度沉浸、依赖网络世界，对我们的生活、人际关系其实也带来冲击和危机。

我们每个人每天都只有 24 小时，花许多时间在网络上的同时，与亲人相处的时间可能更少了，被交换牺牲掉的便是与身边最亲近的家人、亲友间的互动、谈话、眼神交流、肢体接触、拥抱，最应该亲近的人，反而成了最熟悉的陌生人。

再者，计算机科技的发达、社交网络的扩展确实让我们弹指之间能获取超量的信息，然而网络信息泛滥且良莠不齐，太多不实、骗人的广告夹杂其中，患者和家属通常很难辨别真伪；对于网络上结识的病友，也难辨其真假，在同病相怜、革命情感的驱使下，对方提供的信息也变得容易被我们采信，网上假病友真诈财的案例并不少见。善用网络世界的患者，自不可忽视这些可能遭遇的风险。

如何悠游于网络世界，能取己所需又避免其险，最安全的方式还是找一位您信赖的医师，对于网络上或网友提供的信息，与您信赖的医师分享、讨论，绝对是明哲保身的做法。

网络世界改变我们的生活和人际社交，在社交网络上与朋友的互动已经是现代人很重要的人际沟通模式之一，癌症末期患者在网络中与网友热烈互动，在网络世界里获得心理慰藉与支撑人生的力量，本就是个人疗愈方式的选择，并无对错。但沉浸于网络世界是否会疏忽真实世界？连线、离线的得失之间，对于已看见生命尽头的癌末患者而言，都是个人的取舍、选择，作为旁观者的我们，能做的便是提醒自己给予最大的尊重。

◎ 回归职场：建构一个对癌症体验者友善的职场

接受癌症治疗时，是否可以一面治疗一面工作呢？治疗后能否回归职场继续工作？想必是很多罹患癌症的上班族很挂念的问题。确实有不少患者面对这个关卡，选择提早退休；也有一些患者，因为病症及治疗对身体健康带来冲击，有一段时间无法继续工作。

东京大学一项针对 20~50 岁罹癌患者的调查研究发现，开始接受抗癌治疗后有 75% 的患者仍继续目前的工作，有工作意愿的癌症患者占 85%，60% 的患者对于持续工作仍有心理上的不安，50% 的患者期待能转换担任较缓和、较有弹性的工作职务。有趣的是，这份针对癌症患者的问卷中，竟有近 40% 的患者希望接受技能训练，好让自己在生病期间有机会投入新的工作；也有近 70% 的患者表达自己很需要职场上同事与领导的理解和体谅。这份报告结果显示出，职场环境与社会政策是否接纳、支持、友善对待癌症体验者，是癌症体验者能否继续工作或重返职场的重要支撑力量。

此外，一份针对美国在职场工作的 400 位癌症体验者的调查研究发现，近 80% 的人都认为继续工作有助于身体的复原，持续工作最主要的动机则是感觉良好（feel well）、能维持每天例行的作息、发挥自己的能力；有67% 的受访者认为，这期间能维持生活、工作平衡对于生涯是很重要的；75% 的受访者表示，工作让他们保有目标感和自我认同感；然而刚诊断或目前正在接受治疗的癌症体验者则认为，癌症让他们无法胜任职场角色。

由于癌症治疗的进步以及靶向治疗和新型免疫疗法的介入，治疗对患者的工作能力和生活质量的影响，与往日的抗癌治疗相较，缓和许多，其实有不少患者纵使疾病不能痊愈，仍在职场上工作，况且继续工作的好处之一是让患者不会有空胡思乱想，生活过得踏实，也能感受自己存在的价值和意义。

现如今，仍有一些癌症体验者承受着职场同事的不友善对待，有患者表示治疗期间，同事不能谅解为何要代理、负担他原来的工作，二人原本友好的关系因此形同陌路；也有患者揭露返回职场后，主管特意调整他原本的工作，对新职务的不熟悉、挫败感，让他感到主管是刻意为难他，要他做不下去而自动离职。癌症可能是我们自己、家人有一天都会碰上的事，不友善、歧视的社会环境肯定不是我们期待的，若想立足于友善、有爱的环境中生活，自己就要先成为对他人友善、有爱的人。日本厚生劳动省在 2017 年颁布的"癌症改善对策基本法"，就已将改善癌症患者就业环境列入重点工作目标，借由政策来改变社会氛围，创造一个让广大癌症体验者能够安心治疗、工作、生存兼顾的社会环境。

罹患重大疾病是大家迟早会遭遇的危机，癌症的高罹患率，跟我们已似如影随形，不找上我们自己，也会找上我们的家人。如何于制度方面和实务方面让癌症体验者在工作、治疗两立的目标上，都有人性化和个别化待遇的支持以兼顾治疗和职场工作，这不单单是癌症体验者的事，也是我们每个人的事，更是我们的政府和社会可以着力的议题，也是每个人可以及早努力预做的准备。

◎ 以期待受到别人尊重的心情来尊重别人

科技的发达改变了我们的思维和习惯，很多人享受展现自己，随时拍照、录音、录像上传网络，很轻易地就将个人生活分享在公共空间，未注意保护自己的隐私，也常常疏于尊重他人隐私。近来与患者家属的沟通过程中，未被告知就被录音的情况时常发生，绝大多数患者家属这么做并无恶意，只是疏忽了尊重和礼貌。随手可得的科技让人便利的同时，也悄悄地改变了我们对个人隐私与尊重的拿捏。

希望别人如何看待、对待我们，就要从自己做起，将心比心，用我们希望别人待我们的方式对待对方。比如说，等待看诊时，自己若身体不适，总希望能赶快轮到自己看诊，好快些返家休息。因此，若遇上号码排在我们后面的某位病友身体不舒服，主动让那位病友先看诊，就是我们该主动展现、对待他人的行为。这样，不只那位病友可以感受到来自旁人的温暖，我们也会因为这个小小的义举而满心丰实、喜悦，日后这些友善的行为也将会反馈到自己身上。

 曹院长的癌症小学堂

给患者的忠告

1. 正面积极面对，接受正规治疗（不要避开医院）。

2. 了解病情和后续治疗的选择。

3. 将罹癌的消息告知必要的人（对象、内容程度可有所差异）。

4. 对不需要的建议说"不"。

5. 有亲近的人陪伴看诊。

6. 与医师讨论治疗计划、工作及生活作息的议题。

7. 戒掉不好的生活习惯（烟、酒、槟榔），维持适当的体重，增加身体活动量。

8. 做一位好患者，与医疗人员建立良好互信的关系。

9. 做好自己的角色、任务，尽力维持如常的生活。

后记

　　当癌症来敲门，由不得我们不开门，癌症就在我们身边，已是人间常客。大众之所以那么害怕癌症，与其说癌症是严重、可怕的疾病，我倒认为大多数的恐惧来自对癌症的无知、缺乏正确的认识。虽然现在网络发达，民众可以从上面大量汲取信息，但对某些似是而非的信息，大部分人仍然很难判断真伪，反而迷失在错误的观念、不正确的讯息当中。

　　面对癌症，确实不少人会对自己的健康、对未来失去信心，但是别忘了，在我们身上总有令人意想不到的韧性，支撑我们顺应各种生命困境。癌症导致死亡的威胁仍在，但是随着医学的进步，癌症已经是可以治愈、能与我们长久共存的疾病。

　　与前来敲门的癌症交手，越来越多的民众或家属会做足功课，做好准备。出版这本书的目的，便是希望以此书为桥梁，让大众对癌症与癌症治疗先有正确概念，再进一步以实证的态度寻查与自己疾病相关的信息。得了癌症可以不是弱势，更不能失智，知识就是力量，可以引领我们做出理性的判断、明智的抉择，当癌症来敲门时，才能以乐观的态度平安开门。

　　行笔至此，身舒心松，多年来想写一本癌症医疗书籍的念头，总算在行动中付之实现。